本套丛书被国家新闻出版广电总局评为：
向全国推荐优秀古籍整理图书

□明清名医全书大成

陆懋修医学全书

主　编　王　璟

副主编　李桂兰　李庆和　刘　虹

编　委　（按姓氏笔画为序）

王　璟　刘　虹　李开全　李庆和

李桂兰　段荣蓉　高学全　魏　平

中国中医药出版社

·北　京·

图书在版编目（CIP）数据

陆懋修医学全书 / 王璟主编 . —2 版 . —北京 : 中国中医药出版社，2015.2（2022.4 重印）
（明清名医全书大成）
ISBN 978-7-5132-2322-5

Ⅰ.①陆…　Ⅱ.①王…　Ⅲ.①中国医药学－古籍－中国－清代
Ⅳ.① R2-52

中国版本图书馆 CIP 数据核字（2015）第 013971 号

中国中医药出版社出版
北京经济技术开发区科创十三街 31 号院二区 8 号楼
邮政编码　100176
传真　010-64405721
山东临沂新华印刷物流集团有限责任公司印刷
各地新华书店经销

开本 787×1092　1/16　印张 19　字数 432 千字
2015 年 2 月第 2 版　2022 年 4 月第 4 次印刷
书号　ISBN 978-7-5132-2322-5

定价　85.00 元
网址　www.cptcm.com

服 务 热 线　010-64405510
购 书 热 线　010-89535836
维 权 打 假　010-64405753

微信服务号　zgzyycbs
微商城网址　https://kdt.im/LIdUGr
官方微博　http://e.weibo.com/cptcm
天猫旗舰店网址　https://zgzyycbs.tmall.com

如有印装质量问题请与本社出版部联系（010-64405510）

明清名医全书大成丛书编委会

审定委员会 （按姓氏笔画排列）

马继兴　史常永　李今庸　李经纬　余瀛鳌

张灿玾　俞长荣　郭霭春　裘沛然

总　主　编　胡国臣

副总主编　傅　芳　宋志恒　张年顺　樊正伦　吴少祯

编　　　委 （按姓氏笔画排列）

于　杰　于淑芬　王　燕　王　键　王　璟

王兴华　王国辰　王岱平　王育学　王咪咪

王振国　王晓平　包来发　田思胜　成肇仁

朱立专　乔海法　竹剑平　任春荣　齐　昉

刘　炜　刘　虹　刘　洋　刘华东　刘宏光

刘学义　刘明礼　刘振荣　孙中堂　孙洽熙

李　林　李　颖　李玉清　李世华　李庆和

李刘坤　李刘周　李志庸　李桂兰　李继明

李敬林　苏　礼　杨　利　杨　震　杨金萍

汪正宜　汪幼一　汪桂范　张　敏　张玉杰

张东超　张印生　张民庆　张志斌　张朝阳

陆　拯　　陆小左　　陈　钢　　陈　熠　　邵金阶

林慧光　　欧阳斌　　招萼华　　易　杰　　罗根海

周玉萍　　姜典华　　郑　林　　郑怀林　　郑洪新

项长生　　柳长华　　胡思源　　俞宜年　　施仁潮

祝建华　　姚昌绶　　秦建国　　袁红霞　　徐　麟

徐又芳　　徐春波　　高　萍　　高尔鑫　　高传印

高新民　　郭君双　　黄英志　　曹爱平　　盛　良

盛维忠　　盛增秀　　韩学杰　　焦振廉　　傅沛藩

傅海燕　　薛　军　　戴忠俊　　魏　平

学 术 秘 书　芮立新

前　言

　　《明清名医全书大成》系列丛书是集明清30位医学名家医学著作而成。中医药学是一个伟大的宝库，其学术源远流长，发展到明清时期，已日臻成熟，在继承前代成就的基础上，并有许多发展，是中医的鼎盛时期。突出表现在：名医辈出，学派林立，在基础学科和临床各科方面取得了很大成就，特别是本草学和临床学尤为突出。同时著书立说很活跃，医学著作大量面世，对继承发扬中医药学起到了巨大的推动作用。

　　本草学在明代的发展达到了空前的高峰，其著述之多，内容之丰，观点之新，思想之成熟，都是历代难以与之媲美的。尤其是明代李时珍的《本草纲目》被誉为"天下第一药典"。全书52卷、62目，载药1892种，附本草实物考察图谱1110幅，附方万余首。他"奋编摩之志，僭纂述之权"，"书考八百余家"，"剪繁去复，绳谬补遗，析族区类，振纲分目"，在药物分类、鉴定、生药、药性、方剂、炮制、编写体例等许多方面均有很大贡献，其刊行以来，受到国内外医药界的青睐，在中国药学史上起到了继往开来的作用，多种译本流传于世界诸多国家，其成就已远远超出医药学的范围，曾被英国生物学家达尔文誉为"中国的百科全书"。除时珍之卓越贡献之外，还有缪希雍的《神农本草经疏》，是对《神农本草经》的阐发和注释，与其一生药学经验的总结，详明药理及病忌、药忌，为明代本草注疏药理之先。更有清代张璐的《本经逢原》，其药物分类舍弃《神农本草经》三品窠臼，而遵《本草纲目》按自然属性划分，体例以药物性味为先，次以主治、发明，内容广泛，旁征博引，参以个人体会。全书以《神农本草经》为主，引申发明，凡性味效用，诸家治法以及药用真伪优劣的鉴别，都明确而扼要地作了叙述，使"学人左右逢源，不逾炎黄绳墨"而"足以为上工"也。另外，尚有薛己的《本草约言》，汪昂的《本草备要》，徐灵胎之《神农本草经百种录》，陈修园之《神农本草经读》，张志聪之《本草崇原》等，这些书也都各具特点，流传甚广。

　　明清时期基础理论的研究仍以《内经》以来所形成的自发唯物论和朴素

辨证法理论体系为基础，不断地总结医疗实践经验，有所发明，有所创造，从不同方面丰富和发展了中医学的理论。如明代的张景岳等十分强调命门在人体的重要作用，把命门看成是人体脏腑生理功能的动力，并受朱震亨相火论的影响，把命门、相火联系起来，在临床上对后世医学有相当影响。清代叶天士、吴鞠通、王孟英等对温热病发生、发展规律的探讨，以及对卫气营血辨证和三焦辨证的创立等。关于人体解剖生理的认识：有些医家对脑的功能有新的记述。如李时珍有"脑为元神之府"，汪昂记有"人之记性在脑"，喻嘉言有"脑之上为天门，身中万神集会之所"等记述，对于中医学理论体系的丰富和发展，都作出了很大的贡献。

临床各科在明清时期得到了很大发展，因此时医学十分注意临床观察，临床经验丰富。很多医家都非常重视辨证论治及四诊八纲，如李时珍的《濒湖脉学》，是这一时期重要的脉学著作，该书以歌诀形式叙述介绍了27种脉象，便于学习、理解、诵读和记忆，流传甚广。孙一奎在《赤水玄珠·凡例》中概括地指出："凡证不拘大小轻重，俱有寒热、虚实、表里、气血八个字。苟能于此八个字认得真切，岂必无古方可循？"张景岳在《景岳全书》中强调以阴阳为总纲，以表里、虚实、寒热为六变。他使中医基础理论和临床实践结合得更加紧密，形成了理、法、方、药的完整理论体系。

内科医著明清时期很多。薛立斋的《内科摘要》一书，首开中医"内科"书名之先河。也正式明确中医内科的概念，使内科病证的诊治有了很大提高。具有代表性的著作有王肯堂的《证治准绳》，张景岳的《景岳全书》等。从学术理论方面，以温补学派的出现和争论为其特点。其主要倡导者有薛立斋、孙一奎、张景岳、李中梓等，主要观点是重视脾肾。薛立斋注重脾肾虚损证，重视肾中水火和脾胃的关系，因而脾肾并举，注重温补。温补派的中坚张景岳的《类经附翼》《景岳全书》，原宗朱震亨说，后转而尊崇张元素和李杲，反对朱说，力倡"阳非有余，阴常不足"。极力主张温补肾阳在养生和临床上的重要性。李中梓则在薛立斋、张景岳的影响下，既重视脾胃，也重滋阴养阳。温补之说，成为明清时期临床医学发展上的一大特点。

温病学派的兴起是明清时期医学的突出成就之一。叶天士的《温热论》，创温病卫气营血由表入里的传变规律，开卫气营血辨证论治法则。吴鞠通的《温病条辨》，乃继承叶氏温病学说，但提出了温病的传变为"三焦由上及下，由浅入深"之说，成为温病三焦辨证的起始。其他如王孟英的《温热经纬》等著作都丰富了温病学说。

骨伤科、外科在明清时期也有了一定的发展。这一时期外科闻名的医学和医学专著空前增多。如薛立斋的《外科枢要》，汪石山的《外科理例》等，记述外科病证，论述外科证治，各有特点。骨伤科有王肯堂的《疡医证治准绳》，是继《普济方》之后对骨伤科方药诊治的进一步系统归纳。

妇产科在明清时期发展很快，成就比较显著。如万密斋的《广嗣纪要》对影响生育的男女生殖器畸形、损伤，以及妊娠等做了记述。薛立斋在《保婴撮要》中强调妇科疾病之养正，记述有烧灼断脐法，以预防脐风；王肯堂的《女科证治准绳》收录和综合前人对妇产科的论述。武之望的《济阴纲目》列述了经、带、胎、产等项，纲目分明，选方实用。

儿科在明清时期内容较前更加充实，专著明显增多。如万密斋的《全幼心鉴》《幼科发挥》《育婴秘诀》《广嗣纪要》《痘疹世医心法》等儿科专著，继承了钱乙之说，强调小儿肝常有余，脾常不足的特点，治疗重视调补脾胃，除药物外，还注意推拿等法。王肯堂的《幼科证治准绳》综合历代儿科知识，采集各家论述，对麻痘、热症等多种小儿疾病论述颇详，流传甚广。

眼、耳鼻咽喉及口腔科在这一时期也有一定的进展。如王肯堂的《证治准绳》论述眼疾171症，详述证治，是对眼病知识的较好汇集。薛立斋的《口齿类要》记述口、齿、舌、唇、喉部的疾患，注重辨证治疗，简明扼要，介绍医方604首，为现存以口齿科为名的最早专书之一。

气功及养生方面，在此期也较为重视，出现了不少有影响、有特色的养生学专著。如万密斋的《养生四要》。张景岳在《类经·摄生》中也阐发了《内经》的有关养生论述，对养神和养形做了精辟论述，富有唯物辩证精神。另如叶天士在《临证指南医案》中记述300例老年病的验案，强调颐养功夫，寒温调摄和戒烟酒等。

清朝末年，西方医学开始传入中国，因此，西医学术对中医学术产生很大影响，在临床上中西医病名相对照，并以此指导临床诊治，中西医汇通学派形成。如其代表人物唐容川，立足中西医汇通，发扬祖国医学，精研中医理论，遵古而不泥古，建立了治疗血证的完整体系。

综上所述，明清时期名医辈出，医学确有辉煌成就，在中医药学发展的长河中占有重要的位置，这就是我们编辑出版《明清名医全书大成》之目的所在。

全书共收录了30位医家，集成30册医学全书，其中明代13位，清代

17位。收录原则为成名于明清时期（1368～1911）的著名医家，其医学著作在两部以上（包括两部）；每位医家医学全书的收书原则：医家的全部医学著作；医家对中医经典著作（《内经》《难经》《神农本草经》《伤寒论》《金匮要略》）的注疏；其弟子或后人整理的医案。整理本着搞清版本源流、校注少而精，做到一文必求其确。整理重点在学术思想研究部分，力求通过学术思想研究达到继承发扬的目的。

本书为新闻出版署"九五"重点图书之一，在论证和编写过程中，得到了马继兴、张灿玾、李今庸、郭霭春、李经纬、余瀛鳌、史常永等审定委员的指导和帮助，在此表示衷心感谢。本书30位主编均为全国文献整理方面有名望的学科带头人，经过几年努力编撰而成。虽几经修改，但因种种原因，如此之宏篇巨著错误之处在所难免，敬请各位同仁指正。

编著者

1999 年 5 月于北京

内
容
提
要

　　陆懋修，字九芝，又名勉旃，号江左下工，又号林屋山人，江苏元和（今江苏吴县）人，清代医学家。生于清嘉庆二十三年（公元 1818 年），卒于清光绪十二年（公元 1886 年），享年 68 岁。

　　陆懋修是一位儒、医兼通，又精于临证的医学家，在当时极有影响。在《清史稿》中，有"陆懋修传"记载其生平。本书收录了陆懋修的 6 部医学著作，并进行整理校注。计有《文》十六卷、《不谢方》一卷、《〈伤寒论〉阳明病释》四卷、《〈内经〉运气病释》九卷（附《〈内经〉遗篇病释》一卷）、《〈内经〉运气表》一卷、《〈内经〉难字音义》一卷，共计三十三卷，四十余万言，均为陆懋修自著。以上著作原为合集刊印，名《世补斋医书》，被收入《清史稿·艺文志》中。《文》十六卷是陆懋修的医学论文集，集中了陆懋修的医学观点，内容涉及广泛。其主要内容是论述司天理论、伤寒学说、温病、瘟疫学说、各科疾病以及陆懋修对各种学术观点的评价。采用叙述体、问答体、书信体的形式写作而成。《不谢方》一卷记载了陆氏自创的二十八个方剂，大多取法伤寒，而用药又比较平和。多以去邪为主，绝少补益之品。《〈伤寒论〉阳明病释》四卷记载了陆懋修对阳明病的见解。前两卷是陆懋修依据《伤寒论》原文对阳明经证、腑证所作的发挥，后两卷是陆懋修总结了前人对阳明病的论述而作的集解。书中体现了陆懋修"伤寒独重阳明"的学术观点。《〈内经〉运气病释》九卷（附《〈内经〉遗篇病释》一卷）是陆懋修依据《内经》有关运气的论述而作的注解和发挥，显示了陆懋修对运气学说的深入研究和以此指导临证的宗旨。《〈内经〉运气表》一卷是陆懋修将运气学说的内容以表格的形式展现的书籍。《〈内经〉难字音义》一卷是陆懋修选取了《内经》诸篇中 681 个比较生僻的字句而进行的注解，以字典的形式编排。其中注解所依据和采用的书籍涉及经、史、子、集，注解比较详实可信，纠正了前人的一些误解，是陆懋修儒、医兼通的代表之作。

　　为了更好地发掘研究陆懋修的医学思想，我们还编写了"陆懋修医学学术思想研究"，汇集了"陆懋修医学研究论文题录"，以供参考。

校 注 说 明

　　《陆懋修医学全书》是清朝医学家陆懋修医学著作全集，集中反映和体现了陆氏的学术思想和临床经验。此次整理校注，以体现陆氏的学术思想和临证经验为原则，具体方法简介如下：

　　一、关于校注版本。陆懋修医学著作原为合集刊印，名《世补斋医书》。主要版本有：

　　1. 清光绪十年甲申（公元 1884 年）刻本。此本扉页有"谭宗浚署检"字样，前有潘霨、费延厘、袁兰升所写的序，《文》后有陆懋修"自序"。半页 10 行，行 23 字，花口，单鱼尾，四周单栏，版框高 23.7cm，宽 15.4cm，共 8 册、33 卷。此本是《世补斋医书》较早的刻本，刻印时陆懋修尚健在，而且此本经陆懋修之子陆润庠、陆懋修之婿沈彦模、陆懋修的学生方连轸、濮贤慈参校，比较可信。此次整理校注即以此本为底本。

　　2. 清光绪十二年丙戌（公元 1886 年）山左书局刻本。此本基本保持了光绪十年本的原貌，扉页有"张曜署检"字样，前面加入了陆懋修之侄陆崇保所写"山左书局重印《世补斋医书》序"。半页 10 行，行 23 字，花口，单鱼尾，四周单栏，版框高 26cm，宽 14.8cm，共 8 册、33 卷。此次整理校注以此本为主校本。

　　3. 清宣统二年（公元 1910 年）陆润庠家刻本。

　　4. 1912 年上海江东书局石印本。

　　5. 1931 年上海中医书局铅印本（上海秦伯未重校本）。

　　此外，陆懋修医学著作还有一些单行本，如《〈内经〉运气病释》有清光绪十年单行本，《不谢方》有清光绪十一年单行本等。以上版本基本上是在光绪十年本的基础上刻印的，此次整理校注将这些版本做为参校本。

　　二、校注语以简洁、明了为原则，不做烦琐考证。

　　三、凡底本与校本内容不同，而底本较优或接近者，仍保持底本原貌。凡底本与校本内容不同，而难以确定优劣，或义可两存者，出具校语，不改原文。凡底本与校本内容不同，而以文理、医理衡量校本优于底本，或底本系明显讹误者，径改原文，出具校语。

　　四、对于明显的讹误字、异体字、古今字予以径改。通假字出注（因《〈内经〉难字音义》为训解《内经》字义之书，所以对其中有训诂意义的异体字、古今字、通假字给予保留，不予改动）。

　　五、陆氏引据经文颇多，且参以己意，凡文义通者，不做改动；明显错、漏、衍字，予以径改、补、删。

　　六、由于版式变更，原方位词"右"、"左"等一律改为"上"、"下"，不出注文。

编著者

1999 年 3 月

总 目 录

潘序 ……………………………………………………………… (1)

费序 ……………………………………………………………… (2)

袁序 ……………………………………………………………… (3)

文十六卷 ………………………………………………………… (5)

不谢方一卷 ……………………………………………………… (133)

《伤寒论》阳明病释四卷 ……………………………………… (141)

《内经》运气病释九卷 ………………………………………… (173)

    附:《内经》遗篇病释一卷

《内经》运气表一卷 …………………………………………… (221)

《内经》难字音义一卷 ………………………………………… (235)

陆懋修医学学术思想研究 ……………………………………… (267)

附:陆懋修医学研究论文题录 ………………………………… (287)

潘　序①

医家之有《伤寒论》，犹儒家之有《论语》也。日月江河，万古不废。自夫人不读《伤寒论》，于是临病则不逢其源，立方则不达其变，执方予病，强病就药。余服官②南北，所见所闻如一辙已。仲景伤寒方本不独治伤寒，而以治凡伤寒者之证。《金匮》之治杂病，与《伤寒论》本是一书，故伤寒之六经即杂病之六经。病虽百变，经则有常。一病一名，治有主方；一病数证，证有主药。若置六经不讲，乌足以临病人哉？乃今之医辄曰：时有古今之异，古方不治今病。噫嘻！古今诚有异，而天之五运六气、人之五脏六腑亦有古今之异乎？夫治病之法，泥古者非，蔑古者尤非。窃尝取《神农本经》之言以读仲景书，汇集名论，都为一编，欲以破时人之扃③。丙寅冬月，典权之罘始锓④版焉。吾乡陆君九芝，邃于医学，曩⑤在里门曾出其所著医论若干篇见示。亦以表章仲景为事，以仲景六经为归，诚先得我心者矣。今夏入都，获读《世补斋全书》，会余拜命持节江右，即日遄⑥行，未遑卒业。所愿读是书者，自此复知有南阳，而不迷于所向，谓非吾道之幸乎？君夙以文学名，读书日以寸计，食古而能化，尤善所解于无字句处。活人之术，其绪余耳。而病者遇之，轻病不知其何以已也，重病不知其何以活也，则其为阴骘大矣。哲嗣凤石以甲戌魁天下，良医之食报何如⑦。并书其事为后学劝云。

光绪八年壬午秋九月，同里桦园居士潘霨

---

① 陆懋修医学著作原为合籍刊印，名《世补斋医书》。潘序、费序、袁序均为《世补斋医书》之序。

② 服官：做官。

③ 扃（jiǒng，音窘）：门户之见。

④ 锓（qiān，音千）：刻。

⑤ 曩（niáng，音囊）：以往，过去。

⑥ 遄（chuán，音船）：快，迅速。

⑦ 良医之食报何如：光绪十二年山左书局本在"食报"下有"于天者"三字。

费　序

　　古云宰相须用读书人，余谓斯言也亦可通于医。世故未有不读书不通古方而能为医者也。仲景以《伤寒论》师表万世，施诸今病无不合者。乃今之人不明其义，因而不用其方，而又恐有议其后者，乃托古方不治今病之说以为便①。善夫，乡先辈灵胎徐氏之言曰：天地犹是天地，人物犹是人物，若人气薄则物性亦薄。岂有人今而药独古者？尝执是以求当世，而知者盖寡。

　　我友元和陆君九芝，奉其尊甫方山先生庭诰，既承家学，又洞见时俗之弊。凡所施治，悉本仲景方意。尝曰：如仲景方而不可用，则病人岂容我以尝试者？何以用之一人而效，用之人人而无不效。且何以彼之不用仲景方者，曾不闻一效也。吾既用之而效矣，用之而屡效矣，则吾岂能舍吾效者不用，而用彼之不效者耶！夫病者何所求，不过求其效耳。然不用仲景方而效不至，则人何乐乎不用仲景方哉。君之书以表章仲景为事，出即以仲景方活人，语有之阴德耳鸣，吾知后必有食其报者。以余交君久，嘱为序。爰举平日所绪闻者弁② 其端。抑恐未足以知君之深矣。

　　　　　　　　　　　　　　　　　同治六年丁卯春二月，吴江愚弟费延厘

---

① 便：通"辩"。辩解。
② 弁（biàn，音变）：古代的一种帽子。引申为放在最前面。

袁　序

　　往尝见杨君谦苏，谈纪金华戴原礼学医于朱彦修，尽得其传。以其术游吴下，吴人之以病谒者户为塞。王仲光时为儒，未知医也。慕而造焉，谂学医之道。原礼曰：熟读《素问》耳。仲光退而习之三年。原礼复来吴，闻仲光谈论大骇，自以为不如。余以是知学医而不通《素问》不可以为医。我友陆君九芝，其先世以科第显，而皆能医，皆读《素问》。九芝复用志不纷①。慨世之医，绝不从事于斯，诡言《素问》古书不治今病，而医学遂以大坏。乃尽弃其他所学，而独于无方之书，得其言以治人。咸丰己未，泾阳张文毅公督兵皖江，军书旁午以湿热遘②疾，群医震惊，不能疗。九芝故出公门下，飞骑千里招致军中，进数剂立瘳。文毅德之，优礼而归。今中丞太康刘公，于辛酉令上海时得结胸证，以时方元参、地、麦濒于危。九芝视之，贡以朴、枳辈数服乃解。人赖君之明如此。君与时相反耶？抑时与君相反也？今与余同客峰泖间，命长子开骐从君游。嗟乎！吴中医学失堕久矣，九芝独能具坚忍之力，为斯道作干城。余见其所读皆古书，而治无不效，效无不速。其熟读《素问》之验，诚有如原礼所言者。吾吴医学其将自君而复兴乎！君方著书未分卷，他日必裒③然成大集。预书之为左券焉。

同治五年丙寅孟春之月，同里愚弟袁兰升

---

① 不纷：集中精力。
② 遘（gòu，音够）：造成。
③ 裒（póu，音剖）：聚集。

文十六卷

目　　录

卷一·文一

补《后汉书·张机传》 …………（11）

六气大司天上篇 …………（15）

六气大司天下篇 …………（16）

附：大司天三元甲子考 …………（17）

卷二·文二

伤寒有五论一 …………（20）

伤寒有五论二 …………（21）

伤寒有五论三 …………（22）

伤寒方论一 …………（22）

伤寒方论二 …………（23）

伤寒方论三 …………（23）

伤寒去实论 …………（24）

伤寒补虚论 …………（24）

《伤寒论》六经提纲 …………（25）

《伤寒论》脉法 …………（26）

卷三·文三

太阳寒水病方说 …………（27）

阳明燥金病方说 …………（27）

少阳相火病方说 …………（28）

太阴湿土病方说 …………（28）

少阴君火病方说 …………（29）

厥阴风木病方说 …………（29）

附：《伤寒论》温、清三法选方 …………（29）

伤寒方一两准今七分六厘，一升准

今六勺七抄说 …………（32）

卷四·文四

太阳用桂、麻二汤法 …………（34）

太阳病桂、麻、青龙三级说 …………（34）

太阳阳明用青龙白虎法 …………（35）

阳明腑用承气法 …………（36）

少阳用小柴胡法 …………（37）

太阴阳明虚实辨 …………（37）

少阴咽痛吐利寒热辨 …………（38）

厥阴热厥寒厥辨 …………（38）

厥阴热利寒利辨 …………（39）

卷五·文五

葛根桂枝辨 …………（41）

葛根麻黄辨 …………（41）

犀角升麻辨一 …………（42）

犀角升麻辨二 …………（42）

犀角升麻辨三 …………（43）

犀角膏黄辨一 …………（43）

犀角膏黄辨二 …………（44）

犀角膏黄辨三 …………（44）

葛根黄芩黄连汤解 …………（45）

真武、四逆、通脉、白通四方合解

…………（45）

附子补阳人参补阴说 …………（46）

卷六·文六

温热病说一 …………（47）

温热病说二 …………（48）

温热病说三 …………（48）

附：温热病选方 …………（49）

瘟疫病说一 …………（50）

瘟疫病说二 …………（51）

瘟疫病说三 …………（51）

附：瘟疫病选方 …………（52）

卷七·文七

丹痧斑疹辨 …………（53）

哕逆有冷热两种说 …………（54）

霍乱论 …………（55）

暑疟、暑痢论 …………（57）

咳嗽论 …………（57）

喘壅非即喘脱辨 …………（58）

逸病解 …………（59）

烟漏说 …………………………（59）

卷八·文八

真中风论 …………………………（61）

附：痹痿厥

释饮 ………………………………（62）

释燥 ………………………………（63）

老年治法 …………………………（64）

附：延寿丹方药解 ……………（64）

妇科经带论 ………………………（66）

生化汤说 …………………………（66）

小儿惊风说 ………………………（67）

卷九·文九

论王叔和《伤寒序例》 …………（69）

论叔和《序例》及平脉法、辨脉法

………………………………（70）

论叔和诸"可"与"不可"篇 …（70）

论刘河间治温全用仲景伤寒方 …（70）

论喻嘉言温证三篇 ………………（71）

论嘉言温病属少阴之误 …………（72）

论嘉言误解《内经》"精"字……（73）

论程郊倩生地、麦冬为骨蒸劳热源头

………………………………（73）

论李士材《医宗必读》以诸血证尽

入虚劳门 ………………………（74）

论秦皇士《伤寒大白》 …………（75）

卷十·文十

黄坤载书总论 ……………………（76）

论黄氏改经 ………………………（77）

论黄氏窃书 ………………………（78）

论黄氏贵阳贱阴 …………………（79）

论黄氏不识阳明病 ………………（80）

论王清任《医林改错》 …………（81）

论补阳还五汤 ……………………（82）

卷十一·文十一

论叶天士《临证指南》"伤寒门"方

………………………………（84）

论《临证指南》"温热门"席姓七案

………………………………（85）

合论顾景文《温证论治》、吴鞠通

《温病条辨》………………（86）

再论"温邪上受，首先犯肺，逆

传心包"十二字 ……………（88）

再论胃病有神昏，肺病无神昏之理

………………………………（88）

论杨栗山《伤寒瘟疫条辨》……（89）

论章虚谷《外感温热》…………（89）

附：《条辨》辨 …………………（90）

卷十二·文十二

《续苏谈》"防其说" ……………（91）

论过桥麻黄 ………………………（92）

论假石膏 …………………………（92）

论黑膏不全方 ……………………（93）

合论珠黄散、苏合香丸、至宝丹、

紫雪丹 ………………………（94）

阴虚说 ……………………………（95）

夹阴伤寒说 ………………………（96）

脉有力无力说 ……………………（97）

卷十三·文十三

重订《傅征君女科》序 …………（98）

重订绮石《理虚元鉴》序 ………（98）

重订吴又可《瘟疫论》序 ………（99）

重订戴北山《温热论》序 ………（99）

徐刻庄在田《遂生福幼两编》序

………………………………（100）

莫枚叔《研经言》序 ……………（100）

李冠仙《仿寓意草》序 …………（101）

书柯韵伯《伤寒论翼》后 ………（101）

书陈修园《〈伤寒论〉〈金匮要略〉

浅注》后 ………………………（101）

书徐灵胎《慎疾刍言》后 ………（102）

书尤在泾《伤寒贯珠集》后 ……（103）

书曾文正公论史迁"扁鹊仓公传"后

………………………………（103）

卷十四·文十四

答沈沃之问邪之所凑，其气必虚书

………………………………（105）

答陆曦叔问经月不痕书 ………（106）
与叶丈调生论刘悉阶温热病书
………………………………（106）
答郑仲协问《内经》"刺法"、
"本病"二篇论疫 …………（107）
与徐丈冶伯论种子书 ………（108）
七答 …………………………（109）

卷十五·文十五
答袁生上池问外感六因 ……（112）
答施、王二生问阳明湿温之治
…………………………………（113）
答云依问《内经》诸治法 ……（113）
答坤吾问伤寒传经为热、直中为寒
…………………………………（114）

再与云依论中阴溜腑 …………（115）
阴阳偏胜治法不同示云依 ……（116）
实火虚火阴火总论示云依 ……（117）
阳为阴遏阴虚阳亢两病合论示子范
…………………………………（118）

卷十六·文十六
下工语屑 ……………………（120）
述先 …………………………（125）
自记治验两则 ………………（126）
自题"张机补传论"后 ………（127）
《世补斋医书》自序 ………（128）
补《后汉书》"张机传论"书后
…………………………………（129）
跋 ……………………………（131）

卷一·文一

史家之赞孙思邈曰：夫人之身出必有处，处非得已，贵为世补。余少问学鲜，经济无补于世，退而求思邈之术，若有得焉。因取以名吾斋，而即以名吾书。

补《后汉书·张机传》

张机，字仲景，南郡涅阳人也。灵帝时举孝廉。在家仁孝，以廉能称。建安中，官至长沙太守，在郡亦有治迹。博通群书，潜乐道术，学医于同郡张伯祖，尽得其传。总角时，同郡何永称之，许为良医。果精经方，有《寒食散论》，解寒食散寒食药者。世莫知焉，或言华佗，或曰仲景。考之于实，佗之精微，方类单省，而仲景有侯氏黑散、紫石英方，皆数种相出入，节度略同，然则寒食、草石二方出自仲景，非佗也。且佗之为治，或刳断肠胃，涤洗五脏，不纯任方也。仲景虽精不及于佗，至于审方物之候，论草木之宜，亦妙绝众医。

昔神农尝草而作《本经》，为开天明道之圣人。仲景、元化，起而述之。故仲景黄素，元化绿帙，并有名称。而仲景论广伊尹《汤液》[1]　为数十卷，用之多验。既至京师为名医，于当时称上手。见侍中王仲宣，时年二十余，曰：君有病，四十当眉落，半年而死。令服五石汤可免。仲宣嫌其言忤，受汤勿服。居三日，见仲宣，谓曰：服汤否？仲宣曰：已服。仲景曰：色候固非服汤之诊，何轻命也。仲宣犹不信。后二十年果眉落，一百八十七日而死，终如其言。美哉乎！仲景之能候色验眉也。

居尝慷慨叹曰：凡欲和汤合药针灸之法，宜应精思。必通十二经脉，知三百六十孔穴，荣卫气行，知病所在，宜治之法，不可不通。古者上医相色，色脉与形不得相失。黑乘赤者死，赤乘青者生。中医听声，声合五音。火闻水声，烦闷干惊。木闻金声，恐畏相刑。脾者土也，生育万物，回动四傍，太过则四肢不举，不及则九窍不通。六识闭寒，犹如醉人，四季运转，终而复始。下医诊脉，知病原由。流转移动，四时逆顺，相害相生，审知脏腑之微，此乃为妙也。又曰：欲疗诸病，当先以汤荡涤五脏六腑，开通诸脉，治道阴阳，破散邪气，润泽枯朽，悦人皮肤，益人气血。水能净万物，故用汤也。若四肢病久，风冷发动，次当用散。散能逐邪，风气湿痹，表里移走居无常处者，散当平之。次当用丸。丸药者，能逐风冷，破积聚，消诸坚癖，进饮食，调和荣卫。能参合而行之者，可为上工。故曰：医者，意也。又曰：不须汗而强汗之者，出其津液，枯竭而死；须汗而不与汗之者，使诸毛孔闭塞，令人闷绝而死。不须下而强下之者，令人开肠洞泄，不禁而死；须下

———————————

[1]《汤液》：指《汤液经法》，相传为伊尹所作。

而不与下之者，令人心内懊憹，胀满，烦乱，浮肿而死。不须灸而强与灸之者，令人火邪入腹，干错五脏，重加其烦而死。须灸而不与灸之者，令人冷结重凝，久而深固，气上冲心，无地消散，病笃而死。

以宗族二百余口，死者三之二，伤寒居其七。乃引《阴阳大论》云：春气温和，夏气暑热，秋气清凉，冬气凛冽，此则四时正气之序也。冬时严寒，万类深藏，君子固密，则不伤于寒。触冒之者，乃名伤寒耳。其伤于四时之气者，皆能为病，以伤寒为毒者，以其最成杀厉之气也。中而即病者，名曰伤寒。不即病者，寒毒藏于肌肤，至春变为温病，至夏变为暑病。暑病者，热极重于温也。是以辛苦之人，春夏多温热病，皆由冬时触冒寒冷所致，非时行之气也。凡时行者，春时应暖而反大寒，夏时应热而反大凉，秋时应凉而反大热，冬时应寒而反大温。此非其时而有其气，是以一岁之中长幼之病多相似者，此则时行之气也。又引《素问》黄帝曰：夫热病者，皆伤寒之类。及人之伤于寒也，则为病热。五百余言为伤寒日数部。著论二十二篇，证外合三百九十七法，一百一十三方。自序之，其辞曰：余每览越人入虢之诊，望齐侯之色，未尝不慨然叹其才秀也。当今居世之士，曾不留神医药，精究方术，上以疗君亲之疾，下以救贫贱之厄，中以保身长全，以养其生。而但竞逐荣势，企踵权豪，孜孜汲汲，惟名利是务。崇饰其末，而忽弃其本，欲华其外而悴其内。皮之不存，毛将安附？进不能爱人知物，退不能爱躬知己。卒然遇邪风之气，婴① 非常之疾，患及祸至，而后震栗。身居危地，蒙蒙昧昧，蠢若游魂。降志屈节，钦望巫祝，告穷归天，束手受败。赍百年之寿命，将至

宝之重器，委付庸医，恣其所措。咄嗟喑呜！厥身已毙，神明消灭，变为异物，幽潜重泉，徒为涕泣。举世昏迷，莫能觉悟。自育若是，夫何荣世之有哉！哀乎！趋世之士，驰竞浮华，不固根本，忘躯殉物，危若冰谷，至于是也。余宗族素多，向余二百。建安纪元以来，犹未十稔②，其死亡者，三分有二。伤寒居其七。感往昔之沦丧，伤横夭之莫救，乃勤求古训，博采众方。撰用《素问》《九卷》③ 《八十一难》《阴阳大论》《胎胪药录》，并平脉辨证，为《伤寒杂病论》合十六卷。虽未能尽愈诸病，庶可以见病知源。若能寻余所集，思过半矣。夫天布五行，以植万类。人秉五常，以为五脏。经络府输④，阴阳会通，元⑤ 冥幽微，变化难极。《易》曰：非天下之至赜，其孰能与于此。自非才高识妙，岂能探其理致哉。上古有神农、黄帝、岐伯、伯高、雷公、少俞、少师、仲文，中世有长桑、扁鹊、公乘阳庆及仓公，下此以来，未之闻也。观今之世，不念思求经旨，以演其所知。各承家技，始终循旧。省疾问病，务求口给；相对斯须，便处汤药。按寸不及尺，握手不及足；人迎、趺阳，三部不参；动数发息，不满五十。短期未知决候，九部曾无仿佛。明堂阙庭，尽不见察。所谓窥管而已。夫欲视死别生，固亦难矣。此皆医之深戒，病者可不谨以察之而自防虑也。孔子云：生而知之者上，学则亚之。多闻博识，知之次也。余宿尚方术，请事斯语。其文辞简古奥雅，凡治伤寒，未有

———————

① 婴：缠染，遭受。
② 稔：谷物成熟。指一年。
③ 《九卷》：又名《针经》，今指《灵枢》。
④ 输：通"腧"。
⑤ 元：当作"玄"。清朝避康熙帝讳，凡"玄"皆作"元"。

能出其右者。其书推本《素问》之旨，为诸方之祖。华佗读而善之曰：此真活人书也。灵、献之间，俗儒末学，醒醉不分，而稽论当世，疑误视听。名贤濬哲，多所防御。至于仲景特有神功，乡里有忧患者，疾之易而愈之速。虽扁鹊、仓公无以加之。时人为之语曰：医中圣人张仲景。江南诸师秘仲景要方不传，所传于世者《伤寒杂病论》十卷，或称《方》十五卷，或又称《黄素药方》二十五卷，《辨伤寒》十卷，《评病要方》一卷，《疗妇人方》二卷，《五脏论》一卷，《口齿论》一卷。弟子卫汛有才识。

论曰：凡言成事者，以功著易显；谋几初者，以理晦难昭。汉自中世以下，太官大医，异端纷纭。泥滞旧方，互相诡驳。张机取诸理化，以别草木之性，高志确然，独拔群俗。言之者虽诚而闻者未譬[1]。其为雷同者，所排固其宜也。岂几虑自有明惑将期数使之然欤？夫利不在身，以之谋事则智。虑不私己，以之断义必厉。诚能释利以循道，使生以理全，死与义合也，不亦君子之致为乎！孔子曰：危而不持，颠而不扶，则将焉用彼相矣。左邱明有曰：仁人之言，其利博哉。此盖道术所以有补于世，后人皆当取鉴者也。机撰著篇籍，辞其典美，文多故不载。原其大略，蠲去复重，亦足以信意而感物矣。传称：盛德必百世祀语，云活千人者子孙必封。信哉！

赞曰：途分流别，专门并兴。千载不作，渊源谁征。

传凡引伸处、承接处，多摭[2]《后汉书》列传中语以相联属。篇首仿"左雄传"，冠南郡于涅阳之上。以汉之涅阳县属南阳郡。隋开皇初改为淯阳。唐武德初属邓州，贞观元年省入穰县。金末始置镇平县，属申州。元属南阳府。明洪武二年省入南阳县。国朝因之仲景生于涅阳，《伤寒论》序尾自署南阳者，书郡不书县也。县则前明始以南阳称。在汉则当称涅阳。故《河南通志》书：张机，涅阳人。

补传引用诸书目附记于后：

晋·王叔和《伤寒论序例》

皇甫谧《甲乙经·自序》

梁·陶宏景《别录·自序》

隋·巢氏《诸病源候论》

唐·孙思邈《千金方》

王焘《外台秘要》

甘伯宗《名医录》

宋·林亿《新校注·千金方疏》

林亿等《外台秘要注》

唐慎微《证类本草》

李濂《医史》

《太平御览》

王氏《玉海》

郑樵《通志》

马端临《文献通考》

陈振孙《书录解题》

《四库全书目录》

《河南通志》

《伤寒论》自序云：撰用《素问》《九卷》《八十一难》《阴阳大论》《胎胪药录》，并平脉辨证，为《伤寒杂病论》合十六卷。盖谓撰用诸经后，并平其脉，辨其证，以成此十六卷之论。"平"字下是"脉"字，"辨"字下则是"证"字，而非"脉"字。言下了然，并非别有平脉、辨脉篇也。今所传《伤寒论》有"平脉法"、"辨脉法"二篇，及"诸可"与"不可"等篇，皆出叔和之手。王安道言之颇详。迹其文笔，绝类王氏《脉经》，可断其不是仲景语。

---

① 譬：了解，领会。

② 摭（zhí，音直）：摘取。

王安道于仲景三百九十七法，左算不合，右算不合，勉强凑集，终无确数。不若陈修圆除去叔和"平脉"、"辨脉"，诸"可"与"不可"等篇，依成无己注释篇次，适得三百九十七节，谓此即三百九十七法。一节便是一法，以比安道转觉其直截了当。

吴兴莫枚叔《研经言》：《伤寒杂病论》十六卷，后人改题曰《金匮玉函》。王焘《外台秘要》引之，概称《伤寒论》。唐慎微《证类本草》引之，概称《金匮玉函方》。一从其朔①，一从其后也。当时以十六卷文繁而有删本二：其一就原书删存要略，并为三卷，题曰《金匮玉函要略方》，后为宋仁宗时王洙所得；其一就原书存"脉法"及"六经治法"，又诸"可"、"不可"等十卷，题曰《伤寒论》，而削杂病二字，即今本《伤寒论》也。此书行，而十六卷之原书不可得见矣。林亿等又以所存三卷去其上卷，而分中、下二卷为三卷，以合原数。改题曰《金匮方论》，即今本《金匮要略》也。此书行，而并删存之三卷亦不可复合矣。吁！唐宋间人于仲景书任意分并，一再改题，而其去古也愈远矣。

马贵舆《文献通考》引灶氏云：仲景著《伤寒论》，有大人之病而无婴儿之患，有北方之药而无南方之治，盖陈蔡以南不可用柴胡、白虎二汤以治伤寒，谓其言极有理。此以灶与马氏皆不明医事而妄言之。故不问南阳及长沙之地与陈蔡相去几何，而如近人秦皇士《伤寒大白》，又踵② 其失，且移长沙于大河之北，因此而谓仲景之方宜于北方冬月，不治春夏秋三时南方之病，遂以坚后人江浙无伤寒、南方无真中风等谬，而《伤寒论》因之益废。可惧也！

江笙南《名医类案》载方勺泊宅编，

汪讱庵《医方集解》载赵养葵《医贯》，并云仲景为汉武帝治消渴，则相去且三百余年。此数人者，皆不一问建安为何人年号？而仲景之地仲景之时并皆迷离恍恍，岂不因史家失传之故耶？

或曰：葛洪有言仲景开胸而纳赤饼，谓其为人治病有开胸纳丸之异。此不类仲景所为，或以华元化有涤脏缝肠事，而仲景与之齐名，遂附会其说欤？《抱朴子》一书率多寓言，即其说果出稚川，亦未可援以为据也。

张介宾以方壶八法改作八阵，及自作本草，并引仲景语，如无升麻以犀角代之。此实朱肱之言也。肱以己所著，名《活人书》，亦曰《南阳书》。肱意本欲以此貌似仲景，而介宾果认作仲景语耳。况华佗安息香丸见于《中藏经》者，乃为犀角入药之始。仲景初未尝取用犀角，安得有是语耶？

方中行作《条辨》，谓张松北见曹操以川中医有仲景为夸。仲景入蜀事无可据，明是稗官家言。

周禹载《伤寒论三注·自序》中有云：仲景未举孝廉时，相者云：观君思致，殆旷世之良医也。禹载不言所自，他书亦无可考。

喻嘉言《医门法律》谓仲景推演伤寒、中寒二论。不知中寒论何以不传？至晋初即无可搜求。按：仲景书见于《隋书·经籍志》者尚多，嘉言欲诋叔和妄为此说，以见晋人之浅于谈医。仲景何尝别有中寒论耶？

嘉言《尚论篇》又谓：仲景治温，凡用表药皆用桂枝。吴鞠通《温病条辨》因之，且谓：渴不恶寒之温病以桂枝汤主

---

① 朔：阴历每月初一为朔。引申为开头。

② 踵：跟随，继承。

之为仲景原文，其妄更甚。

杨栗山《伤寒瘟疫条辨》载仲景《伤寒论》曰：病家汗家，诊其尺脉涩，先与黄芪建中汤补之，然后汗之。今《伤寒论》原文具在，安有是言？

姚首源作《古今伪书考》，谓《伤寒论》驳①杂不伦，往往难辨，读者苦不得其要旨。然则彼自不能辨，自不得其要旨耳。此其自知之明，于仲景乎何尤？若所云钱晓城著《医学辨谬》一书，分别仲景书真伪，惜不可得而见也。

《隋书·经籍志》载游元桂林二十一卷，目一卷，毛子晋②本作"张讥撰"。而《校刊记》据殿本、监本改作张机。今读《陈书》，有后主手授张讥玉柄麈尾③，又于锺山松林下敕讥竖义④，取松枝代麈两事。则南朝自有张讥，能捉麈竖义者。非仲景也。子晋不误，而据别本以改之者自误耳。余曾沿其讹，采入补传注中。特证明之，以志吾过。

六气大司天上篇

医书自仲景《伤寒论》后，于晋有王叔和，隋有巢元方，唐有孙真人、王刺史，宋有成无己，皆足以发明仲景之道，未有以仲景为偏于温者。至金元之间，刘守真、李东垣、朱丹溪出，而后之相提并论者，辄谓仲景偏于辛温，守真偏于凉泻，东垣偏于温补，丹溪偏于清滋。于是有疑其偏而弃其法者，有用其偏而执其法者，有以偏救偏而偏愈甚者，而不知皆非偏也。子舆氏谓：知人必论世，凡在尚友者皆然。岂至于医而独不然乎？然欲明前人治法之非偏，必先明六气司天之为病。六气者，如厥阴风木司天，少阳相火在泉，是为风火之气；少阴君火司天，阳明燥金在泉，是为火燥之气；太阴湿土司

天，太阳寒水在泉，是为湿寒之气；少阳相火司天，厥阴风木在泉，是为火风之气；阳明燥金司天，少阴君火在泉，是为燥火之气；太阳寒水司天，太阴湿土在泉，是为寒湿之气。此逐年司天之六气，可运诸掌上者也。余则更以六十年一气之大司天计之。余盖本于外曾祖王朴庄先生引《内经》七百二十气凡三十岁而为一纪，千四百四十气凡六十岁而为一周。扩而大之，以三百六十年为一大运，六十年为一大气。五运六气迭乘，满三千六百年为一大周。公言如此，遂以知古人之用寒用温，即各随其所值之大司天以为治。而在其人，道与时合。往往有不自知者，其人而当湿土寒水、寒水湿土之运，则以温散温补为治者，非偏矣。其人而当风火火风、燥火火燥之运，则以凉泻清滋为治者，非偏矣。自余得公此论，爰为古人尽发其藏。溯自黄帝命大挠作甲子，贞下起元，从下元厥阴风木运始，以厥阴为下元，则少阴为上元，太阴为中元。复以少阳为下元，则阳明为上元，太阳为中元。合前后三元，而配以厥、少、太、少、阳、太之六气，于黄帝八年起数，前三十年为厥阴风木司天，后三十年为少阳相火在泉。历金天、高阳、高辛、唐、虞、夏、殷、周、秦，至汉灵帝十七年，改元中平之元年，为第四十九甲子。仲景当建安中，乃中平甲子垂二十年。时亦属下元厥阴风火用事，当时习用乌、附辛热，正值风火运中，为治多误。故仲景以桂枝、麻黄之温，治中风、伤寒之病。即以葛根

---

① 驳：马的毛色不纯。引申为混乱，杂乱。

② 毛子晋：毛晋，字子晋，明末清初藏书家。

③ 后主：指南朝陈叔宝。麈尾：古代用驼鹿尾扫浮尘，因此称拂尘为麈尾，或省略为麈。

④ 竖义：阐明义理。《陈书·张讥传》记载后主陈叔宝在钟山开善寺招张讥竖义事。

芩连、白虎、承气、柏皮、栀、豉之清，治温热、湿温之病。凡遇温热，即用寒凉。其谓仲景但知秋冬不识春夏者，不足与论仲景者也。由此以推至宋高宗绍兴十四年，为第六十五甲子。刘守真著《素问元机》，序云：大定丙午，为金世宗二十六年，即宋孝宗淳熙十三年，乃绍兴甲子之四十三年，燥火用事，亦宜于凉。张易水与守真同时，李东垣为易水高弟，值宋宁宗嘉泰四年，为第六十六甲子，寒湿用事，故宜于温。丹溪生于至元，卒于至正，值泰定元年第六十八甲子，火燥用事，故宜于清。以上三家亦既按其时运一一符合。即王海藏《阴证略例》纯用温药，麻革于癸卯年序之，为金乃马贞氏称制之三年，即宋理宗淳祐三年，仍在嘉泰甲子中。至明张介宾为万历时人，专主温补，则又为嘉靖四十三年第七十二甲子，寒湿用事时矣。后此吴又可论瘟疫，周禹载论温热暑疫，多用寒凉，均值天启四年第七十三甲子风火用事时。故在国朝①康熙二十三年，第七十四甲子火燥运中遵之多效。至乾隆九年，第七十五甲子，运值湿寒，其气已转，而医循故辙施治多乖。朴庄先生《伤寒论注》成于乾隆甲寅，以寒凉之治谓不合湿土寒水之运，公之所治无不以温散温补见长，盖公固明于大司天之六气，而自知其所值为湿寒也。若与公同时人，则但乐于用温适与时合，而实不自知其所以然矣。其后嘉庆九年，甲子为第七十有六，属于少阳相火、厥阴风木，则为火风之岁。及余生于嘉庆戊寅，中年以后，肆力于医。逮今同治三年，第七十七甲子又为阳明燥金、少阴君火用事，时上元之气未至而至，故于二年癸亥，上海一隅霍乱盛行，尽为热证。时医以其手足厥逆，竞用丁、附、桂、姜，入口即毙。余于甲子年独以石膏、芩、

连，清而愈之，或以凉水调胆矾吐而愈之。证以我躬亲历，而病之各随司天以变者，弥益显然。自此至今，所遇时邪莫非温热，大都以凉散、以寒泻者愈之为多。以余所值燥火之运而宜寒凉，则风燥二火之亦宜于凉。寒湿、湿寒之必宜于温，概可推矣。由是而知仲景之用青龙、白虎汤也，以其所值为风火也。守真辟朱肱用温之误，申明仲景用寒之治为三已效方、三一承气也。以其所值为燥火也。东垣以脾胃立论，专事升阳者，以其所值为寒湿也。丹溪以知、柏治肾，专事补阴者，以其所值又为火燥也。明乎此，而知古圣昔贤著书立说都是补偏救敝之人。仲景为医中之圣，师表万世，黄芩、白虎即守真所本也；建中、理中即东垣所本也；炙甘草汤、黄连阿胶汤即丹溪所本也。补泻温凉，各随其运。设以守真而遇湿寒决不偏于寒凉，东垣而遇风燥决不偏于温补，丹溪而遇寒湿决不偏于清滋。乃读其书不论其世，因而不知其人。辄谓如某者偏于凉，如某者偏于温。孰能知法固非偏，而不善用其法者之自涉于偏哉。此无他，皆坐不讲司天故也。

六气大司天下篇

《内经》有曰：必先岁气，毋伐天和。此但就逐年之岁气言之，而六十年之岁气亦不可不讲也。审矣！余既明前人治法各从岁气，更以古今治痘家按时索之，有②益觉其显然者。儿病自钱仲阳减金匮八味丸之桂、附，而其于小儿之痘亦用清法，则以其与守真同为六十五甲子燥火用事时也。陈文中十一味木香散、十二味

---

① 国朝：清朝，作者所处的朝代。

② 有：通"又"。

异功散，专主温补，则以其与东垣同为六十六甲子寒湿用事时也。至丹溪以解毒和中立法，复舍陈取钱，则以其时又为六十八甲子火燥用事，同于守真而异于东垣也。迨前明汪机作《痘证理辨》，自序：于嘉靖九年庚寅，以是年痘灾盛行，其治皆主于凉。是为宏治十七年第七十一甲子燥火运中有宜然者。洎乎嘉靖末年，下逮隆万[①]，苦寒之弊，层见迭出，故万密斋、聂久吾辈首重保元，莫不以温补为事。而崇正[②]甲戌，费建中《救偏琐言》出，专主寒凉，下夺其书，中记一茸、附治验，似乎不类。而考其时尚为庚申年，万历庚申正是七十二甲子，张介宾著书时。若天启以后，所值七十三甲子，运转风火。七十四甲子，接连火燥。此二运风与燥异，而其为火则同。故费书犹盛行于康雍之间。而乾隆九年，既交七十五甲子，湿寒之运则相沿成习者又相反矣。时毗陵庄在田著"遂生编"以治痘，"福幼编"以治痉，切戒寒凉，全活无算。然搜诸嘉道间，则又有不然者。以嘉庆九年第七十六甲子，又值火风用事，故醒未子于嘉庆癸酉重刻在田书已云：时师之失，固在寒凉；庄公之得，固在温补。然苟有偏执则亦不能无弊，岂不因庄所值为湿寒，而醒未子所值为火风，度必已有投此而不验者，故为是言。而特不能识寒湿、湿寒治法不可施诸风燥二火之运耳？若余既值同治三年七十七甲子燥火之运，每于痘主清热解毒，痉主泻火坠痰，而遇虚寒之体、败坏之证，则步趋庄法亦足以应无穷之变。盖病者而果属虚寒，病甚而已极败坏，凡在四损之列者，本不得常法是拘。即使温热之末传，或亦须辛热之反佐。而况地形之南北有高下，人身之禀赋有强弱，且于抱恙之新久尤有分别，凡所以随机而应变者，本非一言可竟，而治病

之法不出《内经》，《内经》之治不外六气，自"天元正纪"以下七篇，百病之治皆在其间。岂可因其所论皆运气，而忘其为治法所从出哉。

附：大司天三元甲子考

明薛方山先生作《甲子会纪》，第一甲子起黄帝八年，至嘉靖四十三年为第七十二甲子。国朝陈榕门先生作《甲子纪元》因之。余推贞下起元之本，准以厥、少、太、少、阳、太之六气，凡前贤治病用药咸相符合。爰为考，而次之如下：

黄帝八年起第一甲子下元
  厥阴风木少阳相火
黄帝六十八年第二甲子上元
  少阴君火阳明燥金
少昊十八年第三甲子中元
  太阴湿土太阳寒水
少昊七十八年第四甲子下元
  少阳相火厥阴风木
颛顼五十四年第五甲子上元
  阳明燥金少阴君火
帝喾二十九年第六甲子中元
  太阳寒水太阴湿土
帝尧二十一载第七甲子下元
  厥阴风木少阳相火
帝尧八十一载第八甲子上元
  少阴君火阳明燥金
帝舜三十九载第九甲子中元
  太阴湿土太阳寒水
夏仲康三岁第十甲子下元
  少阳相火厥阴风木
帝相六十岁十一甲子上元
  阳明燥金少阴君火

---

① 隆万：明朝隆庆、万历年间。
② 崇正：诸本皆作"崇正"。疑为"崇祯"之误。

帝槐四岁十二甲子中元
　太阳寒水太阴湿土
帝不降四岁十三甲子下元
　厥阴风木少阳相火
帝扃五岁十四甲子上元
　少阴君火阳明燥金
帝孔甲二十三岁十五甲子中元
　太阴湿土太阳寒水
帝癸二十二岁十六甲子下元
　少阳相火厥阴风木
商太甲十七祀十七甲子上元
　阳明燥金少阴君火
太庚十五祀十八甲子中元
　太阳寒水太阴湿土
太戊二十一祀十九甲子下元
　厥阴风木少阳相火
仲丁六祀二十甲子上元
　少阴君火阳明燥金
祖辛十祀二十一甲子中元
　太阴湿土太阳寒水
祖丁二十九祀二十二甲子下元
　少阳相火厥阴风木
盘庚二十五祀二十三甲子上元
　阳明燥金少阴君火
武丁八祀二十四甲子中元
　太阳寒水太阴湿土
祖甲二祀二十五甲子下元
　厥阴风木少阳相火
武乙二祀二十六甲子上元
　少阴君火阳明燥金
受辛十八祀二十七甲子中元
　太阴湿土太阳寒水
周康王二年二十八甲子下元
　少阳相火厥阴风木
昭王三十六年二十九甲子上元
　阳明燥金少阴君火
穆王四十五年三十甲子中元
　太阳寒水太阴湿土

孝王十三年三十一甲子下元
　厥阴风木少阳相火
共和五年三十二甲子上元
　少阴君火阳明燥金
幽王五年三十三甲子中元
　太阴湿土太阳寒水
桓王三年三十四甲子下元
　少阳相火厥阴风木
惠王二十年三十五甲子上元
　阳明燥金少阴君火
定王十年三十六甲子中元
　太阳寒水太阴湿土
景王八年三十七甲子下元
　厥阴风木少阳相火
敬王四十三年三十八甲子上元
　少阴君火阳明燥金
威烈王九年三十九甲子中元
　太阴湿土太阳寒水
显王十二年四十甲子下元
　少阳相火厥阴风木
赧王十八年四十一甲子上元
　阳明燥金少阴君火
秦始皇十年四十二甲子中元
　太阳寒水太阴湿土
汉文帝三年四十三甲子下元
　厥阴风木少阳相火
武帝元狩六年四十四甲子上元
　少阴君火阳明燥金
宣帝五凤元年四十五甲子中元
　太阴湿土太阳寒水
平帝元始四年四十六甲子下元
　少阳相火厥阴风木
明帝永平七年四十七甲子上元
　阳明燥金少阴君火
安帝延光三年四十八甲子中元
　太阳寒水太阴湿土
灵帝中平元年四十九甲子下元
　厥阴风木少阳相火

蜀汉后帝延熙七年五十甲子上元
　少阴君火阳明燥金
晋惠帝永兴元年五十一甲子中元
　太阴湿土太阳寒水
哀帝兴宁二年五十二甲子下元
　少阳相火厥阴风木
宋文帝元嘉元年五十三甲子上元
　阳明燥金少阴君火
齐武帝永明二年五十四甲子中元
　太阳寒水太阴湿土
梁武帝大同十年五十五甲子下元
　厥阴风木少阳相火
隋文帝仁寿四年五十六甲子上元
　少阴君火阳明燥金
唐高宗麟德元年五十七甲子中元
　太阴湿土太阳寒水
元宗开元十二年五十八甲子下元
　少阳相火厥阴风木
德宗兴元元年五十九甲子上元
　阳明燥金少阴君火
武宗会昌四年六十甲子中元
　太阳寒水太阴湿土
昭宗天祐元年六十一甲子下元
　厥阴风木少阳相火
宋太祖乾德二年六十二甲子上元
　少阴君火阳明燥金
仁宗天圣二年六十三甲子中元
　太阴湿土太阳寒水
神宗元丰七年六十四甲子下元

　少阳相火厥阴风木
高宗绍兴十四年六十五甲子上元
　阳明燥金少阴君火
宁宗嘉泰四年六十六甲子中元
　太阳寒水太阴湿土
理宗景定五年六十七甲子下元
　厥阴风木少阳相火
元泰定帝泰定元年六十八甲子上元
　少阴君火阳明燥金
明太祖洪武十七年六十九甲子中元
　太阴湿土太阳寒水
英宗正统九年七十甲子下元
　少阳相火厥阴风木
孝宗宏治十七年七十一甲子上元
　阳明燥金少阴君火
世宗嘉靖四十三年七十二甲子中元
　太阳寒水太阴湿土
熹宗天启四年七十三甲子下元
　厥阴风木少阳相火
至我国朝
圣祖仁皇帝康熙二十三年七十四甲子
上元　少阴君火阳明燥金
高宗纯皇帝乾隆九年七十五甲子中元
　太阴湿土太阳寒水
仁宗睿皇帝嘉庆九年七十六甲子下元
　少阳相火厥阴风木
穆宗毅皇帝同治三年七十七甲子上元
　阳明燥金少阴君火
今上皇帝光绪万万年

卷二·文二

伤寒有五论一

《伤寒论》之不明于世也久矣。昔人谓读《伤寒论》当求其所以立法之意，余谓读《伤寒论》当先求所以命名之意。不审其论之何以名伤寒，则何怪人之不善用伤寒方哉。凡病之为风、为寒、为温、为热、为湿温者，古皆谓之伤寒。乃人知风与寒为《伤寒论》中病，而于温与热谓不可用《伤寒论》中方。其意若曰，方既出于《伤寒论》自是治寒方，必非治温法。岂有治温而用治寒方者？于是一遇温热病无不力辟[①]伤寒方，更无人知温热之病本隶于《伤寒论》中，而温热之方并不在《伤寒论》外者。

仲景《伤寒论》自序云：撰用《素问》《九卷》《八十一难》。则欲读《伤寒论》必先于《素问》求之。《素问》曰：热病者，皆伤寒之类也。又曰：人之伤于寒也，则为病热。又曰：人伤于寒而传为热，何也？寒甚则生热也。又曰：凡病伤寒而成温者，先夏至日为病温，后夏至日为病暑。盖《素问》之言热，言病之既；仲景之言寒，言病之朔[②]。比而观之，自知寒之必化为热，而温之必本于寒。其反援《素问》以驳仲景者，固不足与议矣。然苟非证之以《难经》，尚不知仲景所以名论之故。《难经·五十八难》曰：伤寒有几？答

曰：伤寒有五。有中风，有伤寒，有湿温，有热病，有温病。伤寒者，病之总名也。下五者，病之分证也。伤寒为纲，其目则五：一曰中风，二曰伤寒，三曰湿温，四曰热病，五曰温病。明说伤寒有五种焉。病既来自伤寒，是当从病之来路上立论，论即从病之来路上命名。故仲景《伤寒论》之伤寒字，即《难经》"伤寒有五"之伤寒字，非"二曰伤寒"之伤寒字也。仲景所以撰用《素问》《难经》者如此。

明乎此，而以《伤寒论》中病一一按之。如太阳病发热，汗出，恶风，脉缓者，名曰中风。太阳病或已发热，或未发热，必恶寒，体痛，呕逆，脉阴阳俱紧者，名曰伤寒。其病皆自伤寒来。其为方也。如桂枝、麻黄之辛温者皆治之。如太阳病关节疼痛而烦，脉沉而细者，此为湿痹。太阳中热者暍是也，其人汗出，恶寒，身热而渴也。太阳病发热而渴，不恶寒者，为温病，其病亦自伤寒来。其为方也，如葛根之辛凉，石膏之辛甘寒，黄芩、黄连、大黄之诸苦寒者皆治之，岂不以伤寒之为论固为诸伤寒病设，凡伤寒之若风、若寒、若温、若热、若湿温五种，无不于论中列方，既用桂、麻治风寒，即以葛根辈治温热，分系其方于《伤寒论》中，而岂独治五种内恶寒，体痛，呕逆，

① 辟：避开。
② 既：已经，言结果。朔：初，开始，言起因。

脉紧之伤寒一种乎哉。慨自沿习之久，莫不以仲景伤寒有五之大纲，为专治"二曰伤寒"之一种，一若但见论中有桂枝、麻黄不见论中有膏、黄、芩、连者。夫膏、黄、芩、连岂治寒者哉！岂不是治温治热者哉！乃以论名伤寒即谓仲景不知温热，则论亦不名中风，何不并云仲景不知中风乎？

古人有言：不明五运六气，检遍方书何济？是惟先识仲景所值气运为风为火，宗族之病死于风、寒、温、热、湿温之几种者居多。当时习用崔文行神丹，君朱砂而臣乌、附，佐以半夏、人参、茯苓，使以射，罔名曰赤丸，以象朱乌七宿者。其人初病风寒，既不宜于附子；其人若病温热，更不宜于乌头。乃于三日以内便用神丹，不识温热寒凉四法未可通用。所以仲景特用东方苍龙，西方白虎，北方元武，而独不用南方之朱雀也。然而宋元以来，于《伤寒论》之但用三方竟无能举其说者。宜莫不以《伤寒论》中方为用温之祖，绝不知《伤寒论》中方亦为用寒之祖矣。

夫仲景方为上古圣人相传之方，所谓经方也。伊尹殁而仲景出，凡伊尹汤液之失传者，膏、知之辛寒，硝、黄之咸寒，芩、连、柏之苦寒，始与姜、附、桂之辛温、辛热各标见于伤寒之论，奈何人云亦云，习焉不察，不将《难经》"伤寒有五"之文求仲景《伤寒论》所以命名之意，而以为治风寒者可取诸论中，治温热者必求诸论外，故风寒之治得其法，而温热之治尽失其传。余以秦越人发几种之问作五种之对，乃知五种之伤寒并隶于伤寒之一论，则《伤寒论》者明是五种伤寒之总论，而温热之治即在其中。前人言之而未详，犹待后人申之而大白也。快哉，余读仲景书如桶底脱矣。

伤寒有五论二

王叔和搜采仲景旧论，录其对病真方，以防世急，而作序例。旧论者，即此五种之论也。对病者，对此五种之病也。五者之说，徐灵胎言之于《难经经释》，吕栎村言之于《伤寒寻源》，若程郊倩之二十五叶，非不欲明此意，而牛鬼蛇神陷入魔障，无足深论。独其于伤寒所致太阳病痉湿暍与伤寒相似条下，释之曰：上伤寒字指《伤寒论》一书，下伤寒字指寒伤营一证。则其言抑何精也。再有双行自注：伤寒，犹宁国嘉兴之有府，伤寒病犹宁国嘉兴[1]之有县。宁国之兰陵、泾县亦称宁国，嘉兴之平湖、秀水亦称嘉兴，以其府属之同也。只此数言罕譬而喻，颇足解颐，亦何必作此二十五叶之天魔舞哉。彼徽产也，故言皖浙。我是吴侬，但知吴地。吴之有江宁府亦有江宁县也，江宁县即《伤寒论》之伤寒也，其上元六县则《伤寒论》之风也、温也、热也、湿温也，而上元诸县人均得称江宁人者，不言县而言府也。以此明风寒温热之皆名伤寒，而伤寒之五种不亦同于江宁之七县哉。

推而论之，则如钟镛[2]之皆可名钟。鼎甗[3]之皆可名鼎，尊罍[4]之皆可名尊，即此类也。然犹不若以五金言之：一曰金，二曰银，三曰铜，四曰铁，五曰锡。五金之中，其一曰金。《伤寒论》非五金之总论耶。且不若以五侯言之：一曰公，

---

① 宁国：县名，在安徽省，清代隶属于宁国府。嘉兴：县名，在浙江省。清代隶属于嘉兴府。
② 镛：大钟谓之镛。
③ 甗：大鼎谓之甗。
④ 罍（léi，音雷）：古代盛酒、盛水的器皿，大尊谓之罍。

二曰侯，三曰伯，四曰子，五曰男。五侯之中，其二曰侯。《伤寒论》非五侯之总论耶。能近取譬，可以为方。惟愿五者之复明于世，俾人知风、寒、温、热之皆在论中，论中之方可治风寒，亦治温热。则凡为伤寒方难用之说者可一扫而空矣。

伤寒有五论三

世人之不解温热为伤寒者比比然矣。岂知世所不解者且不独在伤寒之温热，而并不解伤寒之中风。于何见之？见之于林亿等《千金方·例》第八条。亿以彼时将伤寒、中风、热病、温病通曰伤寒为非，谓此为今日医家公患。故其于《外台》第二卷亦曰：臣亿案，《伤寒论》伤寒、中风自是两疾，今云伤寒中风者非。则亿之不解伤寒为总名而中风为伤寒之一者显然矣。余所见《外台》书为日本医官尚德以宋本校刊者。尚德于是书其眉曰：伤寒固并伤寒之中风言，亿等未达其旨耳。林亿之言其贻诮于东瀛如此。余按《外台·中风》第一条，引《巢氏病源》中风伤寒之状，王焘之意岂不曰中风为伤寒中一状乎？蛛丝鸟篆尚赖有隋唐间人，足以取证。而亿等所言谬已如此，又遑论乎其后哉？再观《千金方》第九卷为伤寒上，第十卷为伤寒下，所载大青龙汤治中风伤寒，阳旦汤、栝蒌根汤治伤寒中风。参错言之，盖以其病为伤寒内之中风，皆非平列两证也。故其于解肌汤、酒胆汤皆云伤寒温病，乌扇猪脂方、大枣乌梅方皆云伤寒热病。凡此皆言伤寒内之温热，意亦犹是。后人于此等处，俱看作两证并列，则胡不一审其卷第固是伤寒，而卷中分系各证，正与仲景之以伤寒名论者同其例乎？不察乎此，则解肌、乌扇诸方可不分寒与温与热而通治之耶？不能了然

于目，所以不能了然于心。乃余则正以亿等之误解而又得一确据矣。

吾苏嘉庆年间，顾西畴之孙大田悬一榜于门曰"顾大田伤寒"。大田固通治四时寒热之病者也，而但标"伤寒"两字于门，可见大田时人尚能知四时寒热皆名伤寒。否则大田岂独为冬医，而春夏秋无过而问焉者耶？

伤寒方论一

仲景为医中之圣，《伤寒论》为医书有方之祖。《伤寒论》以前则神农氏遍味草木，著寒温平热之性，有《本草经》三卷，而不出一方。轩辕氏命岐伯、俞跗、雷公察明堂，究息脉，咨岐伯作《内经》，巫彭、桐君处方饵，而仅有数方。伊尹以元圣，撰用《神农本草》作为《汤液》，而方不传。春秋时医和、医缓，以医名而不以方传。扁鹊受长桑君禁方，所传于世者《八十一难》，而其生郭太子①，见齐桓公午，及其为带下医、颅囟医、耳目痹医者，俱未悉其所以为方也。仓公受公乘阳庆禁方，所仅存者一二方耳。其他如阳剂刚石，阴剂柔石者，亦未审其何以为方也。然则方不肇自仲景，用方者不仲景之是求，而谁求哉？至其后乎仲景者，华佗《中藏经》有方六十道，而刳肠湔胃，刮骨缝肠，大异仲景之治，虽有方而不恃乎方。晋皇甫谧《甲乙经》专论针刺而无方。王叔和《脉经》但言脉法而无方。隋巢元方《诸病源候论》第载病源而亦无方。惟李唐之初，孙真人、王刺史出，而以其重之曰《千金》，珍之曰《秘要》，是皆足以考仲景方者。此《千金方翼》、《外台秘要》两书所以亦不可不读也。今人常

————

① 郭太子：《史记·扁鹊仓公列传》作"虢太子"。

见之病一一为仲景常言之病，并非古人别有古病，而今病为古人所不识也。病即其病，而谓独不可用其方者何欤？

伤寒方论二

一部《伤寒论》，只有三种方：一曰辛散，桂、麻诸方是也。一曰寒泻，膏、黄诸方是也。一曰温补，姜、附诸方是也。升、葛、柴、辛，统于桂、麻。芩、连、栀、柏，统于膏、黄。吴萸、蜀椒，统于姜、附。姜、附、桂、麻为温法。膏与黄为清法。桂枝之与石膏，芩、连之与干姜，附子之与大黄为温清合法。补则用人参者，十八方亦分三种以为治，而皆补阴气，不是补阳。试观仲景补法，一则甘草，再则枣、草，轻则白芍、枣、草，重则人参、枣、草，此数者悉是补阴之品。仲景之用补于去病时者，如是焉已耳。且论中诸方，惟桂、麻、青龙为正治风寒之法，此外则皆救逆法也。试以桂、麻论之，太阳有桂枝汤、麻黄汤、葛根汤、大、小青龙汤。阳明之始，亦有桂、麻二汤。少阳有柴胡桂枝汤。太阴有桂枝加大黄汤、理中加桂汤，亦有桂枝汤。少阴有麻附辛、甘二汤。厥阴有当归四逆汤。盖皆不离桂、麻二味。病而仅属风寒，不论传在何经，只须桂、麻辛散表邪，自无不解。不治而病入阳明腑则为实热，不可辛散矣。不治而病入太阴脏，则为虚寒，不可寒泻矣。少、厥病之虚寒者，同于太阴脏，亦宜温补。若少、厥病而为实热，仍还阳明腑，则应寒泻。盖桂、麻以辛散者祛寒，膏、黄以撒热者救阴，姜、附以辛热者回阳，人参以养阴者退热。病在太阳，则用麻、桂。病在太、少，则用柴胡。病入阳明，则用葛根。病入少、厥，则用细辛。此仲景之辛散也。非寒不泻，

芩、连、膏、黄，仲景之泻药。非温不补，萸、椒、姜、附，仲景之补药。一百十三方，以此数语括之，头头是道，何难用之有？

伤寒方论三

古今之病，不外寒热两途。古今之治，不外温清两法。古于汗病通曰伤寒，不知何时浸失此旨。遂不审伤寒之论不独有治寒之方，前人于温热病禁用伤寒方者，只是教人于葛根等病不得仍用桂、麻等方，而非通指伤寒方言也。不知何时又失此旨，将《伤寒论》中方自葛根而下如芩、连、栀、柏之统于膏、黄者，始则不识其病，继且不解其方，因而不用其药。最可笑者，韩祗和觉桂枝之难用，而谓今昔有不同。朱肱、庞安常皆谓夏月用麻、桂发表须加寒药，否则热甚斑黄。王安道曰：近代学者视仲景书，欲仗焉而不敢终决；欲弃焉则犹以为立法之祖而莫能外。甚则待为文具①，又甚则束之高阁。至陈素中特作《伤寒辨证》，且曰：人遇温热病，但以为桂枝、麻黄今时难用，或以为春夏用桂枝、麻黄须加石膏、黄芩，已极可笑。而又曰：或亦有知用寒凉清解，反不敢用桂枝、麻黄者，则更不知所云矣。夫《伤寒论》岂止桂、麻二方？用伤寒方者，岂必用桂、麻二物？总由伤寒两字碍目刺手，不能知风寒、温热皆归此论，温法、清法劈分两途，故有此种种疑难，徒贻笑柄。吾则以为，遇太阳有汗之中风则用桂枝，遇太阳无汗之伤寒则用麻黄，遇阳明恶热，不恶寒，汗多，渴饮者，则用葛根芩连，而已病之有汗无汗、恶寒不恶寒、渴与不渴、能食不能食，无

———————
① 文具：没有实际内容的空文。

一不予人以可见。而更参之以脉，合之以时，宜温宜清，固有截然不淆者。况以医者当身所值六十年之气化，计之湿寒、寒湿之运，则以能用桂、麻、姜、附为长。风、燥二火之运，则以能用芩、连、膏、黄为长。六六三百六十年，宜从温法者二，宜从清法者四。即言六气不过寒热两途，即言六气之治亦不过温清两法，而《伤寒论》为法具备，其斯以为仲景矣乎。

伤寒去实论

天为清虚之府，人为虚灵之体，不为病也。有病则为实。寒之邪曰实邪，伤于寒曰表实，犹曰虚器之中有物焉。以实之非强实壮实之谓。徐之才"十剂"中"轻可去实"，即此实字。自夫人以体之强壮者为结实，以体之不甚者强壮者为不结实，遂谓结实者必无病，病必由于不结实。而将《内经》"实则泻之"及"毋实实"之训亦认作结实之实，且于临病人时预悬一强壮之形于心，而目中则正见其病态之郎当①，固无怪天下无当去之实，而只有当补之虚，即未必定用补虚之方，亦决不敢用去实之药。所以徐之才谓病为实，彼方谓实则不病，孰知之才之所谓实，即彼之视以为虚者哉。况在病者，因实而病，彼且谓因病而虚，又谁知彼所谓虚即病之所由以实者哉。于是而我意中之实为彼口中之虚，彼意中之虚即我口中之实。实字之不解，遂并虚字而亦昧之。竟无人知无病为虚，虚不为害；有病为实，实必速去之理。而于经所云"邪胜则虚之"者更不解矣。或曰：然则补药何时可用乎？余曰：除虚证外，一则无病，一则病后。若既有实邪，断不议补于邪实之时。试请曾受此害者，一回想之可乎。即如彼之言曰：禀气旺者，虽感重邪，其发

必轻；禀气弱者，即感微邪，其发亦重。以余所见，则禀之弱者，随感随发，其发也轻，以其邪亦不能实也。禀之厚者，感受之久，郁而不发，发则必重，以其邪亦实之甚也。或又曰：人之强壮者，尽力去邪，尽不妨事。人之羸弱者，即用些少去病之药，亦所不胜。此言亦大不然。以余所治，人果强壮，即留病一二日，于事无妨，而用药则不可轻。若其人而已觉羸弱，则去病宜速，只多留一二日之病即危，而用药本不必重。两说并存，以俟后之览者一评骘之何如？

伤寒补虚论

邪实于表为表实，邪实于里为里实。余既明古人所说实字即是邪字，自不至执体虚之见因而废邪实之治矣。然病固自有虚不达邪者，亦岂无法以处之？仲景于此固自有补虚法，而人又不知耳。其法云何？始则芍、草而已，继则人参、芍、草而已。如麻黄汤、白虎汤、大青龙汤，则以甘草为补也。桂枝汤、葛根汤、黄芩汤、四逆散，则以芍、草为补也。柴胡汤、理中汤、吴茱萸汤，则以参、草为补也。而如泻心汤、四逆汤、复脉汤之君甘草者，更可见也。余故知甘草为仲景之补药，芍、草尤仲景之补药，岂必于芍、草外另寻补药乎？再以参论，则仲景于桂枝证用参而有新加汤矣，于芩连证用参而有泻心汤矣，于石膏证用参而有人参白虎汤、竹叶石膏汤矣，于柴胡证用参而有柴胡汤，附子证用参而有附子汤矣。更以利止亡血证用参，于四逆汤以已极汗下证用参，于茯苓四逆汤芍、草之助人参焉耳。余故知仲景惟以人参为补，又岂必另寻补

---

① 郎当：衣服宽大不合身的样子，喻病人困惫之态。

药于人参外乎？《别录》谓人参功用同于甘草，凡在寒温补泻之剂皆可相剂① 以成功。

国朝徐灵胎亦谓仲景之于人参以补为泻，从无与滋腻之物同入感证中者。所以喻嘉言每用三五七分之参于去病方中，为独得仲景法。盖惟嘉言能知仲景之用参一如其用草者，则且不必问仲景之何以用参，只一问仲景之何以用草而已。识仲景于去实之方即有补虚之药矣。以此教人，后世犹有谓伤寒无补法者？

自参之为用失其法，而当其去病，未闻有一用参者。及其病既危笃，则非一二三两之独参汤，必不能回元气于无何有之乡。乃至此，而方用三五七分之参，又杂以他药，反见胀满。反见胀满则曰虚不受补。夫补药所以救虚岂有果虚而不受补者？盖既不善用参于病未危之前，又不善用参于病既危之后。嗟乎！一参而已其于先后多少之间能信任而无惑者，有几人哉。

《伤寒论》六经提纲

太阳之为病，脉浮，头项强痛而恶寒。

六经提纲，皆主气化。六经为标，六气为本。太阳之为病，寒水之气为病也。寒为病，故宜温散。水为病，故宜利水。篇中凡言太阳病者，皆就寒水之病言也。

阳明之为病，胃家实也。

《千金》作"胃中寒"，盖推病本言之也。两阳合明，名曰阳明。寒水之邪至此成热，即至此成实。胃属燥金，其在气化则燥金病也。篇中凡称阳明病，皆有"胃家实"三字在内。提纲以邪实为主，而凡所言身热，汗自出，不恶寒反恶热者，亦纲也。并所言阳明居中，万物所归，无所复传者，亦纲也。

少阳之为病，口苦，咽干，目眩也。

少阳气化为相火，故以相火病为提纲。而凡往来寒热，胁痛，耳聋，咳，悸，呕，渴，但见一证即是相火之病，亦皆为少阳之纲。篇中凡言少阳病，皆仿此。

太阴之为病，腹满而吐食不下，自利益甚，时腹自痛。若下之，必胸下结硬。

谨案：御纂《医宗金鉴》谓："腹满"下当先有"自利"二字。又谓："自利"句当在"结硬"字下，否则仲景不当于"自利益甚"后复言"若下之"矣。《千金》作"食不下，下之益甚"，无"自利"二字，或提纲中本不言自利乎？太阴病生于本，本者，湿土也。属寒者多，其有溜入阳明腑而为热者，则已见于阳明篇。故太阴篇次独少也。凡篇中言太阴病，皆指此提纲言。

少阴之为病，脉微细，但欲寐也。

少阴之上，君火主之。本阳标阴，其病从标，为足少阴。从本则为手少阴。以下利为肾水病，而咽痛即君火病也。世以少阴咽痛谓为肾病，宜温，皆忘却气化之为君火。况即下利一证，亦有从本化而为热者哉。但欲寐，是欲寐而不能寐，非多眠睡也。篇中凡言少阴病，皆指此脉证言之。

厥阴之为病，消渴，气上撞心，心中疼热，饥而不欲食，食即吐蛔，下之利不止。

两阴交尽，名曰厥阴。厥阴为标，风木为本。故厥阴病皆风木之病。木中有火，标阴而本阳。凡厥阴病主以消渴，犹太阴病主以腹满。腹满、消渴二端，尤为太、厥纲中之纲。篇中一言厥阴中风，两言厥阴病，并此只有四条，皆为纲。

----

① 相剂：犹"相济"。剂，通"济"。

仲景书本为《伤寒杂病论》，六经提纲，伤寒如此，杂病亦如此。舍此则不能治伤寒，亦不能治杂病。凡六经之分，在寒水、燥金、相火、湿土、君火、风木之六气，不仅为足六经手六经也。读《内经》者自知之。彼谓传足不传手者，隔膜语耳。

《伤寒论》脉法

仲景论脉，所重浮、沉、迟、数。而浮、大、数、动、滑、沉、涩、弱、弦、微，以类相从。浮、沉以位言，迟、数以至数言。浮、数，阳也。而大、滑、动，亦为阳。沉、迟，阴也。而涩、弱、弦、微，亦为阴。叔和"辨脉法"云：阳病见阴脉者死，阴病见阳脉者生。仲景之平脉以辨证者如此。叔和可称能说仲景之意者矣。凡人以不浮、不沉、不迟、不数为经脉[①]，反是则为病脉。而病脉之中，又以脉有胃气为吉，真脏脉见为凶。此则真有关于生死者。若本文之生死二字，则正教人以不使之死而使之生也。如病之初为浮、大、数、动、滑，而其继也渐见沉、涩、弱、弦、微者，是阳消阴长之机，于病为进。病之初为沉、涩、弱、弦、微，而其继也渐见浮、大、数、动、滑者，是阳进阴退之象，其病为欲愈。此脉之有定者也，医必当体会之。如浮为阳，而兼见大、数、滑、动之阳脉，是重阳也，必为阳盛之病，当急撤其阳邪。沉为阴，而兼见涩、弱、弦、微之阴脉，是重阴也，必为阴盛之病，当急破其阴邪。且也浮既为阳，而浮之中反见涩、弱、弦、微，则阴气上入阳中，将有亡阳之变，当以扶阳为急。沉既为阴，而沉之中反见大、滑、动、

数，则阳邪下陷阴中，将有阴竭之虞，当以存阴为急。此脉之无定者也，医则能转移之。仲景之意，盖谓阳病不可使见阴脉，阴病必当使见阳脉耳。岂于阳病一见阴脉即曰无可治，阴病一见阳脉即曰不必治乎。余于是即仲景之脉法，以求仲景之治法。仲景于太阳病用桂、麻者，以其脉之浮缓、浮紧也。紧与缓皆阴脉，而治之以辛温则不死。于太阳病用姜、附者，以其脉之微弱、沉微也。微与弱亦阴脉，而治之以辛热亦不死。仲景于阳明病用膏、黄者，以其脉之浮大、浮长也。长与大皆阳脉，而苟非治以苦寒则必死。仲景于三阴之阴病用姜、附者，以其脉之沉细。于三阴之阳病仍用膏、黄者，以其脉之浮滑也。沉细为阴脉，苟非治以辛热则不生。浮滑为阳脉，苟非治以苦寒则亦不生。是故宜用辛温时，不可早用辛凉。宜用辛凉时，不可仍用辛温。而于宜辛热者，不得仅用辛温可知。宜苦寒者不得通用甘寒，亦可知矣。惟其治之有法，所以能使阳病不见阴脉，能使阴病得见阳脉也。此仲景之意，惟叔和为能说仲景之意也。

更以仲景论舌苔观之。《经》云：能合色脉，万举万全。舌亦色之一也。夫病以证为主，凡仲景言舌者五，举一白苔而分燥、滑，即以其舌参观其证，必有证而后有方，方以治证，非徒以治舌也。乃元人杜清碧不以证言，徒以舌言，绘为三十六图，或广至一百三十七图，或又减为一百二十图。每色有十余图，每图莫不有方，并不言此舌之因何证而见。一若方即以舌为准，而不必更论其证者，徒乱人意，实无关于治法也。

----

① 经脉：正常的脉象。

卷 三 · 文 三

太阳寒水病方说

太阳主表，为心肺之阳，统一身之营卫，实寒水之所司。卫气疏泄而行于外，风能中之。营气固密而行于中，寒能伤之。风寒之中伤皆发表热，其中风者有恶风、恶寒，头痛，项强等证。其伤寒者更有呕逆，腰痛，骨节烦疼等证。而表邪之在卫在营，则以脉之浮缓、浮紧分之，即于身之有汗、无汗定之。卫病营未病，则脉缓而有汗；营病卫亦病，则脉紧而无汗。汗出而不喘满者用桂枝；喘满而不汗出者用麻黄；不汗而喘，喘而烦躁者用石膏。此桂、麻、青龙所以为汗法之三级也。有汗不用麻黄汤，无汗不用桂枝汤，不烦躁不用大青龙汤，其辨如此。太阳以膀胱为腑，邪入里为犯本。汗为心液，水之气也。故太阳病以发汗为出路，又以利水为去路。凡利水之法以小便不利为辨，其渴欲饮水、小便不利而为水逆者，五苓散用桂枝，是通里仍兼解表也，非水畜。而畜血则又以小便自利为辨，其人善忘，如狂，小便自利者，桃仁承气汤亦用桂枝，是攻里仍兼解表也。古称寒热病为汗病，谓皆当从汗解，故汗不可过而亦不可失。过汗则液涸而亡其阳，邪入少阴，则有姜、附之治，而理中、四逆同之。失汗则热炽而烁其阴，邪入阳明，则有芩、连之治，而白虎、三承气继之。

阳明燥金病方说

阳明主里，为燥金气化。外候肌肉，内以候胃。有病经、病腑之不同。如身热，汗自出，不恶寒反恶热，始虽恶寒二日自止，目疼，鼻干，不得眠或多眠睡，脉大而长者，经病也。胃实不大便，潮热，日晡所热，谵语，睛不和，昏不识人，甚则循衣摸床，撮空理线，脉滑而实者，腑病也。其阳明之经病先有不同，如脉浮，汗出，恶风者，仍用桂枝汤。脉浮，无汗而喘者，仍用麻黄汤。脉浮，无汗，恶寒，而或兼自利者，则用葛根桂麻汤。是皆太阳病初入阳明之表也。若里热达外之表，则病已离太阳，或本不始太阳，断无更用桂、麻之理。而如葛根芩连一法，即大青龙之变局，实阳明病之主方。盖葛根之发，大异桂、麻。而芩、连之清，亦微异于石膏也。其浅者虚烦懊恼，则以栀豉汤探吐之。其重者渴饮，多汗，壮热，满闷，则以白虎汤直清之，虚则白虎加人参汤补而达之。此皆阳明在经之证，无不以汗为先务，吐为正务，清火为要务。失此不治，而至胃家实[①]。腹有燥屎则为入腑，燥屎不去病变不可胜言。此时撤热救阴，舍承气无他法。是又为腑证中急务也，而阳明之腑证

_____

① 至胃家实：光绪十二年山左书局本作"经病之甚"。

又有三焉：其邪自太阳来为脾约，脾不能为胃行其津液，用麻仁丸，谓之太阳阳明；邪自少阳来，为大便难，木气不能疏通其土，用大柴胡汤，谓之少阳阳明；二方与正阳阳明胃家实[1]之必用三承气者，微有不同。凡攻下之法，必待恶寒罢，表尽解之后。若恶寒者，则尚有太阳表证未了，慎不可攻。此所以有急下存阴之训，而又曰下不厌迟者，正谓有恶寒即不可议下也。

少阳相火病方说

少阳主半表半里，其病发于腠理。三阳经，太阳为开，阳明为合，而少阳为之枢，所以为半表半里也。少阳汗、下俱禁，故特立小柴胡一方为和解之局，其表证有往来寒热，胸胁痛而耳聋，心烦喜呕，其脉必弦，小柴胡汤主之。其里证有口苦，咽干，目眩，痞满，咳，悸，或渴或不渴，或呕或不呕，其脉亦弦，治悉从小柴胡加减，皆和局也。若其心下支结，已属少阳，而发热恶寒与太阳同，则邪偏于表，治必从柴胡桂枝两解之，亦和局也。其因误汗，而胸胁满微结者，仍当微汗而解，则有柴胡加桂枝之治。因误下而胸胁满微利者，又当微下而解，则有柴胡加芒硝之治。散结除满，用此二方，是又为汗、下两误者作和局也。若夫结之甚，而为痞满之甚，而为噫，则有泻心三方及旋覆代赭汤、黄芩汤、干姜黄芩黄连人参汤。诸治亦所以散结除满，而皆不外乎和局者是。夫少阳者，相火所寄也。故有必从清火而解者。其相火以游行于表为轻，以郁结于里为重，小则仍用小柴胡，大则须用大柴胡，亦何莫非少阳中和局耶？其谬以柴胡为汗剂者，抑胡不思少阳之治特以禁汗，而乃有柴胡之用也。

三阳寒热之分，身虽大热而仍恶寒者，太阳也；寒已而热，热已而汗，寒热往来者，少阳也；始虽恶寒，一热而不复恶寒者，阳明也。太、少两阳病在肌腠，两阳合明，病归中土。故论经则以太阳、阳明、少阳为次，论病则太、少之邪俱入阳明也。

太阴湿土病方说

太阴为阴中至阴，腹满痛为太阴主病。脉沉细为太阴主脉。凡湿土之气化，其证多见虚寒，宜理中以温补，此大较也。而桂枝一法，亦为太阴表药。盖以太阳传来之邪，有四肢烦疼，嗌干，脉浮之表。而脾司肌肉，桂枝解肌，故以为治。即因误下而大实痛，仍须桂枝中使以大黄。因误下而腹满时痛，仍不过于桂枝中倍以芍药。诚以太阴脏本属寒，如前两证皆由太阳转属太阴，而非太阴本病。若病一入脏而见脉弱、自利，虽当行大黄、芍药者，即宜减之。此太阴之所以大异于阳明也。三阴皆有自利，自利不皆属寒。少、厥之自利，多口渴；太阴之自利，则不渴。不可见太阴之独有寒耶？其曰手足自温者，正谓其一身无热，而但有手足之尚温。故即未成厥逆，亦有取乎四逆之治。夫腹满痛为太阴、阳明公共之证，而太阴为阴道虚，为卑监之土，腹满而时痛，其脉必弱。阳明为阳道实，为敦阜之土，腹满而大实痛，其脉必大。盖以太阴、阳明同居中土，其邪而在阳明，即为实；其邪而入太阴，即为虚。则惟于大实痛之痛无已时，腹时痛之时痛时止者辨之。

----

[1]　阳明胃家实：光绪十二年山左书局本作"阳明有燥屎"。

少阴君火病方说

少阴为君火之化，然有水火二脏。邪从水化为阴，邪其标也。邪从火化为阳，邪其本也。从标治在回阳，从本治在救阴。回阳、救阴二法有不可偏废者。其脉沉，反发热，为少阴之表证，麻附辛、甘二汤为少阴之表药，此仍从太阳传入者也。如下利，咳，呕，烦渴，用猪苓汤。心烦不得眠，用黄连阿胶汤。病皆从火化为阳邪，是宜从本，以撤热为救阴法。如下利，或渴，或悸，而小便不利者，及身体痛，骨节痛，手足寒，背恶寒，而口中和者，用真武汤、附子汤。如下利，恶寒，倦卧者，且烦躁者，用通脉、白通、茱萸、桃花诸汤。病皆从水化为阴邪，是宜从标。以驱寒为回阳法。此为少阴中截然两途，宜分温法、清法以为治，岂可一涉少阴即认作但有温法耶？三阴经太阴为开，厥阴为合，而少阴为之枢。故脏有水火，治分标本。以此认得少阴，庶无误耳。况有四逆下重，为阳邪滞下者，只宜用四逆散。或口燥、咽干、自利色纯青、腹胀不大便，为阳邪内实者，且当用大承气汤。阳明有急下三法，少阴亦有急下三法，是亦阳为病而并宜从本治者。即《内经》所谓中阴溜府，后人所谓还而成可攻之证是也。若夫太阳误治，汗而复下，下而复汗，即见少阴之烦躁者，虽有固阴收阳、壮阳配阴两法，为太阳顾本之治，即为少阴难治之条。如更汗出，息高，利止，眩冒，恶寒，身倦不烦但躁，则皆少阴中死证。即复脉一汤，亦未必及救矣。

厥阴风木病方说

厥阴为阴之初尽，即为阳之初生。与少阳同为相火游行之部，即为风木主化之经。经属阴而脏不寒，每多阴阳错杂，寒热互形之证。而尤重在厥、利两端。其手足厥逆，脉细欲绝者，为厥阴之表证，当归四逆汤即厥阴之表药。厥者何？热是也。先厥者后必热，厥深者热亦深，厥微者热亦微，此盖阳热在里，阴气被格，阳反居内，阴反居外。其热不除，其厥不已，其人不生。切不可因手足之冷而遂认作虚寒，辄投姜、附。故于脉滑而厥，当其里有大热，还而为阳明证者，且当以白虎汤清之。惟有大汗，大下利，厥逆而恶寒者，呕而小便利，身无热而见厥者，方可用四逆汤以温经。而脏厥吐沫之用茱萸汤，蛔厥吐蛔之用乌梅丸，胥①准此耳。其下利亦属热者多，故其于热利下重，便脓血，必用白头翁之连、柏；下利谵语有燥屎，且用小承气之朴、枳。惟有大汗出而厥，外恶寒内拘急，下利清谷者，始可用通脉四逆汤。久利亦用乌梅丸，此则寒利之治也。三阴中少阴多内真寒外假热，厥阴多内真热外假寒，其间阴盛格阳，阳盛格阴，最为危候。故少阴有死证五条，厥阴有死证六条。若见身汗如油，喘而不休，环口黧黑，直视摇头，即复脉一汤亦未必及救，不皆为厥阴中死证欤？

病至三阴，宜温者多，宜清者亦不少。太阴为寒脏，尚有大黄、芍药。少阴火为本而水为标，亦有大承气。厥阴阴之尽而阳之初，亦有白虎、小承气。温、清之所以不可偏废也。

附：《伤寒论》温、清三法选方

温法：选方十三道，类方十四道。

温法诸方，即仲景所以治中风、伤寒

① 胥：完全。

者。凡治寒疫亦用温法。

桂枝汤

桂枝加厚朴、杏仁汤：本方加朴、杏。

小建中汤：本方倍芍药加胶饴。

桂枝二越婢一汤：本方加麻黄、石膏。

桂枝　生姜　芍药　大枣　炙甘草

麻黄汤

桂枝麻黄各半汤、桂枝二麻黄一汤：即与桂枝汤合用。

麻杏石甘汤：本方桂枝易石膏。

麻黄　杏仁　桂枝　炙甘草

五苓散

桂枝　白术　猪苓　茯苓　泽泻

麻黄附子细辛汤

麻附甘草汤：本方去细辛加炙草。

麻黄　附子　细辛

理中丸及汤

附子理中：本方加附。

白术　干姜　人参　炙甘草

附子汤

与真武汤一为参、附、三白。一为姜、附、三白。

附子　人参　白术　白芍　白茯苓

真武汤

有加减。

附子　生姜　白术　白芍　白茯苓

四逆汤

四逆加人参汤：本方加参。

茯苓四逆：本方加参，再加苓。亦即附子理中去术、加苓。

炙甘草　干姜　生附子

当归四逆汤

即桂枝汤去姜、枣，加当归、辛、通。

当归四逆加吴茱萸生姜汤：本方加茱萸汤之半。

当归　细辛　通草　桂枝　芍药　炙甘草

通脉四逆汤

有加减。

通脉四逆加猪胆汁汤：本方加胆汁。

炙甘草　干姜　生附子　葱白

白通汤

白通加猪胆汁汤：本方加童便、胆汁。

干姜　生附子　葱白

吴茱萸汤

吴茱萸　生姜　人参　炙甘草

桃花汤

赤石脂禹余粮汤：本方加余粮去姜、米。

赤石脂　干姜　粳米

清法：选方十三道，类方八道。

清法诸方，亦即仲景所以治温病、热病、湿温病者。凡治温疫亦用清法。

葛根黄连黄芩汤

葛根　黄芩　黄连　炙甘草

白虎汤

人参白虎汤：本方加参。

竹叶石膏汤：本方加人参、竹叶、麦冬、半夏，去知母。

石膏　知母　炙甘草　粳米

大承气汤

小承气：本方去芒硝。

调胃承气：本方加草，去朴、枳。

大黄　芒硝　厚朴　枳实

栀子豉汤

栀子甘草汤，枳实栀子豉汤：本方一加甘草，一加枳实。

栀子柏皮汤、栀子厚朴枳实汤：本方一加柏皮，一加朴、枳。

生栀子　香豉

黄芩汤

即桂枝汤以芩易桂，去姜。

黄芩　芍药　大枣　炙甘草

小陷胸汤

栝蒌根　半夏　黄连

大黄黄连泻心汤

大黄　黄连

茵陈蒿汤

茵陈　大黑山栀

麻子仁丸

亦名脾约丸，即小承气加二仁、芍药。

麻仁　杏仁　芍药　大黄　厚朴　枳实

四逆散

有加减。与四逆汤之姜、附大异。

柴胡　枳实　芍药　炙甘草

白头翁汤

秦皮　白头翁　黄连　黄柏

黄连阿胶汤

黄连　阿胶　黄芩　芍药　鸡子黄

猪苓汤

即五苓散去桂、术，加胶、滑。

猪苓　茯苓　泽泻　阿胶　滑石

温清合法：选方十四道，类方八道。

温清合法诸方，即仲景所以治寒热错杂之病。

大青龙汤

即桂枝、麻黄、越脾汤三方去芍，加膏。

又，小青龙即桂枝汤去姜、枣，加麻、辛、姜、半、五味子。与十枣汤之芫花、遂、戟同为治水之剂。

麻黄　杏仁　桂枝　生姜　大枣　炙甘草　石膏

葛根汤

即桂枝汤加麻、葛。

葛根　麻黄　桂枝　生姜　芍药　大枣　炙甘草

小柴胡汤

有加减。

小柴胡加芒硝汤：本方加硝。

又，旋覆代赭汤：本方柴、芩易旋、代。

柴胡　黄芩　生姜　半夏　人参　大枣　炙甘草

甘草泻心汤

生姜泻心汤：本方加生姜为君。

半夏泻心汤：即本方以半夏为君，并加人参。

生甘草　黄芩　黄连　干姜　半夏　大枣

附子泻心汤

附子　大黄　黄芩　黄连

黄连汤

即半夏泻心去芩，加桂。

黄连　干姜　桂枝　半夏　人参　大枣

干姜黄芩黄连人参汤

干姜　黄芩　黄连　人参

栀子生姜汤

与栀子干姜汤一走表，一和中。

栀子　生姜

桃仁承气汤

即调胃承气加桃仁、桂枝。

桃仁　桂枝　大黄　芒硝　甘草

大柴胡汤

即小柴胡去人参、枣、草，加枳、芍、大黄。

柴胡　黄芩　生姜　半夏　枳实　芍药　大黄

柴胡加桂枝汤

即小柴胡本方加桂。

柴胡　黄芩　生姜　半夏　人参　大枣　炙甘草　桂枝

桂枝加大黄汤

即桂枝汤本方加大黄。

桂枝　生姜　芍药　大枣　炙甘草

大黄

　　乌梅丸

　　又麻黄升麻汤与此方同法。

　　乌梅　蜀椒　细辛　桂枝　附子　黄连　黄柏　人参　当归

　　复脉汤

　　此方不可去姜、桂，去之即不得仍名复脉。

　　炙甘草　生姜　桂枝　生地　麦冬阿胶　人参　大枣　加酒煎

　　杂疗方：共四十三道，亦有温、清各法。

　　桂枝加桂汤

　　桂枝加芍药汤

　　人参桂枝新加汤

　　桂枝人参汤　即理中汤加桂

　　桂枝加葛根汤

　　桂枝加附子汤

　　桂枝去桂加白术汤

　　桂枝去桂加茯苓白术汤

　　茯苓桂枝白术甘草汤

　　茯苓桂枝甘草大枣汤

　　桂枝去芍药汤

　　桂枝去芍药加附子汤

　　桂枝去芍药加蜀漆龙骨牡蛎汤

　　桂枝甘草龙骨牡蛎汤

　　柴胡加龙骨牡蛎汤

　　柴胡桂枝干姜汤

　　葛根加半夏汤

　　黄芩加半夏生姜汤

　　厚朴生姜甘草半夏人参汤

　　麻黄连轺赤小豆汤

　　大陷胸汤

　　大陷胸丸

　　抵当汤

　　抵当丸

　　桂枝甘草汤

　　芍药甘草汤

　　茯苓甘草汤

　　干姜附子汤

　　甘草干姜汤

　　甘草附子汤

　　芍药甘草附子汤

　　甘草汤

　　桔梗汤

　　猪肤汤

　　苦酒汤

　　半夏散及汤

　　文蛤散

　　瓜蒂散

　　三物白散

　　牡蛎泽泻散

　　烧裈散

　　蜜煎导

　　猪胆汁导

　　此四十三方非不用也，只与所选之方分别观之，以醒眉目。亦与徐刻《伤寒类方·杂疗》之例略同。

伤寒方一两准今七分六厘，一升准今六勺七抄说

　　余外曾王父王朴庄先生，于乾嘉间以医名于乡。著书十余种，《苏州府志》存其目，中有《律学净闻》一书最精，惜已佚而不传。而"考正古方权量说"，即公律学之一也。公以古方分两言人人殊，以宋·林亿古三两为一两，古三升为一升者非。又以明·张介宾古一两为六钱，古一升为三合三勺者亦非。公谓景岳所宗，为伪造夏律周鬴之郑世子，此武断之甚者。乃以今木工之曲尺，定古药升之容积。复以古药升之容积，就今仓斛之积寸推之，而谓古人每药必三服，若麻黄汤，麻黄三两，准今二钱三分者，三之得七分六厘。小柴胡汤，柴胡八两，准今六钱

者，三之得每服二钱。承气汤，大黄四两，准今三钱，再服中病即止，则每服得一钱半。白虎汤，石膏一斤，准今一两二钱，亦分三眼，则每服得四钱余。与介宾核算者尚多，不及悉载。总言之，则古方自《灵》《素》以下，至《千金》《外台》，所集汉、晋、宋、齐诸方，凡云一两者，准今七分六厘，凡云一升者，准今六勺七抄，无余蕴矣。余每准此以为治，而知麻黄至多不过七八分，即三五分亦能发汗。桂枝亦不过三五七分，石膏四五钱，大黄一二钱，亦足以清热而下燥屎。仍看病势之轻重，以消息①之。证以余所亲历，而益知公之言为不诬也。《晋书·裴秀子颁附父传》：颁上言宜改诸度量。若未能悉革，可先改太医权衡。此若差违，遂失神农、岐伯之正。药物轻重分两乖互，所可伤夭，为害尤深。古寿考②而今短折，未始不由此也。观于此，而公之为功于病人者，不亦大乎！今特录此两言，以告世之用麻、桂至一二两，少亦三五钱者。

谨案：朴庄公讳丙③，为吾母之祖。

余于公在重孙行。公之先自炎宋时即以医世其家，嗣是代传医学，以至于公。余藏有公所著《伤寒论注》未刻稿，以《千金翼》为序，异于他氏之各为次第者。又有《回澜说》万余言，扶掖叔和，以辟诸家之谬。余之私淑于公久矣。公之书，则吾母于咸丰丁巳年六十有七时手录以存于家者，惜未能为公梓以问世也。其"古方权量考"一册，则唐笠山《吴医汇讲》全载之，王孟英《温热经纬》亦采之。近复经长于算学者屡核之，皆曰准。故敢取以为法焉。

方以药而成，药以方而行。所用既仍是古药，胡独不可用古方？而世人则指三两之桂枝，六两之麻黄，八两之柴胡以证古方之不可用。然则所不可用者，正在三两、六两、八两也，不在桂枝、麻黄、柴胡也。特未明桂枝、麻黄、柴胡本不是今之三两、六两、八两耳。得此每两为七分六厘之说，而以推之，凡为古方者，不皆可用于今哉！

---

① 消息：斟酌运用。
② 考：老。寿考：长寿。
③ 讳：对尊长名字的尊称。

卷四·文四

太阳用桂、麻二汤法

桂、麻二汤，仲景所以治风寒初起之未化热者也。太阳病，发热者而汗自出者，风伤卫也。此时卫病营未病，用桂枝去卫分之邪。太阳病，发热而无汗者，寒伤营也。此时营病卫亦病，用麻黄达营分之邪。因桂枝证本有汗出，若误以麻黄发其汗，恐汗更不止。麻黄证已不得汗，若误以芍药敛其汗，恐汗更不出，二汤分际如此。仲景于麻黄证禁用桂枝汤，而申之曰：常须识此，勿令误也者，岂无故哉！盖中风是浅一层，伤寒是深一层。仅属中风，则可与桂枝汤，以其未化里热也。已成伤寒，则必无汗而化热较易，此时当以发汗为重，若再敛其汗，里热势将大甚，故必用麻黄汤而不用桂枝汤矣。凡病但有表热未成里热者，用桂、麻；大有表热兼见里热者，用青龙；已成里热不论表热者，用白虎。表热、里热甚不可不分也。前人之禁用寒凉者，只在但有表热之时。今人当应用桂、麻时，一见表热，便作里热，而早用寒凉，为害滋大。既而又因早用寒凉之误，遂并寒已化热、热已大甚之后仍禁寒凉，势必仍用桂、麻，而害益大矣。病家延[1]医多在三日以外，其于桂、麻分际往往已过其时。此惟临证多者能觉之。不经临证，则读书虽多仍不能得其分际也。用伤寒方最重分际，六经皆然，即

于桂、麻发之。

太阳病桂、麻、青龙三级说

太阳风伤卫，用桂枝汤；寒伤营，用麻黄汤；风寒两伤，营卫同病，用大青龙汤。三方鼎立，为三大纲。是说也，许叔微、成无己言之于前，而其后方中行、喻嘉言、程郊倩又曲畅[2]之。一若于麻黄汤中不见其亦有桂枝，于青龙汤中不见其多一石膏者。夫仲景桂枝汤，治汗出而不喘满之太阳病；麻黄汤治喘满而不汗出之太阳病；大青龙汤治不汗出而烦躁之太阳病。此之三方，一则桂枝，二则麻黄，三则青龙，乃三级也，非三纲也。三方作三纲，施治多误，误于不烦躁已用青龙。三方作三级，审证自确，确于用青龙必待烦躁。请得而详言之，凡人卫行脉外，营行脉中。风但伤卫，则汗出而不喘满，惟是头项强痛，其病为轻，故方中但用桂枝。风既伤卫，寒又伤营，则喘满而不汗出，必兼骨节烦疼，其病为重，故方中不但用桂枝，而必用麻黄。及其风寒两伤之后，无汗者，终不汗出。汗既不出，必加烦躁，其病为尤重矣，故方中不但用桂、麻，而又必用石膏。其病由轻而重，其方亦由轻而重。轻则用桂，重则用麻、桂，又

_____
[1] 延：请。
[2] 曲畅：论述曲折周尽而通畅。

重则用石膏、麻、桂。反是以观，有汗不用麻黄汤，无汗不用桂枝汤，不烦躁不用大青龙汤。则此之三方，明是三级之阶升，而非三纲之鼎立矣。洵如诸家之说，则麻黄汤中先当删去桂枝，青龙汤中尤当删去石膏，而何以麻黄汤必麻、桂并用，青龙汤必于麻、桂外多一石膏耶？仲景既治风以桂枝，治寒以麻黄，则其于风寒之两伤何不用桂枝麻黄各半汤耶？其治风多寒少、寒多风少何不于桂枝二麻黄一汤外，更制麻黄二桂枝一汤耶？况如其所说，则桂枝证当不恶寒，麻黄证当不恶风，而何以桂枝证之恶风即恶寒，麻黄证之恶寒兼恶风？又何以青龙证之独恶寒而不恶风耶？仲景特于青龙条下示人以恶风者不可服，服之则厥逆，筋惕肉瞤，不从可知恶风者必有汗，有汗者必不烦躁，不烦躁即不可用石膏也哉。所以仲景于脉浮而紧，浮则为风，紧则为寒，风则伤卫，寒则伤营，营卫同病，骨节烦疼，当发其汗之下，并不言大青龙主之。而《千金方》已于此条下明言宜麻黄汤。林亿等校定王氏《脉经》，亦于此条下增"宜麻黄汤"四字。汇而观之，不更可知麻黄一方已是风寒之两伤营卫之同病，故既用麻黄，又用桂枝，治寒而不遗风，治风而不遗寒乎。王朴庄先生《回澜说》：人身营卫，犹城与郭。未有兵临城下而郭不先破者。才说伤营，已兼营卫两伤在内。旨哉斯言！凡诸家于青龙证，所谓中风脉浮紧，为中风见寒脉；伤寒脉浮缓，为伤寒见风脉。种种葛藤，不斩自断。但以论中"桂枝方禁"与"青龙方禁"一对勘而已足矣。"桂枝方禁"云：脉浮紧，汗不出，是麻黄证，不可与桂枝汤。以桂枝方中有芍药者，大不宜于无汗之病也。"青龙方禁"云：脉微弱，自汗出，是桂枝证，不可与青龙汤。以青龙汤中有石膏者，大不宜于有汗而不烦躁之病也。明乎此，而风寒两伤，营卫同病，岂非麻黄汤之专司，而与青龙何涉哉？余得以一言断之曰：仲景于太阳病汗出而不喘满者用桂枝汤，喘满而不汗出者用麻黄汤，不汗出而烦躁者用大青龙汤。则此之三方，一则桂枝，二则麻黄，三则青龙。其病由轻而重，其方亦由轻而重，乃三级也，非三纲也。乃三级之阶升，非三纲之鼎立也。

又有以桂麻各半易去青龙者，自较诸说为长。而其不识麻黄汤已是风寒两伤，营卫同病。则仍未能说仲景之意。

太阳阳明用青龙白虎法

《伤寒论》石膏一味，得姜、桂、麻黄而有青龙之号，得知、草、粳米而有白虎之名。二方并用石膏，一以泄阳邪，一以顾阴液也。病有表热，有里热。表热宜散即已，兼见里热必用青龙散之，早用白虎即为误遏。里热宜清，即或尚有表热，必用白虎清之，仍用青龙即为误发。其间先后缓急丝毫不容假借。余既明三级之说，可不再申二方之辨乎？夫二方之辨，且勿在同用石膏上看，先要在一用麻黄，一不用麻黄上看。论曰：太阳中风，脉浮紧，发热，恶寒，身疼痛，不汗出而烦躁，大青龙汤主之。盖仲景一涉无汗，即用麻黄；一涉有汗，即不用麻黄。是大青龙虽专为烦躁设，实专为不汗出之烦躁设。故又曰：若脉微汗出者，不可服。以是知用青龙者，必为无汗之病。而有汗即不可用。何也？以其方虽有石膏，而仍主麻黄故也。若白虎之不用麻黄，则其吃紧处正在有汗矣。论曰：服桂枝汤，大汗出后，大烦渴不解，脉洪大者，白虎加人参汤主之。阳明病，渴欲饮水，无表证者，口干舌燥者，白虎加人参汤主之。三阳合病，腹满身重，难以转侧，口不仁而面垢，自汗出者，白虎汤主之。是白虎似专为烦渴设，实专为大汗而又烦渴设。故又曰：若脉浮无汗，其表不解者，不可服。以是知用白虎者，必为有汗之病。而无汗即不可用。何也？以其方重在石膏，而不用麻黄故也。烦躁而无汗者，宜泄其阳邪，桂、麻不可少也，主治在青龙。烦渴而有汗者，宜顾其阴液，桂、麻可不用也，主治在白虎。汗多者，且于白虎中加人参。不从可知汗无点滴者，虽有石膏，不可不用麻黄以达之。汗已淋漓者，专重石膏，不可更用麻黄以竭之乎。是故青龙之治以无汗为准，白虎之治以有汗为准。此即先后缓急之次序，不可紊也。虽然二方固须辨麻黄之异，而二方亦须辨石膏之同。此又不独在有汗、无汗上看。而又必兼在恶风、恶寒上看矣。"青龙汤禁"曰：恶风者不可服。"白虎汤禁"曰：恶寒者不可服。恶寒即其表不解之谓。余以两言断之曰：发热，无汗，不恶风，乃可用青龙之石膏。发热，有汗，不恶寒，乃可用白虎之石膏。于是麻黄之异有可辨，石膏之同亦有可辨。而二方之无或差贷者，必可为临证时一助也。

青龙、白虎，以汗之有无及恶风恶寒为辨固已。然以有汗而论，白虎汤治阳明有汗，桂枝汤治太阳有汗。同是有汗也，何由知为太阳之汗而用桂枝？何由知为阳明之汗而用白虎？是则又须于有汗时，专在恶寒不恶寒上辨也。桂枝证之汗，既在太阳，必恶寒，以恶寒为太阳主证也。白虎证之汗既在阳明，必不恶寒，以不恶寒为阳明主证也。明其恶寒、不恶寒各为一经之主证，岂独桂枝、白虎之各治一经者昭然若揭，即二经之分证不亦尽可推乎。

石膏之为用也，仅一见于《本经》，而《汤液》失传。伊尹宗《本经》而为

汤液，仲景宗《汤液》而为《伤寒杂病论》。然则自有仲景，而石膏之用始显。亦自有仲景，而石膏之类如芩、连、硝、黄、栀、柏者始显。何以必曰仲景但知有寒不知有温?，但知用温不知用寒乎？桂、麻、姜、附，仲景所以治风寒。膏、黄、芩、连，仲景所以治温热。然后知仲景方为用温之祖，仲景方亦为用寒之祖。而况仲景之作《伤寒论》，专救当时乌、附辛热之失，而特于辛温外，更用此辛寒、苦寒、咸寒之药乎！程子曰：如读《论语》，未读时是此等人，读了后又只是此等人，便是不会读。余于《伤寒论》亦云。

阳明腑用承气法

仲景于阳邪入腑，势将劫阴之际，既有急下之法，而又垂慎下之训。盖示人以阴之欲伤者，不可不下。即警人以阳之未实者，不可早下也。此中关键究在何处勘出？盖必先问其汗出之多与不多，小便之利与不利，以验邪热之炽与不炽，即可知津液之伤与不伤。再问其脐腹之痛与不痛，矢气之转与不转，而后可辨其燥屎之结与不结，以消息乎大下、微下之间。大约欲用承气，所重在问。如上所说，即有不可不用下之势。若见其热已潮，而又大烦，大渴，昏沉，谵妄，目中不了了，睛不和，或则循衣摸床，撮空理线，或则扬手掷足，恶闻人声，或则口噤龂齿，背反张，卧不着席，脚挛急。此时病入阳面则狂，病入阴面则厥，不急用大承气下其燥屎，则阳实劫阴，津枯液涸，热极生风，危在旦夕。胡世人于此杜撰一阴虚邪恋之名，又杜撰一养阴退阳之说，置承气三方于不问，始则以豆卷、豆豉之不足发表者，耽搁三日。继以生地、石斛、麦冬、元参之滋腻留邪者。又三日，而后犀角、

珠、黄、至宝、紫雪之类，将未入心包之邪一举而送入心包。迨心包洞开，燥屎仍在，阴之将竭，事不可为，终之以一服去五味之生脉散，或一服去姜、桂之复脉汤，此何意也？孰知前此之邪热非承气不能除，前此之津液非承气不能保。《内经》云：得后利则实者活。《千金方》云：药补五脏者，首推大黄。可见承气三方专为此生死关头而设。此时此际，岂能舍大黄，而别有所谓补药乎？阳明之急下三条固急，少阴之急下三条尤急。此所以《本经》之于大黄，谓其有安和五脏之能也。若夫下之宜慎，固有不待言者。仲景许多斟酌，只在屎未定硬之时。而益见屎已硬之不可不下矣。

伤寒之于承气，为燥屎也。而燥屎之甚者，或先有热结旁流。病家每谓其已有所以下，而不审其结之尤甚。至温热病，则不尽燥结，又为胶闭，其急于待下则同。病家又因其所下如胶，以为不可再下。此以病本不是燥结。医先不能言之，遂以启病家之疑耳。若其为两阳合病、三阳合病之自下利则皆协热利也。又为葛根、柴胡与芩、连、柏之证，不在承气之例，是皆当有分别。奈何一见下利，便云土败，辄议滋补耶？

少阳用小柴胡法

少阳何以为半表半里也？太阳行身之后，为表。阳明行身之前，为里。独少阳行身之侧，以为前后之枢机，故为半表半里。又人身膈以上为阳、为表。膈以下为阴、为里。惟少阳居中道，而介乎膈之间，故亦为半表半里。少阳一经，联络于阴阳出入之所。出则连及太阳，入则连及太阴。所以云半表者，对太阳之全表言。所以云半里者，对太阴之全里言。而其证

则何者为半表里也？少阳主春，其气半出地外，半在地中。人身之气亦如之。是故发热而恶寒者为表，一热而不复恶寒者为里。少阳则寒热往来，寒为表，热为里也。而又有胁痛，耳聋在经之证，口苦，咽干，目眩在腑之证。则又以寒热，胁痛，耳聋为半表，而以口苦，咽干，目眩为半里。何也？两胁不居身前后，而居侧。两耳寤则闻，寐则不闻，口、咽、目，开之则见，合之则不见。此数者不可谓之表，亦不可谓之里，则谓之半表里而已矣。三阳以少阳为枢，柴胡为转枢之用，凡因枢之不转而为病者，即在太阳如疟病中亦用柴胡。《千金翼》有太阳用柴胡汤法，即太阳转枢法也。此并不必为半表里而亦用柴胡者。况往来寒热，胁痛，耳聋，既为少阳必然之证。咳，悸，呕，渴，更有少阳或然之证。且诊其脉弦或弦数或弦迟，总之不离乎弦，而尚不能知其为柴胡证耶？世人既知柴胡一味为半表里之药，则见有此等证，便可放胆用之。何所疑而仍不敢用耶？况小柴胡一方，就本经言，柴胡但主半表，黄芩乃主半里。就六经言，柴、芩但主半表，参、生草乃主半里。独指柴胡一味药为可治半表里证者，犹其识之浅焉者也。

太阴阳明虚实辨

太阴、阳明，同居中土。太阴脾为阴道虚，阳明胃为阳道实。敦阜、卑监二土之虚实本不同也。至于病邪之来，传变无定。今日而在阳明即为实，今日而入太阴即为虚。此非其人之病。有虚实而病，即以脏腑之虚实为虚实耳。故同一腹痛也，满而时痛者属脾。满而大实痛者属胃。在

胃则宜大、小承气，栀子厚朴枳实① 汤。在脾则宜理中、四逆、厚朴生姜半夏人参汤，间有用大黄、芍药者。同一发黄也，其黄色之淤晦者属脾，为阴黄。其黄色之鲜明者属胃，为阳黄。治阳黄宜栀子柏皮汤、茵陈蒿汤。治阴黄宜理中汤、四逆汤，间有用麻黄、连翘者。同一格吐也，朝食暮吐为脾寒格，食入即吐为胃热格。治热格宜泻心汤、干姜黄芩黄连人参汤。治寒格宜附子理中汤、厚朴生姜半夏人参汤。病名则同，病本则异。在胃、在脾之证，相反如是。故在胃、在脾之治，亦相悬如是。何可混称脾胃，而以治脾者治胃，以治胃者治脾哉？总之，胃属阳，脾属阴。胃为腑，脾为脏。胃司纳，脾司输。胃恶燥，脾恶湿。胃喜降，脾喜升。胃宜通，脾宜补。其所以不同之故，可以对待而观，即可反观而得。况胃病之脉必大，或浮而促。脾病之脉必弱，或沉而细。尤其不可强同者耶。再有肝木侮土之证，亦当以犯胃乘脾为辨。犯胃宜泻，乘脾宜补。肝家之木旺同，而受其侮者之戊己二土，则虚实不同也。病因脏腑以为虚实，而补泻随之，知其意者盖寡矣。若但知有脏，不知有腑，见土之病，动称土败，摈弃圣法，谓不可从。则岂仲景于已败之土而用芩、连、硝、黄耶？此恐非仲景意矣。

少阴咽痛吐利寒热辨

少阴病，脉阴阳俱紧。反汗出者，法当咽痛，而复吐利，此以热客于少阴之标。叔和"平脉法"所传师说伏气之病是也。先论咽痛，少阴之脉循喉咙，在初得病二、三日为阳邪结于会厌。但用生草解毒，桔梗排脓，半夏、鸡子发声利咽足矣。若夫下利，胸满，心烦而咽痛，为阴

虚液不上蒸者，治宜育阴复液，则猪肤汤加蜜粉者是。下利，厥逆，面赤而咽痛，为阴盛格阳于上者，治宜驱阴复阳，则通脉四逆汤之加桔梗者是。是盖以阴虚、阴盛皆可以致咽痛，故有必从两法而解者。

再论吐利。饮食入口即吐，心下嗢嗢欲吐，复不能吐者，此胸中实，不可下，而可吐也。膈有寒饮而吐，且干呕者，此有水气，不可吐，而可温也。吐利交作，以手足不冷为吉。若吐且利而见厥逆，吐且利而见烦躁则凶。虽有吴茱萸一法，亦未必及救矣。

终论少阴下利与厥阴下利不同。厥阴之利，多热少寒。少阴之利，多寒少热。故惟厥冷，而或咳，或悸，腹痛下重，是阳为阴遏之利，用四逆散。咳而呕，渴，心烦不眠，是水热互结之利，用猪苓汤。小便不利，腹痛，便脓血，是寒热不调之利，用桃花汤。自利清水，心下痛二、三日，咽干口燥，六、七日不大便，均腹满，是阳盛铄阴之利，用承气汤。凡若此者，皆为传经之邪，固属于热。若夫下利清谷，厥逆，脉微，呕而汗出，引衣自盖，欲向壁卧，不喜见明，而又面赤戴阳者，则皆合于真武、附子、四逆、通脉、白通诸方，为少阴虚寒之证，正与厥阴热利相反矣。少阴下利，死证五条：吐利躁烦；四肢厥逆、恶寒身蜷；脉不至；不烦而躁、下利止而眩冒；六七日而息高者。虽尚有吴茱萸一法，终为不治之证。苟非利止手足温，身反发热，未易求其生也。

厥阴热厥寒厥辨

论曰：凡厥者，阴阳气不相顺接，便为厥。厥者，手足逆冷是也。伤寒一二日

---

① 枳实：底本作"只实"，据 1931 年中医书局本改。

至四五日而厥者，必发热。前热者后必厥，厥深者热亦深，厥微者热亦微。厥五日，热反三日，复厥五日，厥多热少，其病为进。发热四日，厥三日，复热四日，厥少热多，其病当愈。厥五日，热亦五日，设六日当复厥。不厥者自愈。厥终不过五日，以热五日故知自愈。始发热六日，厥反九日，后三日脉之，其热续在，期之旦日夜半愈。所以然者，本发热六日，厥反九日，复发热三日，并前六日，亦为九日，与厥相应，故期之旦日夜半愈。解之曰：厥阴之上，风气主之。中见少阳火化，故有热。人身元阳，到此亦化阳邪，退伏于内，不能充达于外，故有厥。此其热固是热，而其厥则更是热。非当其热时则为热，而当其厥时即为寒也。三阴中，太阴寒微，故手足温而无厥。少阴寒甚，故寒厥多而热厥少。厥阴阴极生阳，故寒厥少而热厥多。厥阴与少阳相表里，厥阴厥热之胜复，犹少阳寒热之往来。少阳之寒因乎热，故厥阴之厥亦因乎热。热为阳邪向外，厥为阳邪向内。厥之与热总是阳邪出入阴分，热多厥少而热胜于厥者，其伤阴也犹缓。厥多热少而厥胜于热者，其伤阴也更急。盖外来客热化为阳邪，深入厥阴之脏，本以向外为吉，向内为凶。阳而向外则外热，阳而向内则外寒。故仲景以厥多为病进，热多为病愈，而复申之曰：阳气退故为进。盖谓阳之退伏于内，非谓阳之脱绝于外也。自有不明此语者，妄谓在热则为热，在厥即为寒。是一气也，而五日能寒，五日能热，则当此五日厥时用热药，彼五日热时用寒药。而如厥后复热，则前五日之热药必为祸。热后复厥，则前五日之寒药必为灾。天下岂有此等病情，此等治法乎？国朝惟魏念庭、陈平伯能知此理，若黄坤载与陈修园，则皆以厥为寒者也。总之，"厥阴

篇"中凡有厥而复有热者，其厥也定为热厥。惟有厥无热甚，则一厥不复热者，其厥也方是寒厥。以此为辨，更于脉滑而喉痹，便脓血，脉沉短而囊缩，脉沉疾而爪甲青，不大便而腹满硬痛。诸见厥证，所用白虎、承气者互推之，自可决然无疑。何至认作虚寒，辄投姜、附？观仲景所谓"厥应下之"一语，不正与少阴急下三条同为传经热邪、阳实拒阴之大热证乎？仲景所以于四逆汤证必曰厥逆而恶寒者，于当归四逆汤证必曰若其人内有久寒者，明是以彼证此。彼曰寒，则此为热。彼曰恶寒，则此为恶热也。惟有蛔厥吐蛔，静而复时烦，为胃腑之阳不行，用乌梅丸安蛔，即以安胃。脏厥肤冷，躁无暂安时，为肾脏之阳不行，用茱萸汤温肝，即以温肾。此必更有大汗出，大下利而恶寒者，乃用四逆辈主治。亦复何所疑哉。

尝见有周身冰冷，而一衣不着，半被不盖者，有令两人各用扇扇之者，有欲畅饮冰水者，此非恶热而何？

厥阴热利寒利辨

厥阴厥逆属热者多，厥阴下利亦属热者多。凡先厥后发热，下利必自止。见厥则复利者，其利本生于热，厥则其热更甚，故虽已止而必复利。此不可即其利而知其热乎？即如利止而反汗出者，必咽中痛，喉为痹，是其热上攻也。其无汗而利不止者，必发痈脓，便脓血，是其热下攻也。便脓血者，其喉不痹，是其热下攻者，不复上攻也。其脉寸数尺涩，或大或沉弦，其证下重，欲饮水，谵语，或有燥屎，皆以有热故也，虽发热不死。白头翁一方并用连、柏，小承气一方且兼朴、枳，治厥阴热利之法尽之矣。惟有脉沉而迟，下利清谷，身有微热，面赤戴阳，为

阴盛于下，格阳于上。又惟外恶寒，内拘急，大汗而复大利，为阴盛于内，格阳于外。此二者则必用四逆汤、通脉四逆汤及白通汤、白通加猪胆汁汤之姜、附，以破阴而回阳，盖非阴之破而阳不回也。此则治寒利之法也。凡厥阴下利死证六条：厥冷微喘；躁不得卧；厥不止；或汗出不止；脉不还；或脉反实者。是为有阴无阳，莫能救矣。

卷 五·文 五

葛根桂枝辨

温热之与伤寒所异者，伤寒恶寒，温热不恶寒耳。恶寒为太阳主证，不恶寒为阳明主证，仲景于此分之最严。恶寒而无汗用麻黄，恶寒而有汗用桂枝。不恶寒而有汗且恶热者用葛根。阳明之葛根，即太阳之桂枝也，所以达表也。葛根汤中之芩、连，即桂枝汤中之芍药也，所以安里也。桂枝协麻黄治恶寒之伤寒，葛根协芩、连治不恶寒之温热。其方为伤寒、温热之分途。任后人审其病之为寒、为温，而分用之。尤重在芩、连之苦，不独可降、可泄，且合苦以坚之之义。坚毛窍可以止汗，坚肠胃可以止利，所以葛根汤又有下利不止之治。一方而表里兼清，此则药借病用，本不专为下利设也。乃后人之视此方，若舍下利一证外，更无他用者，不审两阳合病之下利固属葛根，而不下利但呕者亦属葛根，则葛根岂独为下利设哉？夫葛根既治两阳合病，则即施诸病连太阳者，亦为甚合。岂有未入阳明早用葛根，恐将病邪引入阳明之理？况温病之所需，不过葛根。亦犹夫中风之所需，不过桂枝。极分明，亦极容易。乃吴鞠通沿嘉言之谬，欲以桂枝治温。吴且极诋葛根，切戒芩、连，适弃去此病所亟需之药，意岂有不利于葛根之类者乎？

葛根麻黄辨

温热之与伤寒所异者，伤寒用药以辛温，温热用药以辛凉耳。而其应用轻以去实则一也。徐之才"十剂"曰：轻可去实。麻黄、葛根之属，意盖以麻、葛性皆轻扬，皆可去实，故以二者并言之。谓麻黄之轻扬，可去伤寒之实。葛根之轻扬，可去温病之实。然则欲去太阳之实，非辛温之麻黄不可。欲去阳明之实，非辛凉之葛根不可。之才之说，非即欲将麻、葛二味，一以治伤寒，一以治温热哉？后人既不解仲景所谓不可发汗者专指麻黄，又不解之才所谓轻者指物性之轻，所谓实者指人病之实。乃既以实作虚，又以分两之不重者为轻，而禁麻黄者，遂并葛根而禁之。禁麻黄之属者，遂并葛根之属而尽禁之。自是而于病之必去其实者，凡在可以去实之药，一概皆委诸禁例。实之不去，病即不治。谚有之曰：好汉只怕病来磨。即虚亦可立至也。夫温病之有需乎葛根，亦若伤寒之有需乎麻黄，用以去实，只在一转移间耳。张隐庵乃谓：阳明本病，只有白虎、承气，并无葛根汤证。此以不善读"脉促、喘汗"一条之故。许宏"葛根芩连方议"且云：此方亦能治阳明大热，益信长沙方之取用不穷也。自矜创获，其意可笑。然其言固大可取耳。

犀角升麻辨一

"如无犀角，代以升麻"，朱肱《活人书》之说也。陶节庵亦云尔。朱二允驳之，谓升麻性升，犀角性降，升降悬殊，如何可代？唐迎川又驳之，谓角生于首，定为升剂，以下降之说为不然。各持一说，迄无定局。则非先明升降之理，将何以为折衷之论乎？余乃证以素所亲历，而始有以断之，曰：升麻升也，犀角亦升也。然而犀角之升则以降为升，且以至降为升者也。何以明之？犀为水兽，其利无前，故能分水，能辟尘，能烛[①]怪。水与尘，本乎地者亲下。怪则匿于幽隐之地。而犀能烛之，则犀不诚至降之物乎？人因鹿角之升，而疑凡角皆升。岂知鹿之性甘咸而温，犀之性酸苦咸寒。性温则升，性寒则降。断无寒者能升之理。试以锅水譬之，热则锅盖蒸蒸有气，稍冷即不然。是可借以明鹿角之升，犀角之降。而二允之说为可从矣。然则何以又谓其能升也？盖此所谓升，乃是升出于表；此所谓降，乃是降入于里。与自下升上、自上降下之理不同。即观热入血室之病，一用犀角，邪即外达。岂不以病邪内陷，而既入血室，则已入于至幽至隐之地，故必用此至降之品，亦能深入于至幽至隐者，以拔之使出乎？惟其能入幽隐，故谓之降。亦惟能从幽隐拔邪，故谓之升。凡药，酸苦者能涌泄，此正酸苦涌泄之谓，与辛甘发散各自为功。苟非能降，何以能升？人惟不识其所以降之理，故不能得其所以升之用。朱与陶之误，误在犀角证而仍用升麻。凡属三焦大热，诸见恶血及阳毒发斑色紫黯者，犀角之所司也。而误投升麻则血益罔制，斑黑胃烂，鲜不殆者。今人之误，则又误在升麻证而竟用犀角。凡属痘

疹初起，喉痧初发，及伤寒、病温之里热未炽，宜先透达者，升麻之所任也。而误投犀角，送邪入里，转陷转深，永不得出，亦无不死。夫以已陷之邪，犀角既能拔出；则未陷之邪，犀角即能送入，其势必然。故凡当用升麻提邪出表之时，而用犀角之降，未有不随之而陷者。胡今人于病之初起，反畏提邪出表之升麻，乐就引邪内陷之犀角，使其后之种种恶状本皆可以不作者，无不次第俱作，而旬日之间，直至于不可救哉。

犀角升麻辨二

夫犀角一物，为仲景《金匮玉函》所不取。惟华佗《中藏经》安息香丸取以治传尸劳等病，与脑、麝、沉、檀、狮子粪同用，是为犀角入药之始，前此未之有也。乃张介宾作本草，以朱奉议"如无犀角，以升麻代之"之说，直认作仲景语。其谬一至于此，则并于仲景所用之药与所不用之药，皆未尝一问矣。他若《外台秘要》历载犀角方，无一不涉及恶血。试问风寒温热之常，其不汗而当用汗法，不下而当用下法。时即有如《外台》所载犀角等证乎？不独经疏[②]主治悉属吐衄下血，即如汪讱庵之《医方集解》尚能历数吐衄及畜血诸证。则汪尚能知病涉于血，方用犀角，而不在可汗可下之际矣。况畜血一证，仲景亦有桃仁承气、抵当汤、丸，即后人尚有代抵当一方可用耶。《临证指南》每将犀角、牛黄与冰、麝、蛇、蝎合用。顾景文托名天士作《温证论治》，又以犀角视同花露，轻率用之。而于《指南》所载顾姓一案，观其前诊尚能饮

---

① 烛：照。
② 疏：对古书进行注释的一种体例。

酒纳谷，乃一用犀角而神昏如醉矣。陈妪一案，前诊不过夜烦无寐，乃一用犀角而阳升风动矣。凡此皆其复诊时所自言，何竟无一人见而疑之者？噫！异矣。

犀角升麻辨三

聂久吾《痘疹慈航》以升麻葛根汤为主方，痛惩犀角、牛黄引毒内攻。当其时，有他医治小儿用牛黄散，一服痰喘止，神气稍平。自是而此儿遂无言矣。故久吾谓：应从升散时，切不可遏其毒出之势，立致内攻告变。韦君绣曰：邪在阳明，与心包相近，虽见神昏，未必便入心营。自宜疏达向外，不得以犀角引贼入室。予见此病多由失表所致，表不解而入内者也。二家之论内外，均极明显。不意《临证指南》亦论内外，而曰：内闭外脱。则其所说之内外乃大相反矣。夫此时外为邪闭，其为闭也，是为外闭，不是内闭。若因外闭不开以至于脱，则是内脱，不是外脱，惟其认作外脱，故不敢一用疏达肌表之药。惟其认作内闭，故独敢用走散元阳之药。同一脱也，究以外闭内脱为是。然亦既脱矣，谁更辨内闭外脱之非？只四字之颠倒，用药迥乎不同，生死于以立判。欲明闭脱，必究内外。病家可不知耶？夫人死自可云脱，然此病只是外闭，外闭得开，内本不脱。谓之脱者，实还非是。及其外闭既久，并解散之不能，以致阴阳离决，即名曰脱，却无不可。然闭之与脱，总不一时并见，此时之外闭者，邪束阳郁之谓也。此时之内脱者，阳盛阴涸之谓也。以轻扬散表者解其外，而外不闭。以撤热存阴者救其内，而内不脱。温病以之，伤寒之成温者亦以之。此仲景之法，所以一解表一清里而了无余事也。至于开窍逐秽，自是瘟疫治法，总因诸书于

伤寒外但有瘟疫门而无温热门，故人之所病者为温热，而医之所称者皆瘟疫耳。嗟乎！一转移间事耳，夫岂异人任哉。

犀角膏黄辨一

《伤寒论》六经并重，而风寒温热之病以阳明为渊薮①，其方亦以阳明为扼要。阳明者，胃也。仲景所用白虎、承气之石膏、大黄，凡属胃病，无不以此二药而愈。可见此时于二药外，不必更有他药。即有他药，亦不过为二药佐使。胡今人于此绝不一用膏、黄，而于宜清宜下时，动手便用犀角。夫使此时而果有犀角证，岂仲景独不见及耶？乃以仲景热入血室之条，变作热入心包之说，以迁就其犀角之用。然历检古书，绝不见于宜清宜下时一言热入心包者。胡至今日而竟为此说也。揆其所以言心包之故，莫不因乎病有神昏之故？余先明神昏之为病，以定犀角之宜否。夫犀角，心药也，用犀角者以神昏而用也，以神昏之似乎心病而用也。然而凡属神昏之证，仲景皆系之阳明条下，尚为胃病，而非心病。夫神昏者何？不知人不识人而已矣。《内经·热论》曰：阳明者，十二经脉之海。其血气盛，故不知人。《金匮·中风篇》曰：邪入于腑，即不识人。赵以德解之曰：胃为六腑总司，诸腑经络受邪必归于胃。胃得之则热甚，津液壅溢，结为痰涎，闭塞隧道。胃之支脉上络于心，才有壅闭，即堵其神气出入之窍，故不识人。徐忠可申之曰：试将颈间两人迎脉按住，其气即壅遏，不识人。人迎者，胃脉也。则不知人、不识人之属于胃也久矣。今何以而移之于心哉？前两说既极晓畅，而说之尤明白者则裴兆期

① 渊薮：汇聚之处。

也。裴曰：人谓神昏之病原于心，心清神乃清。余谓神昏之病原于胃，胃清神乃清。夫藏神者心，摄神者气。胃气一有不清，即不能摄神归舍。是神之昏不昏，专在乎胃之清不清。不观酒醉之人乎？酒醉之人，醉胃不醉心也。何以神昏而言语无伦也？不观饱食填息之人乎？饱食之人饱胃不饱心也，何以神昏而一时瞀乱也？不观痰涎壅塞之人乎？痰塞之人，塞胃不塞心也。何以神昏而瞑眩无知也？其言如此，则知神昏之为病全属于胃，即知神昏之用药决不在心。若非先明神昏之何属，则犀角之是非何由定乎。

犀角膏黄辨二

然而人于此则正有辞矣。其言曰：今之言本草者，皆宗李时珍《纲目》。时珍谓：五脏六腑皆禀气于胃。风邪热毒，必先干之；饮食药物，必先入胃。角乃犀之精华，足阳明胃药也，故入阳明，解一切毒，疗一切血及惊狂斑疹诸证。子谓神昏属胃，则犀角正是胃药，有时珍之说在，子将何以处此？余曰：不读《本经》，焉识本草？人之气血无所不通，药之功能亦无所不到。岂有某药只入某经之理？所以神农不言何药入何经。至张洁古、李东垣辈，始有每药专入每经之说。即如犀角一味，《本经》：主百毒，除邪，不迷惑魇寐。初不言其入胃也。即以六经论之，大明则谓烦毒入心，狂言妄语。海藏则谓风毒攻心，镵磲热闷。孟诜则谓卒中恶心痛，心风烦闷。此三家并不言胃且专言心，惟《备要》泻心凉肝，清胃中大热，乃始兼心胃言。而下文便接吐血、衄血、下血等证，则知病必涉血，然后用之。未涉乎血，即不可用。正合时珍解一切毒，疗一切血之言。再观《外台》所载苟药

地黄汤用犀角，则主清化瘀血者也。十一味方用犀角，则治热毒下黄汁如腐烂血者也。张文仲用犀角，则疗下利恶血不止者也。范汪麝香散用犀角，则疗谷道中䘌疮而便脓血者也。益可见血生于心，而血得热则行之理。故时珍所说乃因胃在心下，心热则胃未有不热者。心热除，胃热自去。故以去心热者谓即去胃热。今则热专在胃，尚未入心。即有心热，亦为胃热所累。胃热去，心自不热。病之由心及胃与由胃及心者迥乎不同。以胃在外，心在内，其病但在胃口而药先开其心窍，势必将未入心包之邪一举而送入心包。病于是乎内陷，而神亦不复清矣。喻嘉言曾勘一白虎证，病家欲用犀角，遂延他医，引胃邪入心脏，其颠悖无伦较胃实证更增十倍。医乃辞以心偏不可救，未几发直头摇，果成心绝之候。嘉言谓，伤寒之邪，即使过经不解，蕴崇日久，亦仅蒸及心包络，岂有直入心脏之理？乃任用犀角领邪攻心，无异献门迎贼。嘉言此论，实足破胃病用犀角之谬，贻福于后世也。

犀角膏黄辨三

而或又曰：病至神昏，每多狂言妄语，甚则如见鬼状。苟非犀角之通灵，何以除病而使病得安？余曰：此正余之所欲言也。《本经》于石膏下有"除邪鬼"三字，后人不解石膏何以能除邪鬼，则将石膏之"除邪鬼"三字删去。《本经》于大黄下有"安和五脏"四字，后人不解大黄何以能安和五脏，则将大黄之"安和五脏"四字删去。经此两者之就删，而石膏、大黄之功用于是乎晦矣。石膏能清阳明经热，经热清邪鬼自除。大黄能清阳明腑热，腑热清五脏自安。故此时之邪鬼非石膏不能除，此时之五脏非大黄不能

安。余之用此以除邪而安脏者，盖不可更仆数矣①。余非不知犀为灵异之兽，可借其灵气以辟邪。然犀角之除邪鬼，是热在血室者也。石膏之除邪鬼，是热在胃家者也。此时热专在气，无涉于血，即江文通"黄连颂"亦有"御孽辟邪长灵久视"之语，与大黄功用略同，总以邪去则正乃安耳。若夫病之既入心包，既入血室，并非石膏、大黄所能了事者，则在肝之病必用羚羊角，亦犹入心之病之必用犀角也。病岂必无膏、黄之不能愈，而待愈于犀角者哉！然必在用过膏、黄之后，必不在未用膏、黄之前，盖亦有可决者。

葛根黄芩黄连汤解

阳明之有葛根芩连汤也，犹太阳之有大青龙，少阳之有小柴胡也。太阳以桂、麻解表，石膏清里；少阳以柴胡解表，黄芩清里；阳明则以葛根解表，芩、连清里。表里各不同，而解表、清里之法则一。太阳证有表里，青龙汤皆主之。少阳证有表里，柴胡汤皆主之。若阳明证而有表里，则此汤皆主之。乃太阳不废青龙，少阳不废柴胡，而葛根芩连一方独见遗于阳明者，以人必见下利始用之，不下利即不用，而不以为是阳明主方也。孰知此方之所用者宏，而所包者广乎。方中芩、连二物，非独仲景黄芩汤、黄连汤、诸泻心汤皆本于此，即后世升麻葛根汤、柴葛解肌汤之类，虽似变局，亦皆不外此方之成法。凡由太、少阳陷入阳明为阳邪成实之证，不论有下利无下利，皆以此方为去实之用。最可笑者，李时珍不解"实"字，欲将之才"十剂"：泄可去闭，葶苈、大黄之属改作"去实"，将轻可去实，麻黄、葛根之属改作"去闭"，则其意必谓有所积滞方可称实。而凡表实之当以轻药

去者，即时珍亦不得其解矣。岂知此方随证可加芎、芷、羌、独、荆、防、藁、蔓，又可随证加入薄荷、桑叶、藿香、香薷、赤芍、丹皮、黑栀等药。无非以轻去实，病即化大为小。且不定需乎白虎、承气，而阳邪不实，阴何由伤？病必去矣。故敢笔之于此，以告病之甚赖有此方者，还此久亡之治法也。

真武、四逆、通脉、白通四方合解

病之入脏而为纯阴无阳之证，仲景即用驱阴回阳之法，其于理中、附子二汤并加人参为阴阳并补外，如真武、四逆、通脉、白通四方者，独用附子回阳，各有所主，若不逐方辨晰，用之往往不当，不得谓同是附子即可漫无区别也。前人于四方即各有方解，而余复为合论之曰：阳气衰微，不能内固者，主以真武；阳气退伏，不能外达者，主以四逆；阴盛于内，格阳于外者，主以通脉；阴盛于下，格阳于上者，主以白通。是故真武汤补助阳气者也，四逆汤运行阳气者也，通脉汤通达内外之阳者也，白通汤宣通上下之阳者也。于此既明，然后进而求之。四逆但能益阳，必加葱白乃能通阳；白通但能通阳，必加胆汁乃能入阴。如此分别，一方自有一方之用，不可移易假借。余每以此治今人之病，固未有不合者。不知人何以而绝不敢用？又何以而用之辄误也？总之，以方试病，则方不任咎②。以病求方，则方如已出。凡方之在《伤寒论》中者，专在分际得宜，六经无不然也。此四方者，为少、厥两经正治之法。虽在燥火运中，

---

① 不可更仆数：数不胜数。

② 任咎：承担过错。

亦未尝无用此四方时。即可见寒水、湿土之运，亦有宜用寒凉时。总以寒邪热邪为辨。若果确见为热邪，则病之外见者虽同是四逆，而必求热深厥深之旨，用四逆散，不用四逆汤。又重则如少阴有承气三证，厥阴有白虎一证，此外更有瓜蒂散之吐法，白头翁、猪苓汤之清法，皆与此四方之大辛热者相反。吾苏尤在泾于少、厥两经之证各分温、清两途，其旨深哉。

附子补阳人参补阴说

天下补阳之药惟有附子，非人参也。参，补阴者也。仲景真武汤、四逆汤、通脉、白通汤，皆以附子通行十二经，为斩关夺隘之计，以救垂危，而方皆不以附子名。独至附子汤，一用人参，而反以附子名其方者，何也？以方中有补阴之人参在，恐后世反轻附子而重人参，故特名附子汤，以示所重仍在附子之补阳，不即可见补阳之药惟附子足以当之，而非人参之任乎。自有气为阳，血为阴之说，而谓人参可以补气，遂谓补气即是补阳，不知人参不足以补气之阳，但足以补气之阴。仲景四逆加人参汤，以其利多亡血，必顾其阴而用之也。茯苓四逆汤，以其在汗下之后，阴已大伤而用之也。若一切回阳方中，总不用人参以缓附子之势。乃自有张介宾"新方八阵"而补阳之法荡然矣。介宾于大补元煎云：人参补气补阳，以此为主。其于四味回阳饮，附子用一二钱，而君以人参一二两，参且十倍于附。宗其法者，遂若补阳非人参不办，而附子之功用于是乎晦。况乎阳之能虚，多由阴盛。阴气之盛者，即足以伤气之阳。附子一面补阳，即一面破阴。火，阳也。水，阴也。附子为北方元武真神，其功专在行水，故其力又在破阴。其病之仅为阳虚

者，但用其补阳之力耳。若阳之以阴盛而伤者，则更以破阴之力为补阳之助，乃足尽补阳之妙，而不可杂以补阴之参。由是知介宾之六味回阳饮及右归饮、右归丸，谬更不可胜言矣。其在大补元煎已云：补精补血，以熟地为主。而于六味回阳饮重用熟地，亦名回阳。即其右归饮，则自以为益火之剂也。右归丸，则自以为培肾之阳也。而皆用熟地，皆以纯阴之药予以回阳之名，则下焦阴气势必上陵[1] 阳位，阳未回而阴益甚，不至如《内经》所谓"地气冒明不止"。补阳之义，果安在哉？味其补精血之言，是直以血为阴矣。惟其以血为阴，故遂以气为阳。而阴气二字因此亦永不见于世。世之病在阴气者，并无治法。而况其在阳气乎？熟地且可谓之补阳，而况其在人参乎？

更以仲景方证之。一百十三方，用人参者，十有八。如新加汤、小柴胡汤之用人参，则以桂、胡达表，而以人参和阴也。白虎加人参汤、竹叶石膏汤，则以石膏退阳，而以人参救阴也。附理中汤、吴茱萸汤，则以刚燥之剂，已恐伤阴，而用人参养阴以配阳也。仲景之于人参，半为欲行汗下，恐伤津液，故必加以扶助。半为汗下之后，津液已伤，故必施其救援。无非以阴济阳之妙。未有如介宾之于人参与熟地对用，而以两仪[2] 名之者。是盖不知人参但有补阴之偏功，故并不知附子始有补阳之大力。惟能以附子归诸补阳，又能以人参归诸补阴，夫然后附子之功用彰，夫然后人参之功用亦彰。而阳虚、阴虚两证，始不致就死于新方之八阵矣。

---

① 陵：通"凌"。
② 两仪：阴阳。此指张介宾以人参补阳，以熟地补阴。

卷 六 · 文 六

温热病说一

余既取《难经》"伤寒有五"之文，明仲景撰用《难经》之意，凡温热之治，即当求诸伤寒之论者无疑义矣。而其"二曰伤寒"与"四曰热病"、"五曰温病"，则伤寒自是伤寒，温热自是温热，正有不可不辨者。而余谓此亦最易辨也。何以辨之？则仍辨以《伤寒论》太阳、阳明两经之证。以经言之，太阳在外，阳明在内；以证言之，太阳为表，阳明为里。伤寒由表入里，其始仅为太阳证。温热由里出表，其始即为阳明证。苟非能识伤寒，何由而识温热？苟非能识伤寒之治，何由而识温热之治？人苟于太阳、阳明之部位，既从两经历历辨之，再勘定其人之所病，或仅在于太阳，或已在于阳明，而寒与温之分途，自截然而不爽①。故必能识伤寒，而后能识温热也。用药之法，伤寒起自太阳，惟辛温始可散邪，不得早用辛凉；温热起自阳明，惟辛凉始可达邪，不得仍用辛温。寒与温皆称汗病，病之初皆当汗解。而辛温之与辛凉则有一定之分际，而不可混者。故必能识伤寒之治，而后能识温热之治也。且夫《伤寒论》之有青龙、白虎也，盖因伤寒初起，失用温散，寒邪内传，便成温热。治必改就寒凉，故两方并用石膏，而其分则在一用桂、麻，一不用桂、麻。有桂、麻者，不可用于温热病专属阳明之候，但可用于

伤寒病欲转阳明之候。无桂、麻者，则即可用于伤寒病已入阳明之候，即可用于温热病发自阳明之候，盖其时阴为热伤，伤津伤液，惟寒凉之撤热力始足以救阴。热之不撤，阴即有不克保者。所以芩、连、膏、黄，皆以治温，非以治寒。只除去起首桂、麻二物，则《伤寒论》中方大半皆治温治热方矣。凡伤寒发热者不渴，如服桂枝汤已而渴，服柴胡汤已而渴，不恶寒反恶热，始初恶寒，一热而不复恶寒。凡伤寒欲解时，寒去而热亦罢。若寒去热不罢，汗出仍热而脉躁疾，皆温病之的②候也。病之始自阳明者为温，即始自太阳而已入阳明者亦为温。是故太阳病发热而渴，不恶寒者为温病。此一条本以"太阳病发热"五字为句，以"而渴不恶寒者"六字为句。盖上五字为太阳，而下之"渴不恶寒"即阳明也。又太阳病，桂枝证，医反下之，利遂不止，脉促者，表未解也。喘而汗出者，葛根黄连黄芩汤主之。此一条，桂枝证本太阳病，而以医误下，遂入阳明。盖上六字为太阳，而下之脉促，喘汗即阳明也。观此两条之渴也，喘也，汗也，脉促也，不恶寒也，皆属温热，即皆属阳明。而条首仍冠以"太阳"字者，正令人于"渴"、"利"等字，知其病之已从太阳传入阳明，急当专就阳明治也。若因其上有"太阳"字，

---

① 不爽：不错。

② 的（dì，音堤）：原义是箭靶子。引申为标准。

仍作太阳观，仍用太阳方，或并认作太阴病者，皆非能识温热者也。

温热病说二

温热之病为阳明证，证在《伤寒论》中，方亦不在《伤寒论》外，本不难辨。自夫人以论外之瘟疫作论中之温热，惟恐瘟疫与伤寒混，适将温热与瘟疫混，反将温热与伤寒混。伤寒、温热、瘟疫，三者愈辨愈不清矣。是故欲得温热之真，必先严瘟疫之界，乃能知伤寒之论本自有温热之方。凡病之里巷相传，长幼相似，其小者，如目赤、颐肿、咽痛、咳嗽之类，常常有之，属温者多。其大者，变起仓猝，一发莫制，有不定其病之为寒为温者，众人传染如徭役然，因其传染，乃名为疫。若病只一身，即在同室侍疾之人亦不传染，则温为温病，热为热病。其初传与伤寒之太阳异，其中传与伤寒之阳明同。既不传染，即不得以疫名。乃人皆以病之传染者始谓之温，而反以不传染之温病独不得用桂、麻、青龙者，仍狃于伤寒二字而用桂、麻、青龙之方，十治九误。所以欲明温热者，必与伤寒辨，而尤必先与瘟疫辨。与瘟疫辨者无他，盖即辨其传染不传染耳。明乎传染之有寒有热者为瘟疫，即知不传染而有热无寒者为温病。其所以异于瘟疫者，只在此不传染之三字。其所以异于伤寒者，亦只在不用桂、麻、青龙之三方。此外则与伤寒病寒既成温而后病无少[1]异，方亦无不同。凡温病之宜用葛根芩连汤、白虎汤、诸承气汤、及凡为清法所治者，病在论中，方亦在论中。知病之如是者，即谓之温，乃不以病之传染者，始谓之温，而反以温病之不传染者，仍用桂、麻、青龙之法矣。质而言之，温病者，阳明也。《伤寒论》注以成氏为最

先，成氏只有阳明也，三字包扫一切，言简而明。他若葛稚川以葱豉汤治温，而云伤寒有数种，庸工皆不能辩。刘守真以升麻葛根汤治温，而云伤寒曰大病，以其为害之大也。夫治温而曰伤寒有数种，治温而曰大病之伤寒，则知前人之通称伤寒者，由来已久。然苟不先严瘟疫之界，即不能得温热之真。柯韵伯曰：温热利害只在一人，瘟疫利害祸延乡里。今人不分温热瘟疫，以辞害义[2]矣。周禹载曰：一人受之，则谓之温。一方受之，则谓之疫。薛一瓢曰：江西才宏笔肆，而论温自呈败缺。温、瘟二证，绝无界限，人不知其牵混也。黄坤载曰：温病者，一人之病，非众人所同病。其州里传染，众人同病者，谓之疫疬。只此数语，分别温、瘟，病者可以蒙其福，学者可以受其益。解人不当如是耶？故比年以来，人每以温之何以别于伤寒者问余，必先以温之所以别于瘟疫者对。而凡昔之愈辨愈不清者，庶几自此而一清乎。

温热病说三

温热之屡变而乱其真也。由于伤寒之一变而失其传，风寒诸病由太阳入阳明者，有《伤寒论》在，尚且各自为说。至温热，而漫以为仲景所未言，更不妨别出己见。每先将温病移入他经，或且移作他证，如奕棋然，直无一局之同者。若喻嘉言移其病于少阴肾，周禹载移其病于少阳胆，舒驰远移其病于太阴脾，顾景文移其病于太阴肺，遂移其病于厥阴心包，秦皇士移其病于南方，吴鞠通移其病于上

---

[1]　少：通"稍"。
[2]　以辞害义：因为名称相同而妨碍了辨别实质内容的不同。

焦，陈素中、杨栗山移其病为杂气，章虚谷、王孟英移其病为外感。尤其甚者，则张介宾、张石顽、以及戴天章辈，皆移其病为瘟疫，而石顽又移其病为夹阴。娓娓动听，亦若各有一理也者。而不知阳明为成温之薮，古来皆无异说，皆以《伤寒论》阳明方为治。自夫人欲废阳明方，故必先将阳明病移出阳明外，非余之故为訾议也。苟其不然，则东扯西拽者，何以必将千古相传之定法弁毛① 弃之哉。禹谟曰：宥过无大，刑故无小。不知而移之，出于无心也。过也，犹可恕也。知而移之，出于有心也，故也不可言也。潜窥其隐，恐尚不仅为明昧之分。后有作者，或更别有移法，总欲令世人不知有仲景，而乐就其简便之门、新奇之说耳。然此皆将温病移出阳明外者，更有明知其在阳明，亦必谓不可用伤寒方，而自制一二味药，以为此非仲景所知。其实除此一二味，则仍不离《伤寒论》之葛根、膏、黄。试一问黄坤载、杨栗山辈，于青萍、蚕、蝉外所用何药，即可见矣。此则暗袭伤寒方，而即明斥《伤寒论》，又以不移为移者也。吾愿任斯道之君子，毋为移字诀所误，看得仲景书只宜于寒，而疑伤寒之方真不可用于温热之病，则吾道之幸，亦病家之幸也。爰为选方如下，仍是诸家所用药，不过彼暗而此明耳。

附：温热病选方

葛根黄连黄芩汤
此为阳明主方，不专为下利设。
葛根　黄连　黄芩　炙甘草
白虎汤
石膏　知母　炙甘草　粳米
大承气汤
诸承气法酌用。

大黄　芒硝　厚朴　枳实
五苓散　去桂、术。
猪苓　茯苓　泽泻
黄芩汤
黄芩　赤芍　大枣　炙甘草
大黄黄连泻心汤
温热之用泻心法者，只用此一方。
大黄　黄连
茵陈蒿汤
茵陈　大黄　栀子
栀子豉汤
诸栀豉法酌用。
生栀子　香豉
四逆散
柴胡　枳实　赤芍　炙甘草
白头翁汤
秦皮　白头翁　黄连　黄柏
此以上皆仲景方。
升麻葛根汤
升麻　葛根　赤芍　炙甘草
凉膈散
连翘　薄荷　黄芩　栀子　大黄　芒硝　炙甘草
天水散
滑石　生甘草
此以上为河间方。
《肘后》葱豉汤
葱白　豆豉
《肘后》葛根葱白汤　去姜。
葛根　葱白　知母　川芎　赤芍
节庵柴葛解肌汤　去姜、枣。
柴胡　葛根　白芷　羌活　石膏　黄芩　赤芍　桔梗　生甘草
《局方》柴葛升麻汤　去姜。
柴胡　葛根　升麻　荆芥　前胡　石

① 弁毛：古代儿童额前的毛发。比喻没有用处的东西。

膏　黄芩　赤芍　桑白皮　豆豉

羌活冲和汤　生地、生姜酌用。

羌活　防风　川芎　白芷　苍术　黄
芩　生地　炙甘草　葱白　生姜

荆防败毒散　人参酌用。

荆芥　防风　羌活　独活　柴胡　前
胡　川芎　枳壳　桔梗　薄荷　人参　茯
苓　炙甘草

黄连解毒汤　大金花丸去栀子，加大
黄。

黄连　黄芩　黄柏　栀子

三黄石膏汤

黄芩　黄连　黄柏　栀子　豆豉　石
膏

苍术白虎汤

苍术　石膏　知母　炙甘草　粳米

此余二十余年酌用之方，病无不愈。
不敢自私，以贡病家。

瘟疫病说一

《说文》：疫，民皆病也。从疒①。役
省声②。小徐《系传》：若应役然③。《释
名》：疫，役也。言有鬼行疫也。《一切
经音义》注引《字林》：疫，病流行也。
此即《内经·刺法论》所谓：五疫之至，
皆相染易，无问大小，病状相似。亦即仲
景原文所谓：一岁之中，长幼之病多相似
者是也。惟其大小长幼罔不相似，故曰皆
病。惟其皆病，若应役然，故谓之疫。仲
景为后汉人，请即以后汉言之。安帝元和
己未，会稽大疫。延光乙丑，京师大疫。
张衡上封事，谓民都病死，死有灭户，人
人恐惧，朝廷焦思，以为至忧。此非长幼
相似，病不独在一人者乎？仲景当灵献④
时，遭疫者六：建宁之辛亥，熹平之癸
丑，光和之己未、壬戌，中平之乙丑，建
安之丁酉，皆有疫。而以丁酉之疫为最。

曹植尝言曰：是年疠气流行，家家有僵尸
之痛，室室有号泣之哀。或阖门而殪，或
覆族而丧。罹此者，悉被褐茹藿之子，荆
户蓬室之人⑤耳。若夫殿处鼎食之家，
重貂累蓐之门⑥，若是者，鲜焉。此乃阴
阳失位，寒暑错时，是故生疫。仲景所值
有疫之年如此。此六年外，岂无温病而为
一人所独者？一人独病，即不是皆病之
疫。近人于无疫之年所遇温病，概名为
疫，几若一人独病之温，世间更无此病者
然。然则此病其安往乎？其在宋、元时，
则不名为疫，而名曰瘟。苏公"雪夜诗"
云：稍压冬瘟聊得健，盖以俗传有雪压瘟
疫之语。此亦指皆病之瘟言之也。近如喻
嘉言所谓鸡瘟死鸡，猪瘟死猪，牛马瘟死
牛马。吴又可所谓大头瘟、瓜瓤瘟、虾蟆
瘟、疙瘩瘟、绞肠瘟、软脚瘟。刘松峰所
谓葡萄瘟、鹚鹩瘟、龙须瘟、虾子瘟、芋
艿瘟。又有所谓椅子翻、扁担翻、王瓜
翻。所谓鹁鸽挣、乌鸦挣、兔儿挣、狐狸
挣、猿猴挣者。瘟也，翻也，挣也，皆疫
也。即所谓皆病之疫也。陈素中谓：凶暴
大病，死生人在数日间。戴天章谓：中人
人病，中物物伤。试察厕间粪气与凶地尸
气，自能辨之。杨栗山谓：毒雾之来也无
端，烟瘴之出也无时。饿殍在道，胔骼之
掩埋不厚，死尸连床，魄汗之淋漓自充。
凡为疵疠旱潦之气，禽兽草木往往不免。
即此诸说，且不仅为长幼相似，直有比屋
连村，一家而毙数人者矣。不独死生在几
日间，且有朝发夕死，夕发朝死，尤急则

---

① 从疒：指"疫"字与疾病有关。
② 役省声：指"疫"字的读音。
③ 若应役然：就象承担国家的劳役一样，人人都不
　能逃避。指瘟疫具有传染性。
④ 灵献：指汉灵帝、汉献帝。
⑤ 被褐茹藿之子，荆户蓬室之人：指贫穷的人家。
⑥ 殿处鼎食之家，重貂累蓐之门：指富贵的人家。

顷刻而死者矣。如是者,即古人之所谓疫。如是者,即近人之所谓瘟。或数十年而一见,或数十年亦不一见。试问病家其与年年常有之温,一人独病之温有何干涉?若年年常有之温,何至朝廷亦为之焦思,如张平子之所言乎?若一人独病之温,何至阖门覆族,家家痛,室室哀,如陈思王之所言乎?著作家或意本在温,而迹其所指,则皆瘟疫。或其书竟名瘟疫,而味其所言,则仍是温。生其后者,不且迷于所向而无可适从哉!余特将凡言瘟疫之大异于寻常温热者罗列于此,以告病家。冀病家先识此为瘟疫,而将寻常温热之病别而出之。庶知温热之治,仍可取用《伤寒论》中之方,而头头是道矣。

瘟疫病说二

余即明瘟之与疫,不过为古今异名,则疫即是瘟,瘟即是疫,而与温热之温全不相涉者,概可明矣。乃更有谓“温”、“瘟”为古今字,不可以“温”、“瘟”为两字者,则吴又可之《瘟疫论》也。盖又可欲谓温、瘟为一病,故谓不可以“温”、“瘟”为两字。夫疫有两种,一为温之疫,一为寒之疫。若既论疫,则疫之温者宜寒,疫之寒者宜温,各有治法。又可之书,只说疫之有温,本未及疫之有寒。且但说疫中之温,本不说不疫之温,其义自在。若必欲以“温”、“瘟”为一字,则疫之寒者既不可称寒温,岂疫之温者独可称为温温乎?其后周禹载之分温热暑疫,王孟英之集温热湿疫,非不欲明疫之外自有温热,然皆平列四证,则又不知温热暑湿皆就一人之病言,疫则必以病之传染言,如其温热暑湿之四证而并为一时所传染,则温为温疫,热为热疫,暑湿为暑湿之疫。且当与寒病之有传染者,皆以

疫名若之何?其可平列乎?凡著书者,但说温疫,不说寒疫,故并果为有疫之年,而其疫之或为寒、或为温者,亦令人罔知所措也。

瘟疫病说三

疫之称谓,不可不明。疫之治法,亦不可不讲。《内经》:五疫之至,各随其所值之年,由伏而发。其治尽于木郁达之,火郁发之,土郁夺之,金郁泄之,水郁折之五法。盖治疫独讲太少之五运,与夫主客之六气,就寒温两面而言,却是温疫多而寒疫少。故五运之有木火土金水也,半寒而半温。六气之有湿寒、寒湿、风火、火风、燥火、火燥也。温又多于寒也。然正不得以温多于寒,而遂置寒疫于不问也。周禹载于温独说春温,而于疫又独说温疫,则既不解温之无寒,又不解疫之有寒故耳。黄坤载则知有寒疫矣,然于温疫则云无内热。无内热何以谓之温乎?于寒疫则反用石膏,用石膏何以谓之寒乎?喻嘉言论疫专主三焦,颇得治疫之法。坤载之于疫,偏说手足六经。夫疫之小者不分经络,疫之大者顷刻变生,尚何六经传遍之有?只是仲景六经之药,不外温清两法。以之分治两疫,亦为甚合。大抵以温而疫,则论中芩、连、栀、柏之统于膏、黄者可用也。以寒而疫,则论中吴萸、蜀椒之统于姜、附者可用也。余独举运气一方冠其首,而又举普济消毒饮之治温疫者,以概清法。举圣散子之治寒疫者以概温法。而禹载之惑可解,坤载之混可别。及嘉言治温而用姜、附,即鞠通本之而用桂枝者,皆可删。总而言之,不传染而有热无寒者是曰温,传染而有寒有热者是为疫。不得以治寒疫者治温疫,更不得以治寒疫者治温病也。此温热、瘟疫所以

必严其界，而瘟疫①、寒疫所以亦不可偏举也。

附：瘟疫病选方

运气五瘟丹　方载《韩氏医通》"马氏瘟疫发源·万氏家抄方"。亦名代天宣化丸。

大黄　甘草梢　黄芩　黄柏　山栀　黄连　香附　紫苏叶

上八味，于冬至日，将大黄三倍于他药，煎汤去渣，熬膏糊丸，如鸡子大。朱砂雄黄为衣，再贴金箔。每一丸取泉水一碗浸化。可服七人。甲己年，甘草稍为君。乙庚年，黄芩为君。丙辛年，黄柏为君。丁壬年，山栀为君。戊癸年，黄连为君。凡为君者，多一倍。余为臣使者，半之。

普济消毒饮　东垣方。亦见王氏《准绳》。

黄芩　黄连　连翘　薄荷　桔梗　牛蒡　马勃　板蓝根　元参　僵蚕　升麻　柴胡　陈皮　人参　炙甘草

便秘加大黄。煎汤饮。

金泰和间，多有病大头天行者。医以承气下之，不愈。东垣曰：身半以上，天之气也。身半以下，地之气也。今邪热客于心肺之间，而以承气泻其胃热，是为诛伐无过。病以适至其所为，故因处此方，全活甚众，遂名"普济"。

按：金泰和初年，尚在六十五甲子，火燥之未可见。东垣于嘉泰甲子以前，亦能用寒剂也。余以此赅清法诸方焉。

圣散子　巢谷世方。见庞氏《总病论》暨《苏沈良方》。

麻黄　附子　细辛　炙甘草　柴胡　防风　藁本　独活　苍术　厚朴　枳壳　藿香　半夏　吴茱萸　高良姜　草豆蔻　白术　白芍　猪苓　茯苓　泽泻　石菖蒲

锉焙作散。每服三钱。空心下。

陈无择《三因方》云：此药实治寒疫，因东坡作序，天下通行。辛未年，永嘉瘟疫，被害者不可胜数。盖当东坡时，寒疫流行，而公实误以阴躁为阳狂，乃云药性小热，而阳毒发斑入口即觉清凉。有不可以常理诘者，不知阳能发厥，阴能发躁，寒疫亦能发斑。物极则反，理之常。然今录以备寒疫治疗用者，宜审寒、温二疫不可偏奏也。青田说如此。

余按：公谪②居黄州，尚在六十三甲子，湿土运中，方必大效。至五十岁后，又值六十四甲子，相火之运，故至辛未而即有被害者矣。陈氏固深明运气者，余亦以此赅温法诸方焉。

温清二法，外如玉枢丹、红灵丹、苏合香丸、牛黄清心丸、人马平安散、诸葛行军散辈，分治温疫、寒疫。寒温错杂之疫，病不仅在肠胃，而实蒙闭气道，对病即为良药，独不可施诸温热病中。盖温热独病燥金，若疫则不定为燥金病。故必先明寒温二疫，而后知温热之病自不得混称疫矣。

---

① 瘟疫：光绪十二年山左书局本作"温疫"。
② 谪（zhé，音哲）：官员被贬职。

卷 七 · 文 七

丹痧斑疹辨

丹痧斑疹四者，丹与痧类，斑与疹类。痧轻而丹重，疹轻而斑重。丹与斑皆出于肤，平而成片。痧与疹皆高出于肤而成点。痧自痧，丹自丹也。浑言之，则通曰痧。亦疹自疹，斑自斑也。浑言之，则通曰疹。而痧之原出于肺，因先有痧邪，而始发表热。治痧者，当治肺，以升达为主，而稍佐以清凉。疹之原出于胃，因表热不解，已成里热，而蕴为疹邪。治疹者，当治胃，以清凉为主，而少佐以升达。痧于当主表散时，不可早用寒泻。疹于当主苦泄时，不可更从辛散。大旨升达主升、葛、柴之属。清凉主芩、栀、桑、丹之属。惟宗仲景葛根芩连一法，出入增减，则于此际之细微层折，皆能曲中而无差忒，此治痧疹之要道也。自来治此证者，主辛散则禁寒泄，主寒泄则禁辛散。故两失之至，不仅为痧与疹，而为丹为斑。则皆里热之甚，惟大剂寒药乃克胜任，非第痧疹之比矣。有是四者，脘必闷，四者之齐与不齐，以脘闷之解与未解为辨。有是四者，热必壮，四者之解与不解，以汗出之透与未透为辨。故当正治痧疹时，必兼行升清两法，表里交治，务使痧疹与汗并达。惟痧疹当发出之际，病人每闷极不可耐，稍一辗转反侧，其点即隐，病邪反从内陷。此正不必有外来之风也，即袖端被角间略有疏忽，其汗便缩。

一缩之后，旋即周身皆干。此时厥[①]有二弊：一则汗方出时，毛孔尽开，新风易入；一则汗已大出，不可再汗。非特痧疹立隐，且津液既泄，热必益炽。后此变端，皆从此起。病家只道未愈，医家亦但说变病，孰知皆汗不如法之故耶。凡病之宜从汗解者，无不皆然。而兼痧疹者尤甚。故特于此发之。

近见有刻《烂喉痧证辑要》者，教人宜从表散，固不误也。而又切戒寒凉，则并表散而亦鲜当矣。开首先载叶天士先生医案一则，云此证一团火热内炽，医见火热之甚，投以犀、羚、芩、连、栀、膏之类，辄至隐伏昏闭，转眼凶危。孰知初起时，解肌散表，温毒外达，多有生者。火热之甚，寒凉强遏，遂至不救，良可慨也云云[②]。此言恐是假托，若叶先生当不如是之谬也。夫此证之在初起，宜从解肌散表。时但有表热无里热，自当从表解散，固无所谓毒也。若既云一团火热内炽，则有表热，复有里热，而其毒成矣。热既成毒，安得不用寒凉？乃又曰：火热之甚，寒凉强遏。只此八字，如何连贯？况以犀角之本不当用者，与他药浑作一例，遂并芩、连、膏、栀之当用者而并斥之。既不识病，又不识药，一例加以"良可慨也"等字，后人遂以此为叶先生语而信之，则此病从此无治法矣。试思仲

①　厥：其。
②　云云：放在句末，表示"据说"、"等等"之意。

景于青龙汤已用石膏，于白虎汤不复用麻、桂，盖于宜青龙时已不独是表热，宜白虎时直是独有里热，岂有叶先生而并表热里热之不分者哉？况明明说是一团火热，而尚不用寒凉，则寒凉之药直到何时方可用耶？凡病已到里热地步，而仍一味表散，则汗大出，而液且涸，热更灼，所有温毒何由消散？既不外达，自当内陷，遂至不救，皆此等谰语[1] 害之也。此册本为烂喉而发，乃后半插入委中、少商挑痧刮痧等语，并载藿香正气一方，则此痧非彼痧，尚且浑而一之，似此妄谈，直堪捧腹。

近又有重刻《痧喉论》者，前半意亦略同，独后半载祖鸿范一论，则平允之至，因亟登之。祖云：此证解表清热，无非两法而已。初起自须透达，即或宜兼清散，总以"散"字为重。及外闭之风寒已解，内蕴之邪火方张，惟有寒泻方能泄热。热一尽而病自愈。若仍执辛散之方，则火得风而愈炽，炎势燎原，杀人最暴。要惟于先后之间，随机应变，斯各中其窾耳。此则胜于他说万万。若彼之妄戒寒凉者，正未识此奥窍也。

哕逆有冷热两种说

哕有胃风胃火之哕，有因病致虚之哕，阳明病之最危者也。《说文》：哕，气牾也。《玉篇·十七薛》哕，逆气也。《唐韵》：于月切[2]，音颾[3]。《集韵》：颾，又音郁。与诗"哕哕"之读作 音、《玉篇》所谓：火外切，鸟语也者不同。盖"哕"有"郁"音，即有"郁"义。音义既明，然后以《伤寒论》若呕，若吐，若干呕，若咳，若噫，若噎等病，同为气逆上冲及气息不调者分别观之，乃知哕之一证，为病最重。治之必分冷热两途，投剂若差，动关生死[4]。徒曰气逆而

已，正不足以救此病之危也。先论呕吐，东垣云：呕者，声物兼出。吐者，物出无声。精言之，则吐为直冲而出，呕必作势而出。呕有声，吐无声，而皆有物。则呕与吐分，而皆非哕也。再论干呕，东垣以其声出而无物，即与哕并言，徒以哕亦声出无物耳。然哕与干呕虽同为声出无物，而病则截然两种。王安道谓：干呕为哕之微，哕为干呕之甚。虽分微甚，而仍作一病。观不思干呕之有声也，为物不出而有声，其声恶浊而若断。哕之有声也，为但有声而无物，其声短促而联属。病大不同，岂仅微甚之谓乎？至成无己且云：哕即咳逆。则咳逆两字屡见于《金匮》痰饮病中，与嗽则不甚相远，与哕则大相悬绝，尤不能视为一病。安道驳之良是。然安道又出吃忒两字，谓咳逆即是吃忒，吃忒非即是哕。岂知哕正可称吃忒，吃忒正不可名咳。若以咳逆谓即吃忒，则仍以哕为咳，而误亦与成氏同矣。况《内经》治哕有以草刺鼻取嚏之法，又曰：无息而疾[5] 引之，立已；大惊之，亦已。则未闻以咳者而可以嚏止，可以疾引、大惊而止者。《内经》论咳又有咳逆甚而见血一条，正以咳之不止，血随咳出，又未闻以哕之不止而因哕见血者也。余读"内则"[6]：子事父母，不敢哕、噫、嚏、咳。既说哕，又说咳，则哕之非即是咳，不更可意会欤？夫吃忒已是后世俗称，而后世方言又各不同。即如吾苏俗称于安道所谓吃忒者，又称为打呃，打呃又称为冷呃。自有冷呃之称，而一见有呃，遂以为呃无

---

① 谰（lán，音蓝）：欺骗。
② 于月切：用反切法标出"哕"的读音。
③ 颾：用直音法标出"哕"的读音。
④ 动：常常。
⑤ 疾：快。
⑥ "内则"：《礼记》中的一篇。

不冷，竟用丁香柿蒂汤之辛温，施诸阳明病热极垂危之际，则称名之不正害之也。不知呃之出于平时者，则如《灵枢》所云：谷入于胃，胃气上注于肺。今有故寒气与新谷气相乱，气并相逆而为哕者，则无端呃作，并不兼见他病。此哕定属于寒，则谓之冷呃。而予以丁香之温正合。即不然而用《金匮》"呕吐哕"一门生姜半夏汤、橘皮竹茹汤亦有合者。然此仅哕之轻浅者耳。若在伤寒温热病中，则有冷热两途，而其为病也大矣。如阳明病，不能食，攻其热必哕。又曰：大吐大下之极虚，复极汗出者，因得哕，此则因攻致虚，几于虚脱，即名之以冷呃，亦无不可，因其本宜于温中。独有太阳中风，火劫发汗后，久则谵语甚者致哕。又若阳明中风，有潮热、嗜卧、一身及面目悉黄、小便难、时时哕。又若腹满不能食，欲饮水，与水则哕。又若阳明不屎，腹满，加哕者不治。此则皆为胃中实热，不急用大、小承气撤其热即死。而亦因冷呃二字之相沿，竟若不呃则已，呃则未有不冷者，而仍用丁香之温剂，否则仅用橘、半、竹茹之轻剂，则其误于称名之不正者，害且不可胜言。前人只从气逆上图治，安得及救此阳明最危之病耶？且仲景时之哕，多得之极吐汗下，属冷者多。今则每由失汗失下得之，故属热者多。余于同治癸亥在上海病，中见哕不省人事者旬日，余子润庠以大承气一服得生。越八年辛未，余友青浦胡海霞明经亦见此证，于温病中飞艇延治，至则医已连进丁香，且议投肉桂矣。余曰：此证必见五臭全，方可活。谓臭汗、臭痰、臭屎、臭尿、及放空亦臭也。乃仅予以芩、连、丹、芍，少佐元明粉，而未及三日，五臭已全，病若失。则其病之为胃风胃火，而非冷呃，不甚明哉！嗟乎，此证之以称为冷呃而死者，不知凡几。惟其愈用辛热愈见寒象，故病家终不悟耳。

世又有以哕为噫者。《说文》：噫，饱食息也。《一切经音义》引作"饱出息"。《玉篇》同此。皆伤食所致。与《鲁论》：孔子之噫，一为伤痛声，一为心不平声者异。亦与《诗·噫嘻》：成王庄子大块噫气、汉梁鸿作"五噫歌"并异。而皆不可以哕当之。又有以哕为噎者。噎，则《说文》曰：饭窒也。《通俗文》：塞喉曰噎。《续汉书·礼仪志》：民年八十、九十，赐玉杖，端以鸠鸟为饰。鸠，不噎之鸟也。《后汉书·明帝记》：祝哽在前，祝噎在后。亦皆防其伤食。与《诗·王风》：中心如噎。传云：噎，忧不能息也者，尤不可以哕当之。两说亦皆非也。至"呃"字，仅见《玉篇》中，《广韵》无呃字，有呝字，皆于革切。呃之与哕字虽不同，而其为气逆则同。《玉篇》释作鸡声，《广韵》释作鸟声，正是形容短促而联属之声，并为气逆所致。而所关系者尤在冷热两途。明乎此，而知哕即吾苏之所谓呃，独不得囿于吾苏之所谓冷呃，则宜温宜清之辨，即可生可死之分。病家于此最危之证，其可安于不知也哉。

周鹤亭太史云：明人作《正字通识》者，谓其疏舛[①] 颇多，不可为典要。独其于哕字释作呃逆，则大可从也。信然。

霍 乱 论

霍乱一证，有寒有热。热者居其九，寒者居其一。凡由高堂大厦乘凉饮冷而得之者，仲景则有理中、四逆诸方，后世亦有浆水、大顺、复元、冷香饮子诸方。病多属寒，药则皆宜用热。若夫春分以后，秋分以前，少阳相火、少阴君火、太阴湿

---

① 舛（chuǎn，音喘）：错误。

土三气合行其令，天之热气则下降，地之湿气则上腾，人在气交之中，清气在阴，浊气在阳，阴阳反戾，清浊相干，气乱于中，而上吐下泻。治此者，宜和阴阳，分清浊，以定其乱，乱定即无不愈。此则病非寒也，而亦非尽用寒药也，即如薷、藿、平、陈、胃苓等汤，习用之剂，亦皆温散温通，特不可用姜、附、丁、萸之大辛大热者耳。又有不吐不泻而挥霍撩乱者，则多得之饱食之后，凡夏月猝然冒暑，惟食填太阴，亦曰饱食。填息一证，为病最速，为祸最酷，而人多忽之。即有知者，亦仅以停食为言，绝不信其为闭证之急者。闭则手足肢冷，六脉俱伏，甚则喜近烈日，此乃邪闭而气道不宣，非气脱而脉绝不续。其畏寒也，正其热之甚也。闭与脱之分，一为邪闭而脉伏，一为气脱而脉绝。脱者误开，气散而死。闭者误补，邪锢而死。人之死于邪闭，定较气脱而死者易，且较气脱而死者速。病家不明此理，一见邪闭，未有不疑其脱者。况乎人之将死，总可云脱，孰肯于此时再说是闭？于是乎病之亟宜解利者，虽有明眼，何能违众？谁知此证只欠一吐而已。自吐法之不行，而凡病之可以一吐愈者，轻且一用消导而亦愈者，往往不死于补，即死于温。原其所以用温之故，则以阳气退伏于内，不能外达于表，脉道每先不利，而反见畏寒。此时外治之法，熨葱灼艾、热汤沃洗类皆用温，乃以此为据，遂谓用药自宜于温，不思外治汤水本无用寒之理，岂可因外治之必当用热，而信以为服食之亦宜于热哉。此外更有四肢厥逆，甚至周身如冰，而竟不恶寒，反有恶热者，此更是内真热外假寒，即厥阴经中热深厥深之象，轻亦热微而厥微，岂独不用四逆、理中，即姜汤、米饮及五苓散中之桂枝亦不可用。而且宜用苦寒之剂，佐以挑痧刮痧

等法，刺出恶血以泄热毒者，此则并不宜于温散温通矣。同治壬戌，江苏沪渎时疫盛行，绵延而至癸甲。余尝以石膏、芩、连清而愈之者，则暑湿热之霍乱也。以凉水调胆矾吐而愈之者，则饱食填息之霍乱也。其肢皆冷，而其脉皆伏。维时大医立方竟用丁、萸、桂、附，日毙数人。问其所以然，则曰君不见夏月井水乎？何以天令如此之热，而井水如此之寒也？夏月伏阴在内也。张介宾曰：人见此时之天热，不见此人之藏寒。天下惟格物①能致知，诸君请退，毋溷乃公。明日厥不还，灸之不出，冷且益甚，则曰：如此热药，体尚不温，设更投凉，其冷何若？病家闻之，曰唯唯否否。卒未有能破其局者。

《素问·六元正纪大论》曰：太阴所至，为中满，霍乱吐下。又曰：土郁之发，民病霍乱呕吐。《灵枢·经脉篇》曰：足太阴厥气上逆，则为霍乱。此不定其为寒为热者也。惟"气交变大论"：六己年，少宫运，岁土不及，民病飧泄霍乱，是为寒中。然值己巳、己亥，相火在泉，民即无病。则可见此证之属寒者少，而属热者多矣。至于《伤寒论》中所载霍乱，则有既吐且利，而大汗出，脉欲绝者。有吐利汗出，发热恶寒，四肢拘急，手足厥冷者。有恶寒脉微，利止亡阴者。有下利清谷，汗出而厥，吐已下断，汗出而厥者。此必有吐有利，有汗有恶寒，方是理中汤、四逆汤、四逆加参、四逆加胆汁诸方，用以运行上下，通达内外，为寒邪直入厥阴之霍乱。若不然者，则仍暑湿热之三气为之，不可固执为寒。辄死于一口之生姜红糖米饮汤也。王孟英《随息居》于此证独有见地，余曾撷其胜而为之说。

---

① 格物：透彻地研究事物的道理。

暑疟、暑痢论

疟、痢之不治，多由于以实作虚。夫疟有虚疟，痢有虚痢，无不因乎病久而成。阴虚则宜补阴，阳虚则宜补阳，皆所以治疟、痢也。若夏秋之交，感受暑湿热之疟、痢，则是疟、痢之实者。而亦作虚治，即不然亦不敢作实治，则其疟其痢势必久而不除，终则果变为虚，或成疟母，或成休息痢。虽已受累无穷，亦尚不为大害。然竟有淹缠而殒其生者，盖实本不死，而惟以实作虚则竟无不死也。《周礼》：秋时有疟寒疾。贾公彦疏：惟火沴①金。盖以秋金为收令，而大火西流，蕴崇于内，遂病为疟。疟脉自弦，弦数多热，宜凉散。弦迟多寒，宜温散。无痰不作疟，宜导痰。疟不为汗衰，宜取汗。取汗之法，不外柴胡一味，用以和解少阳。仲景于少阳禁汗者禁麻黄，非禁柴胡也，非禁柴胡之属也。如更挟暑，必用香薷。叶先生于暑不用香薷，于疟不用柴胡者，以先生重名人，之以疟延治，必已过薷、柴之会。若他医当病之初，辄据此以为香薷、柴胡。叶先生所不用，而直认作不可用，则此意先昧然矣。痢者，古称滞下。下字，亥驾切。去声。读作"自上下下"句之第三字。盖谓滞而不下，非谓下之多也。凡里急腹痛后重，频并虚坐努责，数至圊②而不能便，皆以滞而不下之故。不可升提兜涩，不可滋腻温补。必用厚朴以泄满，枳实以导滞，槟榔以达下。重则须用生军。其挟暑者，必兼香薷饮、天水散诸方。此则暑痢之要道也。彼四神丸、乌梅丸，则治五更泄泻，厥冷久利，与此时无涉。如其腹痛之甚，正是滞下之甚，当从痛则不通，通则不痛之说，不可误引痛者寒也，有寒故痛之文。倪涵初

"疟痢三方"，虽未赅括，大段不差。诚以疟无截法，以发为截。痢无止法，以通为止。发，正所以截之也。通，正所以止之也。欲截欲止者，不可误也。夏秋疟、痢，寻常之病耳。此种浅语，本不当说，乃病家于暑疟、暑痢亦无不以虚寒为词，将腑病认作脏病，故亦不得不辨耳。余尝遇一月一作之疟，三年不愈之痢，其故何耶？始不过以实作虚而已矣。若夫疟之久而果为虚疟，即用补中益气汤仍恃升、柴。痢之久而果为虚痢，即用七味白术散仍赖葛根。其理可知已。总之，因虚而死者，其死也迟而难。以实作虚者，其死也速而易。非真一名为虚，即可立于无过之地也。病家而不知也，尚何望哉。

咳　嗽　论

经云：十二经皆有咳，不独肺也。但以肺为华盖，其位最高，为诸气出入之道路，故咳无不涉于肺耳。咳与嗽有别，其标皆因乎痰。有声有痰者谓之嗽，有声无痰者谓之咳。而痰与饮又有别，其本皆出于水。水之稠者为痰，水之稀者为饮。稠则嗽之即出，稀则非咳不出。且有咳而不出者，人遂谓为干咳。共目为肺之燥，而不知其为脾之湿。非独湿与干相反，且并水饮两字，从此亦不闻于世，而其所用药无非滋润之品。饮证得之，愈润愈燥，遂成炎上之火。及其火既上炎，而煎熬津液，变为骨蒸。卧则喘作，动则汗出，痰气腥秽，喉破失音，变为痨瘵劳怯之状，皆可预计。病至此，不可为矣。夫咳嗽初起，本为微疾。治之之法，皆在《金匮》篇中。《金匮》于咳嗽分作两门，一在肺

---

① 沴（lì，音立）：相克，相害。

② 圊（qīng，音青）：厕所。

痫肺痿门，为第七。一在痰饮门，为第十二。同一咳嗽也，其所以必两见者，岂无故哉。详玩两门方治，一主达表散壅，一主涤饮利气，独不于此时一用滋补。乃时人一见咳嗽，绝不用达表利气法，而辄以兜铃、蛤、壳、紫菀、款冬、阿胶、沙参、二冬、二地、龟板、鳖甲之属，凡与咳嗽为仇者，罔不毕集。猥①云：伤风不醒便成劳②。未几而果成劳病。是其所以成劳者，药为之，非病为之也。及其既成势，无可救。孰知劳之为病，本不能救于已成之后，而必使之不成于未劳之先乎。其何以使之不成？则有表宜散，有壅宜达，有饮宜涤，有气宜利，及其有火则宜泄宜降。咳嗽虽久，万无不止之理。即不然，而并不服药，咳嗽亦能自止。此正不令成劳之大作用也。况既曰伤风，何以使之不醒？即不醒矣，何以任其不醒？即使久而失音，如古所谓"金空则鸣，金实无声，金破碎亦无声"者，亦当有别，仍不得但作破碎观也。然而难矣。

喘壅非即喘脱辨

天位乎上，地位乎下，人生其间，一气所包举而已。人在气中，犹之鱼在水中。鱼不自知其在水，人亦不自知其在气。气即是风，人之气息顷刻离风即死。《内经》言：风气通于肝。是即生生不穷之气也。凡所为③阴气、阳气、卫气、营气、中气、宗气、水谷之气，皆就吾身之气之正者言之。凡所为热气、冷气、陷下气、逆上气、升降不利之气，皆就吾身之气之病者言之。是气也，呼则出，吸则入，得天地之清宁。其数常，出三而入一。人惟不知身内之气全赖有身外之气，故但知有身以内之气，不知有身以外之气耳。夫人一呼则气出，所出者身以内之气

也。一吸则气入，所入者非身以外之气乎？无身以外之气，则身以内之气便不灵，而不相为用。故人死而气绝者，外之气不能入内之气，但有出则气绝不续，理有固然。人当无病之时，内气外气息息相通，时以新气换陈气，即以正气敌邪气。一遇外感内伤，则本气即为之郁。所谓郁者，内气不得通，则外气不得入。但去其气中之郁，则气之不入者自入，即气之不通者自通，而气复其常，何病之有？一经滋补，始但阻滞乖忤，继则周身壅闭，内气愈不通，外气愈不入。不通不入，其气乃绝。吾见喘壅一证，往往胸高膈满，掇肚抬肩。此时此际，有宜散表以通其气者，有宜疏里以通其气者，有宜清热逐寒以通其气者，有宜消食导痰、行淤解结以通其气者。不此之务，而将气为邪壅之喘认作无气以续之喘，谓之上气不接下气，视同少阴息高之证，抑之、遏之、降之、纳之，转壅转补，转补转壅。旦夕之间，含补而死，良堪痛悯。故不惮作危苦之词以告病家之欲明此理者。

《说文》：喘，疾息也。疾息也者，本书"歂"④。口气引也⑤。《广雅》喘，息也。《释名》：喘，湍也。湍，疾也。气出人湍疾也。《史记·仓公传》：令人喘逆，不能食。《难经》：喘咳。张世贤注：肺主气。邪居肺，则气不顺而喘咳，此皆与《汉书·丙吉传》"牛喘吐舌"、《王莽传》"匈喘肤汗"同为气逆不顺而已。至于虚脱之喘，则必与他不治之证同时并作，方可虑其致脱。奈何一见不顺之气，并无他不治证，而即以脱为言哉！

---

① 猥：苟且。
② 劳：通"痨"。
③ 为：通"谓"。
④ 本书"歂"：言"喘"字原本写作"歂"。
⑤ 口气引：呼吸不通畅，气息前后接续不利。

逸 病 解

自逸病之不讲，而世但知有劳病，不知有逸病。然而逸之为病，正不小也。刘河间《伤寒直格》列有"八邪"。稽其目，曰外有风寒暑湿，内有饥饱劳逸。逸，乃逸豫、安逸，所生病与劳相反。经云：劳者温之，逸者行之。行谓使气运行也。则《内经》本有逸病，且有治法。乃后人引河间语，每作"风寒暑湿、饥饱劳役"。夫河间以"内外八邪"标题，既曰八邪，当有八病。故以饱与饥对，逸与劳对。若作劳役，则只有七邪矣。此《内经》所以谓劳则宜从温养，逸则利于运行。早将劳与逸截分两病也。张子和云：饥饱劳逸，人之四气。陈无择云：疟备三因，饥饱劳逸。二子并能言之审其病之为逸，便须用行湿健脾、导滞理气之法。凡人闲暇则病，小劳转健。有事则病反却，即病亦若可忘者。又有食后反倦，卧起反疲者，皆逸病也。流水不腐，户枢不蠹，其故安在？华元化曰：人体欲得劳动，但不当使极耳。动则谷气易消，血脉流利，病不能生。否则五禽之戏，熊经鸱顾[1]，何以可求难老也？许鹤巢中翰闻余言而趣之[2]，且云枚乘《七发》所以能愈楚太子者，其即此病也。夫语足解颐，而余亦因此益悟仲景理中之旨。夫逸之病，脾病也。脾为太阴，为阴中之至阴。中者，阴也。故仲景之理中汤，即仲景之理阴法。以白术为君，干姜为臣，参、草为佐。此则真理阴也。自张介宾不识"阴"字，以阴为血，必用熟地理阴，一若重用熟地多至八两，而血即可补足者，致灵胎有"熟地入肚，立化为血"之讥。其于仲景温药理阴之法相去几何耶！王公大人以久逸之体，待漏入朝[3]，亦若同于风霜劳顿，而多享上寿者，正赖有此小劳以治其逸。况每日五更，独得乾坤清气为多哉。

因此又悟李东垣升阳散火之方，不用阳药，又不用阴药之妙，则以其人另是阳为阴遏之病，不是阳虚，亦不是阴虚也，此即河间逸病也。亦即经所谓：逸者，当行也。逸病夫传，而阳为阴遏之病亦失传。行之之法失传，而升之散之之法亦失传。余特为表而出之，作逸病解。

烟 漏 说

自张洁古有"古方今病不相能"之说，人遂谓今病非古方能治。然今人万病，皆古人所已言，未闻别有古人不知之病也。若今所有烟漏一证，则真是今病而为古人所未知，即为古人所未言。向闻烟客多肠燥，往往大便干结为脾约。而何以有烟漏？盖所称烟漏者，即下利也，即滞下也，亦即俗所谓痢疾也。人于伤寒之下利，且以漏底为名。况今以肠燥之人而忽有利，得不称为漏乎？至一加以漏之名，则既名漏，自当塞乃愈。塞而愈漏者，何也？以其本非漏也，以其本是滞下，故以塞者滞之而更滞也。或因伤于饮食，或以感夫暑热，或以湿多而成五泄，皆足以致滞下。其病多见于春夏秋之交，烟客病，即非烟客亦病，特烟客卧多行少，其气更易滞耳。或曰：然则烟漏一证，将何法以治之？余曰：此必不视为烟客，不名之为烟漏，仍从滞下正法，以通为止，则漏自止。人既曰漏，亦不必定以非漏争也，但须知此漏之必得通而止，则正所以治漏，

---

[1] 熊经鸱顾：华佗"五禽戏"中的动作。

[2] 趣之：认为我说得对。趣：对。

[3] 待漏入朝：每天都要准时上朝。漏：漏壶，古代计时的工具。

亦即所以治烟漏也。吾见滞下之以名为漏底，而卒至不起者，皆害于不为之通，故并于此发之。

烟漏之所以然者如是，是当推本于烟，为烟客筹调理之法。人身脏为阴，腑为阳，一呼一吸以奉生身。及其病也，在腑为轻，在脏为重。一脏受病为轻，五脏皆病为重。人固罕有一病而涉五脏者，有之，自烟客始。夫人咽喉二窍，喉主气息，即气管也。咽主饮食，即食管也。喉系通于肺，呼吸出入，下通心脾肝肾，为气息之道路。咽系通于胃，水谷皆由此入，为饮食之道路。饮食下咽，熟软生硬皆能容受而停留胃中，其精微上输脾肺，其糟粕下入大小肠。人之以饮食伤而为病者，在腑而不及脏。若气管清净之地，不能容受些许有形之物。而惟烟之入也，有气无形，随其人之本气相为呼吸。其呼也，上出于心肺。其吸也，下入于肾肝。而位乎其中，以司呼吸之出入者则于脾。人之有脾也，本藉胃中水谷气以生以化。今烟气径达脾中，较之饮食之入必由胃而后及脾者，其行倍速。是以烟才入喉，顷刻周流充达。对时不举，失烟气之充周，犹之过时不食，失谷气之荣养。其体倦，脾为病也。涕，肺为病也。汗，心为病也。泪，肝为病也。肠燥，肾为病也。至其为引，必对时而作者，脾主信，脾之为病最先也。故五脏俱病，而脾尤甚焉。平时调理，自当以健脾为主，兼补兼行，旁及四脏。昔林文忠公方，深合乎仲景理阴之治，此即治烟良法，一建中而五脏俱安者也。至于病名烟漏，实即滞下，则仍是腑病，不是脏病，不可不治其腑。此病真是今病，真古人所未知。然而药则仍是古人之药也。

卷 八·文 八

真中风论 附：痹痿厥

风、痹、痿、厥四病，《内经》各有专篇。而风之为病也尤多。《伤寒论》之中风，即今所谓伤风，如经言：风寒客于人，皮肤泄则洒然，寒闭则热而闷者是也。此与《金匮》：风之为病，当半身不遂，脉微而数者不同。《金匮》之言中经、中腑、中脏者，则经所谓风气入通于肝，及所谓诸暴强直，皆属于风；诸风眩掉，皆属于肝。此则真中风也。善解此证莫如河间。河间谓此多由热甚兼燥，而热为主。心火暴甚，肾不能制，则阳实而热郁，甚则心神昏冒，猝倒无知，皆以热甚故也。此河间主火之说也。至东垣则以气言，气因火郁也。丹溪则以痰言，痰因火结也。二子者，虽一主气，一主痰，实皆主火，而亦皆为通论。盖人身无内风不招外风，无内火不起内风，风由于火，火又生风，风火交煽，风为标而火为本。苟得内火之降，则内风熄。苟得内风之定，则外风除。然则欲去风于外者，安得不先去火于内耶？缪仲醇曰：休治风，休治燥，治得火时风燥了。知其要矣。喻嘉言宗之，制祛风至宝膏，用药二十六味，炼蜜为丸，如弹子大，每服一丸。方以清火为主，佐以祛风。盖清火以治病本，而祛风以治其标。若阴已伤，加以和阴。陈修园载诸《金匮·中风门》注，极表章[1] 之，皆所以治真中风也。若夫《金匮·血痹

虚劳门》中方，则专以治非风之证，断非可以治真中风者。自夫人以虚劳之病，概作中风，而不问张介宾之所谓非风。又因介宾有非风之说，而从其说者，又将真中风之病概目之为非风。想当介宾时，必以非风为辨。而当今之世，则又必以非非风为辨。果遇非风，自当从非风治。若非非风，则仍当从风治。而治风之要，尤在清火。火之不降，风必不除。《洄溪医案》首章即是治风正轨。凡病皆有两端，焉得归于一致？而于此病，则既当辨其是非，尤当辨其非非。庶真中风者，不尽死于非风之说也。彼病之近于风者，又有痹。痹病亦多由于热，其风气胜为行痹，风，阳邪也，本热也。湿气胜为着痹，湿上甚为热也。寒气胜为痛痹，寒闭而为热也。即喉痹亦多热证，非虚证，皆非"血痹门"中之所谓虚劳者。至于痿，则更为热。经屡言肺热叶焦，而肝心脾肾之热皆能致之，非独骨痿之生于大热也。经又谓治痿独取阳明，石膏为阳明主药，言取阳明，则所取之为石膏，不待言矣。至于厥，则有寒厥，有热厥。其为寒厥固多，而热厥亦不少。余所见除一二虚劳外，无非热厥。治皆从仲景厥应下之之法。以余所值为燥火之运，故人病多属燥火。若在寒湿湿寒运中，当不如是。今之燥火尚有四十年，以后值寒湿六十年。过此以往，又值风火火燥者百二十年。他时运气转移，

----

[1] 章：通"彰"。

自有明者应运而生，余则就今言今可矣。

释　饮

痰饮之名，始于仲景，详见《金匮·第十二》。篇中有二饮、四饮、五饮之别。二饮者，曰留饮，曰伏饮。仅以病之新久言之，留则留而不去，伏则伏而不出，无所关于治要也。四饮者，悬饮、溢饮、支饮、痰饮。悬，谓悬于一处，每聚胁下，故胁痛。溢，谓溢于四旁，每渍肌肤，故肤肿。支者，如木之有枝，或左或右，每易上逆，故胸膈喘满而不得卧。分言之，则饮有三。合言之，则总为痰饮。而亦不外乎留伏之理。但水之稀者为饮，稠者为痰。水得阴凝聚为饮，得阳煎熬成痰。此则治有殊矣。五饮者，水在肝，胁下支满，故嚏则引痛。水在心，筑筑然悸动，火与水为仇，故不欲饮。水在脾，脾恶湿，故身重。水在肺，吐涎沫，肺不得清肃，故渴欲饮。水在肾，肾本为水脏，正不胜邪，故脐下悸，欲作奔豚。此之谓五饮。久而不愈，而或悬、或溢、或支之无定者，亦皆为留伏而已。今夫人身之所贵者，水耳。天一生水，有气以为之母，有胃以为之海。故饮入于胃，游溢精气，上输脾肺，下输膀胱，水精四布，五经并行，何病之有？及其水不通调，日积月累，转为淤浊，而水饮成焉。是故水饮之患，未有不起于胃上脘者。但有一毫阳气不到处，即为水之所伏留。盖阳得充足，则阴气化为津液，以资灌溉，而奉生身。阳失运行，则阴气即化为水而成病。从其初而言，则水停于胃，流于胁，泛于肌肤，逆于胸膈，此四饮所由来也。从其既而言，则水由胃而上入阳分，渐及于心肺；下入阴分，渐及于脾肝；至肾而剧，此五饮所由来也。病之初起，不外乎风寒外侵，肥甘内滞，气机因而不利，往往畏风，畏寒，汗闭，溲闭，咳逆，倚息不得卧，甚则肤肿。水为阴邪，故时而头目眩晕，是水邪怫郁，阳气不上升，非痰火湿热之谓也。时而口干舌燥，是水邪阻遏津液不上潮，非阴虚火旺之谓也。且水饮之脉必弦，或双弦，或单弦。其弦之见于右关者，象类数，亦非数，则为热也。其舌必光滑而不立苔，此则沮洳之地① 其草不生，亦非阴虚内热之所谓。光如镜面者，也于此求治，或开鬼门，或洁净府，总宜以导痰涤饮为事。随证酌加他药，而不可遽补。虽在高年，亦必先通后补。即补亦惟参、术、姜、附是宜。若洋参、石斛之养胃，生熟二地之滋阴，麦冬、阿胶之保肺，兜铃、蛤壳之清金，贝母、栝蒌辈之滑痰润燥，则皆宜于他人之火燥，适相反于此。人之水寒患者，固不能以病凑也。总而言之，振胃阳以逐寒水，宜汗则汗，宜利则利。即使久咳肺虚，终是水寒在胃，故虽行补剂，亦惟壮气以通阳，不可益阴而助病。仲景小青龙汤及理中汤、真武汤辈，皆水饮正治之方也。今不言饮证，废此数方而反有所谓阴虚痰饮者，夫痰饮为阴盛之病，乃以阴盛而谓为阴虚，则其用药为何如哉？

饮证平时服枳术丸法：

《金匮》枳术汤，用枳实七枚，术二两。今从张洁古法，改汤为丸。将二味研末，搅令匀，另用锅巴焦、青荷叶煮汤糊丸，如桐子大。次第作为三料。第一料用枳四两，术二两。第二料用枳、术各三两。第三料用术四两，枳二两。每日食远后吞服三钱。冬月用淡姜汤，夏月用藿香汤送。久之，自然有效。

按：《金匮》君枳臣术，汤以荡之。

————————

① 沮洳之地：低湿的地带。

枳多术少，以泻为主。易水君术臣枳，丸以缓之。术多枳少，以补为主。至于宜泻宜补，多寡久暂之间，则孰君孰臣？有此三料，病人可自为转换也。此方主治甚多，而治心下坚大、边如旋盘者尤验。

宿饮除根服控涎丹法

此陈无择三因法也。用甘遂、大戟、白芥子等分，末之，糊丸，如桐子大。临卧，姜汤服五七丸至十丸。痰盛者，量加之。

凡甘遂若干，用甘草四分之一煎汤，浸三日。汤黑去汤，再换清水。日浸日淘，每日换水数次。三日后，去心，再淘再浸，以盆中水无殊色为度。取出沥干。面裹如团，煨至面团色黄，去面，晒干。大戟去旁枝，水浸透，去皮骨，切晒。白芥子微炒。共为末，成丸听用。

按：甘遂能行经隧之水，大戟能泄脏腑之湿，白芥子能搜皮里膜外之痰。主治甚多，而背寒如掌大一块者，非此不能去之。

释　燥

《内经》病机十九条独不言燥。喻嘉言作《秋燥论》，初谓十九条内"诸气膹郁"、"诸痿喘呕"皆指燥言。继又似乎十九条内自有"诸涩枯涸，干劲皴揭，皆属于燥"十二字，则将于经文十九条去何条而入此条乎？余初讥其杜撰，继乃知此十二字为刘河间《伤寒直格》中语。嘉言以其句似《素问》，故即以为是《内经》。其燥之一证，有由风来者。则十九条内"诸暴强直，皆属于风"是也。有由湿来者，则十九条内"诸痉项强，皆属于湿"是也。风为阳邪，久必化燥。湿为阴邪，久亦化燥。并且寒亦化燥，热亦化燥。燥必由他病转属，非必有一起即

燥之证。《内经》所以不言燥者，正令人于他证中求而得之。由是而证以经文及《伤寒论》各病，则凡六经皆有燥证。嘉言所制清燥救肺汤一方，独指肺金而言，断不足以概之。如人病头项强直，项背强几几，脊强而厥，腰似折，䐃如结，髀不可以屈，则太阳之燥证也。头面动摇，缺盆扭痛，卒口噤，齘齿，脚挛急，卧不着席，轻亦口干舌苦，则阳明之燥证也。口眼㖞斜，手足牵引，两肋拘急，半身不遂，则少阳之燥证也。又若腹痛吐利，胸内拘急者，则太阴之燥证。恶寒倦卧，尻以代踵，脊以代头，俯而不能仰者，则少阴之燥证。睾丸上升，宗筋下坠，少腹里急，阴中拘挛，膝胫逆冷者，则厥阴之燥证。燥必血虚而筋急，仲景谓之为痉。所以治风用葛根，不独以辛散祛风，发汗太过。治湿用栝蒌、茵陈蒿，不独以香燥逐湿，耗竭肝阴，意有在也。风湿之外，凡大筋软短，小筋驰长，以及身体烦疼，骨节掣痛不能转侧等证，多因于寒热之久，亦可在十九条内。属寒属热，各证求之。若以言乎六经之燥，则惟阳明一条最为重候。盖以肺固属金，而手、足阳明之胃、大肠正属燥金，为六气之一。而可独指肺金为燥哉？嘉言惟不识十九条之皆可以求燥证，故不知十九条之所以无燥证耳。至补出秋燥一层，自有卓见，不可没也。

清燥救肺汤，惟人参七分、石膏二钱五分尚允。甘草一钱、桑叶三钱太重。其麻仁一钱、杏仁七分、再加炒黄阿胶八分、枇杷叶一片，太轻。此亦误以徐之才"轻可去实"之轻字为分两之轻耳。此方取以治肺家纤小之病正合。若燥之大者，及胃大肠燥金为病，亦用此方，其何济乎？

老 年 治 法

《素问·五常政大论》：阴精所奉其人寿，阳精所降其人夭。盖以阳能发泄，阴能坚凝。阳固可贵，阴亦未可贱也。《上古天真论》：年半百而动作皆衰。《阴阳应象论》：年四十，而阴气自半也，起居衰矣。于此益知垂暮之年阴易亏而阳易强。不知何时认作老年多阳虚，老年之药宜补阳。而老人则自此危矣。昔之言老年治法者，宋陈直有《养老奉亲书》，元邹铉有《寿亲养老新书》，明刘宇有《安老怀幼书》，皆不传于世，未知其意云何。

国朝大医，则惟灵胎徐氏最为善治老人。其言曰：能长年者，必有独盛之处。阳独盛当顾阴，阴独盛当扶阳。然阴盛者十之一二，阳盛者十之八九。阳太盛者，非独补阴，并当清火以保阴。乃世为老人立方，总以补阳为事。热甚者，必生风，是召疾也。若偶有外感，尤当使之速愈。老年气血不甚流利，岂堪补住其邪，以与气血为难？故治老人感证，总与壮年一例。或实见虚弱，量为补托，则当就其阴阳之偏胜而损益使平。试察千年之木，往往无故自焚，阴尽火炎，万物一体。断勿以辛热助亢阳竭阴气，当耆艾之年而加以焚如①之惨也。灵胎之论，悉合经旨。诚能体味其言，并会《内经》阳隔当泻之意，自不致如粗工之败事矣。惟所指老人阳证，如头热，耳鸣，面赤，目赤，肤燥，便燥，其脉洪者，犹人所易见。余更推之，则凡昔肥今瘦，不耐烦劳，手足畏冷，腰脚痠软，筋络拘挛，健忘，不寐，口流涎沫，泾溲频数，阳痿不举，其脉沉小者，皆阴竭而血不充，热甚而水易沸，阳蓄于内，不达于外。此正人所据以为阳虚者，尤不可不辨也。张文昌诗：老去相

传补益方，以老年而商补法。鄙意以为，惟董文敏所传延寿丹一方最为无弊。延寿丹者，思翁年登耄耋，服此神明不衰，须发白而复黑，精力耗而复强。梁茞林中丞云：我朝服此方者，亦不乏人。咸能臻上寿，享康强，黄发变元，腰脚转健，真延年却病之仙方也。又云：康熙朝有人珍公手录是方，字带行草，断为晚年所书，其效尤为可睹。余就养以来，自处方剂虽不全用此方，而取意必本于此。今年近七十矣，须发未见二毛②，灯下能书细字，未始非不服阳药之功也。录方如下，并为各药注释焉。

延寿丹方

何首乌七十二两　豨莶草十六两　菟丝子十六两　杜仲八两　牛膝八两　女贞子八两　霜桑叶八两　忍冬藤四两　生地四两　桑葚膏一斤　黑芝麻膏一斤　金樱子膏一斤　旱莲草膏一斤

酌加炼熟白蜜捣丸。

附：延寿丹方药解

何首乌，白雄赤雌，两藤交互，夜合昼疏。故以开合为功，能治错杂之病。气味苦辛。冬至后采者良。用雌雄各半，米泔水浸三日，竹刀刮去皮，切为片。每一斤取淘净黑大豆二升，柳木甑上蒸之。豆熟取出，去豆，晒干。换豆再蒸。如是九次。晒干为末。自第二次至九次，将后八味于末为末前，各拌蒸一次尤妙。豆则始终用之。

豨莶草，味苦辛，气膄③。采于五月中者佳。感少阳生发之气，凡热淤生湿，

① 耆艾：指年老或老人。焚如：燃烧的样子。
② 二毛：指黑白相杂。
③ 膄：1931年中医书局本作"燥"。

腰脚痿软者，此味有专功。温水洗净，九蒸九晒，用酒与蜜洒之，洒宜令匀。晒干捣为末。

菟丝子，味辛平。当春末夏初，丝縈蔓引。其实结于季夏，得金水之气。肾阳不足者，助阳味以化阴。肾阴不足者，助阴味以化阳。米泔水淘净，略晒，拣去稗子，酒浸一昼夜，乘潮研碎，微火焙干，再研极细。

杜仲，辛甘而苦味厚。功专肾、肝，温不助火，以其阳中有阴，故非偏于阳也。竹刀刮去粗皮，每斤用蜜三两涂炙，炙至蜜尽为度。或用青盐水浸一宿。所贵在丝，不可炒枯。新瓦上焙干为末。

牛膝，味苦气温。怀庆府产者，根极长大而柔润。能引诸药下行。凡四肢乏力者不可缺。以其善达木火于金水中也。亦用青盐拌之，晒干为末。

女贞子，气味甘温。一名冬青实。子色黑者真。凡肾阴虚而有热者宜之。孤阳不生，得阴乃能有子。理之常也。蒸烂摊开，尽一日晒干。研末。放地上得地气。

桑叶，气味苦甘寒。经霜者佳。能以利血之功获治风之效。下通命门，上合心包，以升阴中之阳，降阳中之阴。微火焙干。研末。

忍冬藤，味甘气微寒。藤蔓左缠，亦名左缠藤。凌冬不凋，昼开夜合。花叶皆佳，而藤尤胜。能透经脉以息风。又通大肠结燥。乙庚相生之义也。照豨莶法研末。

生地黄，气味甘寒。禀天一之真阴，为和血之上品。故能疗水不济火诸病。此方只宜生地，熟则呆滞矣。温水洗净，加水煮至中心透黑。所贵在汁，不可滤去。

桑椹，气味甘寒。为益阴妙品。故使血气自通。血为水所化，益血遂以行水。风与血同脏，益血即以息风。

胡麻，气平味甘。一名巨胜，亦曰脂麻。治风先治血，血行风自息。故风药中不可少。又能益气力，耐寒暑。

金樱，味酸涩气平。涩可治滑，故能治脾泄便溏，寝汗，入夜溲数。

旱莲，色黑入肾，气味甘酸平。折其苗有汁如墨，故名墨汁旱莲。力能益阴，故治便血而通泾溲。

黑大豆①，亦色黑入肾，肾之谷也。即肆中所用以发大豆黄卷者。井花水洗，不可久浸。久则发芽，不可用矣。

是丹以赤白首乌七十二两为君，以豨、菟各十六两为臣。佐以杜、牛、女、桑，则半之。忍冬、地黄，又半之。亦合七十二两。而以桑、麻、樱、莲四膏各一斤为使。水用井华②，火用桑柴，并忌铁器。合而成养阴退热之功。法实本于"生气通天论"：阴平阳秘，精神乃治。阳强不能密阴，气乃绝之大旨。为此方者，真善读《内经》者也。

是方又经吾苏谢善人家刊入《良方集腋》中，并载：白门陈逊斋解组归田后，二十余年只服此一方。于壬子年七十五岁时，自八月朔起，至明年癸丑重九，登雨花台，先友人而上，非若向之需人扶掖尚且气喘。心甚异之，自言不独向之不能步履者，今且行走如飞。且向已须发全白，今发全黑而须黑其半矣。逊斋固知医者，所以尤信任焉。《集腋》于方后再有加味，云阴虚加熟地。则此方本为阴虚设，已有生地，无庸③再加熟地。况熟地本不治阴虚耶？又云：阳虚加附子。更与方意不类。若果以阳虚多湿多痰，则此方全不可用。岂一加陈、半即一变为逐阴乎？

---

① 黑大豆：诸本原方中均无此药。疑衍。

② 井华：即上文所说"井花水"。华，"花"的本字。

③ 无庸：不用。

方中诸药，无非养下虚之元，清上盛之热。元参等物，悉本方之所包。岂加味所能尽？此必后人无识，画蛇添足，删之可也。

妇科经带论

妇人百病与男子同，所异者，胎产经带耳。胎产之治，见于阎氏《心法》、武氏《济阴纲目》，法已备矣。其经带二者，皆水也。人惟不知经之为水，故治之不得其道。夫经岂血之谓乎？乃天一之水耳。天一之水，出自坎宫，至阴之精而有至阳之气。其色赤，阴中阳也。古圣人所以立经水之名者，经，常也，谓常道也。以其为壬癸北方之水，故又曰天癸。世人沿习之久，见其色赤类血，而即以血视之。倘果是血，则何不即名为血，而必曰水乎？且血岂可使之常出而乃曰经乎？妇人一有娠，即以此水养胎，则不月矣。一有子，即以此水化乳，亦不月矣。乳潼①之色白，胞衣中水亦白，故皆不可名血。年四十九，天癸绝。所绝者，癸水也。若是身中之血，则经尽而血何以不亏乎？女子二七天癸至，七七而天癸竭。丈夫二八天癸至，七八而天癸竭。男子亦有天癸，尚不知天癸非女子血乎？尚不知血之不可以为经乎？经水先期者，水中火旺也。经水后期者，火旺水亏也。先后无定期者，水与火之不调也。经欲行而先作痛者，水火交战之象也。能治火乃能治水，能治水乃能调经。而妇人水病往往多见于带下。谓之带者，以带脉而名也。其经年累月，白沃下流者，为白带。其脾有湿热，土不治水而色黄者，为黄带。有时而为青带也，肝之火郁而真脏色见也。有时而为黑带也，肾之火炽，而火极似水反见胜己之色也。此二者病不多见。独有带下色赤，似血非血，淋漓不断，此则尤为平时湿热流行带脉之间，人每谓是经血不止，断为血亏，罕有知其为赤带者。无他，既不知经本是水，又不知带亦是水，更不知此为带之水非经之水，故不知宜于利水，宜于逐湿清热。而收之敛之，滋且腻之，迨补涩之久，并带不行。反以为不止之经得以收摄，而自此遂成臌胀，或变为干血劳者，不知凡几。《金匮》水分血分之界所以不可不严。否则秦越人何以过邯郸而为带下医耶？必能治水，乃能治带。必能治带，乃能调经。莫谓经带病微，无关生命也。

生 化 汤 说

天曰大生，亦曰大化。生化汤所由名也。生化汤之用，莫神于傅征君青主。凡胎前产后，彻始彻终，总以佛手散芎、归二物为女科要药。生化汤亦佛手加味耳。方中炮姜只用四分，不过借以为行气之用，助芎、归、桃仁以逐淤生新，而甘草补之。寒固可消，热亦可去。丹溪谓：产后宜大补气血。虽有他证，以末治之。非置他证于不问，只是调和气血为本，而他证第从其末耳。不善会丹溪大补两字，又不免以大补害人，而不知生化汤即是大补。征君加减各有至理，后人见方中有炮姜炭，遂援其例而干姜、生姜、桂、附、丁、黄一概掺入，以为产后宜温。又将丹溪所言认作黄芪、肉桂之十全大补而用之，且将川芎、桃仁疑前人之不通而去之。于是而生化汤遂多变相，直谓生化汤不可用。不知所说之不可用者，即此变相之生化汤，非此但用四分炮姜之生化汤，亦非以芎、归、桃仁为治之生化汤也。灵胎言姜、桂、芍药不可用，亦是已变之生化汤，不可不辨。至于胎前之保产无忧

———

① 潼（dòng，音动）：乳汁。

散、临产之开交骨散，皆仗芎、归，皆与生化同功。潘伟如中丞所刻《产宝》一书，当与呕斋居士《达生篇》并传，其于胎产之道得焉矣。

小儿惊风说

小儿之惊风，小儿之伤寒也。甚则伤寒中之温病热病也。急惊风是三阳证，慢惊风是三阴证。惊风之名，方中行、喻嘉言辟之于前，陈飞霞《幼幼集成》辟之于后。又有用庄在田"福幼编"之法以辟之于今者。其书具在，然而愈辟愈坚，卒莫能去此惊风之名者，权在病家而不操于医家也。余谓只要有方治得惊，不必问其惊之真不真。凡儿病延医，医来必先告医以惊，而医漫应之。既漫应之，则又必以是名何惊为问。而于是有天钓惊、看地惊、马蹄惊、蟹沫惊、虾蟆惊、乌鸦惊、弯弓惊、撒手惊等名。实即俯仰，怵惕，躁扰诸证，只风动二字、热极风生四字足以概之。而势有所不得已者，则以不如此说，病家即以是医为不识惊，并惊之名而不能举。于此而欲不言惊，不历历有以名其惊也，胡可得哉。前人辟之，不遗余力。然而正言之不如曲从之，力夺之不如婉导之。余思惊之一字，若起居如惊，狂言及惊，并惊骇，惊惕，惊悸之类。《内经》及《伤寒论》亦屡言之，何必定言其非。即风之既动，入阳明，呕。入太阴，泻。窜入筋中，则挛急。流入脉络，则反张。似与《内经》"诸呕吐酸，暴注下迫，皆属于热"、"诸热瞀瘈，诸躁狂越，皆属于火"者略同，亦何必定言其无，而徒与不识病之妇女家争此名哉。凡病不外寒热两途，治亦不越温清两法。其所谓急惊风者，病之热、病之实也。宜用清法①者也，即泻也。其所谓慢惊风者，病之寒、病之虚也。宜用温法者也，即补也。其所谓急慢惊风者，则不定其为寒热、为虚实也。宜用温清合法者也，安知其不当补泻兼行也？再论方治，则有项背强几几者，仲景用葛根汤。有口噤齘齿，背反张，脚挛急，卧不着席者，仲景用承气汤、或用葛根芩连汤、白虎汤、栀子柏皮汤，此皆可以治急惊。其有泻利之久，为阳不内固者，仲景用真武汤。有真是厥冷，为阳不外卫者，仲景用四逆汤、白通汤、通脉四逆汤、吴茱萸汤。此皆可以治慢惊。既名急惊，定须清法。既名慢惊，定须温法。陈飞霞之沆瀣一气汤正是急惊时之良剂。若庄在田之逐寒荡惊汤，是欲救其病于已成惊之后。余之为是言也，更欲却其病于未成惊之先。只须认定小儿之惊即是伤寒，即是伤寒中之温病热病，则仲景之方俱是治惊之方。而惊且不成，即成亦尚可得生，夫病家岂有不乐其儿之生者？亦苦于习俗之相沿耳，则与其力辟惊字，必使医者共明之而难，何如姑作惊论，即令病家自明之而易乎。方中行谓惊即是痉，自是确论。而嘉言传至三阴，竭力攻之，其谬已极。飞霞"误搐"、"类搐"、"非搐"言，亦似是而非。其用在田法者，复误施诸未显里热及外有假寒之际，则又在平时辨证之明也。若脑、麝、蛇、蝎、珠、黄、金石之毒，及清宫、增液之大不利于病家者，亦何必赘言哉。

《说文》：痉，强急也。《玉篇》：痉，风强病也。以此释惊字最切。而有以痉为疭者，史游《急就章》：痿痹疭。颜注：疭，四体强急，难用屈伸。王氏补注，谓疭当作"痉"是也。有以痉为痹者，《易·通卦》：验足，太阳脉虚，人多病筋急痹痛是也。又有以痉为痊者，《六

---

① 清法：底本作"温法"，据1931年中医书局本改。

书》：故人中寒湿，发热，恶寒，颈项强急，身反张，如中风状，或瘛纵，口噤为痉是也。自此医家遂以仲景有汗之柔痉作柔痓，无汗之刚痉作刚痓矣。周鹤亭太史曰：《说文》无痓字。《广韵·六至》：痓，恶也。与《玉篇》同。痓，并训恶，无强急之义。总之，痓变为痓，形之误也。痉变为惊，声之讹也。莫谓形声训诂无关于病，自小学[1] 之不讲，而医道亦几于息矣。

---

[1]　小学：古代将文字学、音韵学、训诂学称为小学。

卷九·文九

论王叔和《伤寒序例》

晋皇甫士安《甲乙经》自序云：近代太医令王叔和，撰次仲景选论甚精。唐甘伯宗《名医传》曰：叔和性致沉静，博通经方，精意诊处。宋成无己、严器之，并谓仲景《伤寒论》得显用于世而不坠于地者，叔和之力也。林亿谓仲景去今八百余年，惟叔和能学之。叔和，一代名医，去古未远，其学当有所受。前人之言叔和者如此，则其《序例》一篇，自晋迄宋，绝无异议可知。乃首发难者为方中行，则削而去之矣。窃方说为己说者，为喻嘉言。又存而驳之矣。兼袭方、喻两家，而视叔和如江湖卖药之流者，为程郊倩，则甚至戟手谩骂矣。《序例》之存亡，大有关于《伤寒论》之兴替。诸家未见原文，以为《伤寒论》坏自叔和。直谓黄岐一派，至叔和而斩绝。何叔和之为千古罪人，直如此其大乎！徐灵胎曾为之说曰：不有叔和，焉有此书。亦思诸家所集，果是仲景原本否耶？论极和平。而尚不知三家之意，所以挤排叔和者，实欲抹煞仲景。且欲抹煞仲景撰用《素问·热病》之义。夫人病之初，每由于寒。及其既病，势必成热。仲景《伤寒论》所以自有热病，而《内经·热病论》所以首言伤寒，既不知仲景之伤寒即《内经》之热病，故转以叔和之引来作证者为非。又不知仲景之有日数部历引《内经·热病论》中语，故转将本知此理之叔和竭力而诋毁之。即以叔和之不知有寒，衬出仲景之不知有热。谓自晋以后之谈医者皆伪统，遂谓叔和之《序例》为伪例。夫例则例矣，何伪之有？不过欲自以为道统耳。私心一起，变幻无穷，人人甘心于叔和，势必无礼于仲景。直若盲左所述"盗憎主人"者。噫，异哉！三家中，喻之才最大，其笔最利，其私心亦最重。所恐读书未遍之人，以三家之言，为先入之见，遂若叔和真有应削、应驳、应受骂者。不有人焉起而正之，叔和不几为三家所灭耶！三家翕翕訾訾，本无足责。可笑者，以黄坤载之自命为大医，既不识《伤寒论》本兼热病，又不思"热病论"本说伤寒，于其自著温病名义，特将《内经》凡病伤寒而成温者一句暗暗抽去，以灭其迹。莫谓后之览者，无一明眼人也。夫叔和之于伤寒，尤二徐[1] 之于《说文》，大徐新附、小徐《系传》，亦多有被人指摘者。然《说文》为李阳冰[2] 所乱，赖二徐修治以传，而必曰二徐为浚长[3] 之罪人，许学至二徐而斩绝，试问治《说文》者，其能首肯也夫？

---

① 二徐：指五代人徐铉、徐锴。二人皆精于《说文》。徐铉对《说文》重加勘定，益以未收之字为新附字，世称大徐本。徐锴著《说文系传》，世称小徐本。
② 李阳冰：唐朝人。曾勘定《说文》三十卷，已佚。
③ 浚长：指许慎，《说文解字》的作者。

论叔和《序例》
及平脉法、辨脉法

《千金翼》卷第九、第十，既为《伤寒论》最前之本。《外台秘要》第一卷，又引诸论伤寒者八家。自《阴阳大论》起，至"此则时行之气也"止，为仲景原文。林亿等注，谓《巢氏病源》、陈延之《小品》、孙思邈《千金方》并同。以下接"王叔和曰：逐日浅深，以施方治"，迄于"发表以桂枝，温里以四逆"一段，则叔和之言也。此外，又递引华元化辈六家之论，合之仲景、叔和，为首尾八家。然则，《阴阳大论》至"王叔和曰"以上，辨明时行。非时行者，不即是仲景之论而何？不即是叔和所采仲景旧论而何？三家者目为叔和伪例，以为尽可痛诋，却不料其出于仲景者，尚有《病源》《小品》《千金》皆可取证。《外台》又引仲景日数，并方二十一首。林亿先于卷首"桂枝汤"下注曰：出仲景日数部，桂枝五味者是。于"承气汤"下注曰：出仲景日数部，大黄三味者是。则此日数部所引《素问·热病篇》中语，亦出自仲景，而非叔和伪例，更无可疑。乃三家未见两书，或且佯为不见，而削之，而驳之，而痛骂之，尚非削仲景、驳仲景、骂仲景乎？且不得谓其阳尊仲景矣。余不为仲景汇萃群书而一正之，谁复能知《序例》中言，本多仲景之言哉。而事更有奇焉者，仲景《伤寒论》自序云：并平脉辨证，为《伤寒杂病论》，合十六卷。盖谓平其脉，辨其证，以成此十六卷之论。非于论外别有平脉、辨证两篇。故《千金》《外台》亦无此两篇也。叔和则于《序例》之外，更有平脉法、辨脉法之作，绝不类仲景语。此则并诸"可"与"不可"篇，皆叔和

所重集，为叔和所自言。喻氏欲取叔和"辨脉法"中"清邪浊邪"数语，为瘟疫发端，而又碍于此言之出自叔和，即其深恶痛绝之人，乃作为仲景本有平、辨二篇，先从他处微微透露，以便下笔时全无干格，一若仲景于《伤寒论》外，真有平脉法，又有辨脉法者。岂知仲景自序明言辨证，本不是辨脉乎？彼于《序例》，则以仲景之言派作叔和。于此，则又以叔和之言指为仲景。逞心而道，旁若无人，岂有并《千金》、《外台》尚未之见，而可谩骂古圣贤若此，其甚者乎！嗟乎！《千金》《外台》非僻书也，欲论仲景者，应请先购此两书读之。

论叔和诸"可"与"不可"篇

《千金》、《外台》或竟为三家所未见，或见之而佯为不见，皆未可知。至于叔和诸"可"与"不可"篇，则嘉言见之，郊倩亦见之矣。乃郊倩于叔和自道其重集者，明明见之，而偏要说是仲景语。谓仲景所以将汗吐下法分隶于春夏秋三时，而独不言冬者，明乎伤寒非止冬令之病，《伤寒论》非止为冬令伤寒设。夫其不止为冬令伤寒设者，谓其并春之温、夏之热而皆在论中也。叔和特于此下"春夏秋三时"数语，叔和之工于发明仲景者何如。余独怪郊倩之于叔和，固诋毁之不遗余力，恨不坠诸渊而又下石焉者。而特于此抉出精义，乃反为叔和表章，亦若不遗余力，如此不转。幸其偏说是仲景之言，而叔和之不可磨灭者，乃因此而益显乎！叔和而有知也，当亦哑然笑矣。

论刘河间治温全用仲景伤寒方

世谓仲景但知有伤寒，至守真始知有

温病。故疑仲景但用辛温，守真始用苦寒。治伤寒则用仲景之桂、麻，治温病则用守真之膏、黄，一若仲景方但有桂、麻，而膏、黄则始于守真者。其言悖甚，然亦有所本也。王安道《溯洄集》：伤寒者，表有寒邪，非辛温不足以散之，此仲景桂枝、麻黄汤之所以必用也；温病热病，无寒在表，非辛凉苦寒或酸苦之物不足以解之，此仲景桂枝、麻黄汤所以不可用，而后人所制防风通圣散之类所以可用也。异哉！安道其谓治寒用辛甘温，治温用辛凉苦寒酸苦者，下药绝不少混，其说自可为经。然于辛甘温则曰仲景，而于辛寒酸苦则不曰仲景，必曰后人，是岂仲景之葛根非辛凉乎？仲景之芩也，连也，膏、黄、芍药也，非寒凉酸苦乎？此真余所谓但见论中有桂、麻、姜、附，不见论中有芩、连、膏、黄者。不意其即始于安道也。夫其所指为后人而有防风通圣方者，非守真乎？后人中，惟守真为能用仲景法，所以守真之升麻葛根汤，即仲景之葛根也。三已效方，即仲景之石膏也。三一承气，即仲景之大黄也。天水、凉膈，即仲景之泻心、猪苓也。若人参石膏一方，更与仲景人参白虎异名同法。惟其欲明温热，所以畅论伤寒。不然者，《河间六书》世皆知其舍寒而论温矣。而何以论温之书莫不称《伤寒直格》《伤寒医鉴》《伤寒标本》？书中论温亦莫不曰伤寒烦躁，伤寒发狂，伤寒表里俱热？而凡所以治温之方，皆从《伤寒论》脱化来耶。后人但说仲景有桂、麻法，其能知仲景有膏、黄法者，独一守真耳。异哉！安道胡绝不见守真所用无一非伤寒方耶？种种迷罔，总由误会伤寒二字而起。而前人之本知温热是伤寒者，又不能逆料后人之不解而预防之。所以于前人之论伤寒，不知其亦兼论温。于前人之论温，又不知其

本称伤寒。无怪其看得《伤寒论》中，绝无一治温之方矣。至守真《医鉴》一册，借刻于马元素者，则因朱奉议《活人书》将寒热二字，释作三阳是热，三阴是寒，谓病一到三阴，皆为寒证，故特申仲景用寒之法，以辟翼中用温之非。盖守真固知仲景之能用温，亦能用寒也。而岂与仲景有异同哉！谓余不信，盍取河间书一读之。

《临证指南·暑病门》"杨姓案"云：仲景伤寒，先分六经。河间温热，须究三焦。夫河间治法，亦惟六经是言，而三焦两字，始终不见于《六书》。初不解《指南》之何以有是语，久之而悟《指南》于西昌之论瘟认作河间之论温。约略记得河间之书，人皆说是异于仲景者，故即不妨托之河间耳。观此"先分"、"须究"等字，亦全不成句法，乃因托名大医，人尽耳食①，遂开吴鞠通上焦之弊。置六经于不问，不知《伤寒论》六经提纲，本不独为伤寒设。废《伤寒论》，则六经失传。废六经，则百病失传。莫谓《指南》所言，无关大局也。

论喻嘉言温证三篇

喻氏《医门法律》，颇为后学可读之书。即《疫论》，亦称高绝。盖以此一篇，固是论瘟，不是论温也。至其《尚论后篇》之论温，欲以所定之三例敌仲景之六经，此则纯乎私心，不可为训。嘉言以仲景为详于治寒，略于治温。而又误解《内经》冬不藏精，春必病温；藏于精者，春不病温两言，以谓寒病伤人者少，温病伤人者多。适因治愈《金鉴》一病，载之《寓意草》中。此一病也，即其据以作温

―――――

① 耳食：食用。引申为阅读。耳，通"饵"。

证中篇，为一大例者，而不自知其错中错也。原其致错之由，乃以不识《内经》"精"字统指人身津液而言，辄认作男女交媾、阳施阴受之精。如康成之解，亦既觏止。遂谓肾精不藏，由于劳肾生风，即《内经》劳风之证，定属少阴。然后以仲景书中"太阳病，发热而渴，不恶寒者，为温病。若发汗已，身灼热者，名曰风温。风温为病，脉阴阳俱浮，自汗出，身重，多眠睡，鼻息必鼾，语言难出"五十一字，先截去"太阳"至"温病"十四字，而下句"若发汗"之"若"字，则联属上文者也，乃并此"若"字去之，但引"发汗"下至"语言难出"三十六字，以便减去三阳痕迹，将"自汗"各证，一齐牵入少阴，绝不自顾其所引"少阴病"，无非脉沉，脉紧，脉微欲绝，厥逆无脉，又脉阴阳俱紧，句句与三阳证之"阴阳俱浮"者相反。且不顾阴病无发热，阴不得有汗两层。又不顾仲景尚有三阳合病两条，与此条诸证互相发明。乃独于《金鉴》案中，秘不言脉，以为掩著之计。无如藏头则露尾，顾此则失彼。《金鉴》之病，而果愈于麻、辛，则其脉必沉，必见微细，必不阴阳俱浮，自是少阴之伤寒，本无涉于阳明之温热。而徒割裂补缀，煞费心机，演成温证三篇。欲人于春夏秋之温病，尽用麻、辛、附之温药，先从别处说仲景治温，凡用表药，皆用桂枝。夫曰凡用，曰皆用，则仲景之于温病，必用桂枝，而且用不一用矣。不过欲便私图，直可指鹿为马。居心之险诈，未有甚于此人者。谓为误解《内经》，尚是曲恕之辞耳。试观《千金方》"温风之证，脉阴阳俱浮，汗出体重，其息必喘，其形状不仁，嘿嘿但欲寐"一段，《千金》之所谓温风，非即仲景此条之风温乎？《千金》用石膏三两，设使嘉言见之，亦必曰一一皆显少阴经证，

而不用石膏，且用姜、附矣。再观《千金》所载腑脏温病，共有六方，皆用石膏。则虽肾脏有温，亦以石膏为治。盖以温病之少阴，固从火化为热，非从水化为寒也。陈延之《小品》亦以葳蕤汤之石膏治冬温，是皆可取以证。嘉言温病用温药之谬，而温病之必用石膏者，亦可信矣。

论嘉言温病属少阴之误

六经之治，有标本中气之分。以其病之或生于本，或生于标，或生于中气也。然惟阳明、厥阴，有生于中气之病，故有必从中气之治。若少阳、太阴，则从本治，而不从乎中。少阴、太阳，则或从本治，或从标治，而亦不从乎中。少阴固为太阳之中气，若病在太阳，则非中气为病，安得谓太阳病当治少阴乎？至于伤寒之病，而传为温，则病之阳盛为之也。太阳经在皮毛，感冒风寒，皮毛闭塞，荣卫之气郁不得宣，甚则内传胸膈，气聚于胃。故太阳病不传则已，传则必在阳明。况温病不必尽始于太阳，且有一起即在阳明者。而惟喻氏独不肯一言阳明。喻谓：渴不恶寒之温病，其脉阴阳俱浮，其身重而多眠睡，其鼻息鼾而语言难出。一一皆显少阴经证。吾试以《伤寒论》阳明经证，亦一一显言之。如阳明病，不恶寒，其体必重，一也；阳明病，不恶寒，偏恶热，其身体重，二也；阳明病，鼻干，不得汗，其人嗜卧，三也；阳明病，汗出多而渴，四也；阳明病，渴饮水浆，五也；阳明病，其人复不恶寒而渴者，六也；阳明中风，脉浮大，嗜卧，七也；阳明病，脉浮而紧，咽燥口苦，腹满而喘，发热汗出，不恶寒，反恶热，身重，八也；再有三阳合病，腹满身重，难以转侧，口不仁而面垢，九也；三阳合病，脉浮大上关

上，目合则汗，十也；三阳合病，脉洪大，但欲眠睡，十一也；三阳合病，渴欲饮水，口干舌燥者，十二也。凡《伤寒论》所载阳明病，一一可与此条互证者如此。而所谓鼻干者，非即鼻息之必齄乎？所谓口不仁者，非即语言之难出乎？嘉言既借此一条以为据，则此一条即不得不与之辨。其所言一一皆显少阴经证者，处处聱牙①。余所言一一皆显阳明经证者，句句吻合。惜嘉言当日无援成注"阳明也"三字，与之辨论者。如其口燥咽干果为肾水枯竭之象，即非少阴本气君火之病，亦是少阴溜府可从下法之病，岂即宜用姜、附之少阴哉？稍缓须臾，瓮干杯罄②。即嘉言所自言：栀子豉汤，身重四端，皆阳明见证，亦嘉言所自言。矛盾若此，抑独何耶。

论嘉言误解《内经》"精"字

"金匮真言论"曰：夫精者，身之本也。故藏于精者，春不病温。所谓精者，指一身津液。由于水谷所化。水谷之精气，和调于五脏，洒陈于六腑，为后天生身之本。其下遂以精与汗互言之。吾试以经解经，此即经言"食气入胃，散精于肝，淫精于脉，输精于皮毛"之数"精"字也。亦即经言"饮入于胃，游溢精气，上输于脾。脾气散精，上归于肺。水精四布，五经并行"之数"精"字也。又岐伯论温病曰：人所以汗出者，汗生于谷，谷生于精。邪气之得汗者，邪却而精胜也。又曰：汗者，精气也。则精即是汗，何有异说？如嘉言者，亦可谓善读《内经》者矣。何至《内经》一"精"字，尚不了了。味其所言，举此三例以论温，然后与仲景三阳三阴，先后同符。是其意，实欲以三例者，与仲景六经为域中两

大。既作创论，安排《内经》。复以《伤寒论》渴不恶寒之温病，谓仲景言冬伤于寒之温，以发汗已。身灼热之风温，谓仲景言冬不藏精之温。仲景何尝有此意？乃以一节劈成两橛，请来作如意珠③。遂将发自阳明，一用凉解清泄无不立愈之病，肆用反面之姜、附、桂枝，适以助后人夹阴伤寒之说。而寒凉泄降之药，概从摈弃。吾不能不归咎于始作俑者④之嘉言也。

论程郊倩生地、麦冬为骨蒸劳热源头

嘉言治温用姜、附之温热，人尚有能知其非者。郊倩治温用麦、地之清滋，则言巧似是，人更无能发其覆矣。郊倩所有《条辨》，卷首数十页，纯学金圣叹，既为医中魔道。而其足以害人者，尤在第四卷"论温"数页中。夫用温药以治温者，其弊显。用滋药以治温者，其弊隐。自古隐害之中人，更甚于显然之为害。郊倩切切教人以麦、地治温，且以活人甚多为证。而下文便接"此即骨蒸劳热等病之源头"。然则问其于麦、地之后作何治验，则皆为骨蒸矣？皆为劳热矣？病而既为骨蒸、为劳热，则当其骨蒸劳热时却未死也。未死而不可谓之活乎？及其久而仍死，则曰是乃死于骨蒸也，死于劳热也。若前此之温病，则我早以麦、地活之。于是直可以一言断之曰：余以此活人多矣。此为郊倩所自言，为郊倩自己所告人者，非我逆料其用麦、地后，必变骨蒸劳热等病也。以后如《温证论治》之望其转疟，

---

① 聱牙：语言晦涩。
② 瓮干杯罄：形容理屈词穷。罄，尽。
③ 如意珠：佛珠。
④ 始作俑者：创始人。多为贬义。

竟得不死，则尤为活之明证，而远胜于骨蒸劳热之必死者矣。嘉言之以温治温，死于旬日。郊倩之以滋治温，死于年余。皆可预言其必然，以夸眼力。余在里门时，多有以十成劳病就余问药者，每述其前一年，曾作温病，幸而获愈。而问其今病之始，则固在前病之末。若告以今病之种种不堪，即由前病之种种耽误，则必坚称其前年之温确为麦、地所愈。特不解何故，久不复原，而又为此诸病耳。至有以疟久不止，已成疟母来求治者，其言亦然。甚矣！病者之愚，医者之幸也。黄坤载亦用麦、地，而或加膏、黄于内。以其本是膏、黄之病，当即有愈于膏、黄者。若吴鞠通之增液、清宫，则液且立见其涸，宫亦万不得清。无怪其吸烁真阴，肌肤甲错，亦同于郊倩之骨蒸劳热。可预定于清宫、增液时，而所言之皆验也。

论李士材《医宗必读》以诸血证尽入虚劳门

阴与阳为对待，血与气为对待，谁不云然。不知血也者，阴气之所化也。人身之阴阳，皆以气言。阴根于阳者，谓阴气根于阳气也。血生于气者，谓阴血生于阴气也。补气之阳，惟附子足以当之。若人参、黄芪，则皆补气之阴。试观人参养营汤，用人参而以养营为名。当归补血汤，欲补血而以黄芪为主。其义不从可知乎？故张路玉曰：四物为阴血受病之方，非调补真阴之治。柯韵伯曰：四物乃肝经调血之剂，非心经生血之方。明乎此，而所治血之虚者，安得不注意于阴气乎？更有一等大吐大崩，去血过多则血脱者，必益气。并不仅在阴气，而在阳气矣。此则非参、附大剂，壮阳固阴以收效于顷刻，万无他法可施，本不徒恃参、芪也。若夫暴

来暴下之忽见血者，且有畜血之为血证而不见血者，则非血之虚，而为血之病。病则似与四物，无不宜矣。然四物并用，则动者嫌动，滞者嫌滞，此又当知行气开郁、除湿润燥、泻火撤热之皆所以治血，而去瘀以生其新。瘀去而新乃生者，尤为补血之大也。乃《医宗必读》先论虚劳一大篇，首列"传尸劳"一证，而即继以吐血、咯血、咳嗽血三种。世之乐得其捷径者，一见有血，便归入"虚劳门"中，将行气开郁、除湿润燥、泻火撤热、逐瘀生新等法，谓皆不宜于虚劳，而尽付诸一勾。此所以血证之浅深次第竟无下手处也。凡人以吐、咯见红，及咳嗽之或已见红、或未见红者，欲其不入怯途，若不先明士材之失，其将何以为治？余哀夫世之为士材所愚也。有不忍嘿尔[①]而息者。

余于《医宗必读》治血之失，言之有素矣。近得《古今图书集成》，于"艺术典·医部汇考"一门遍读之中，有载"李中梓语"一条云：予于诸血证之始，率以桃仁、大黄行血破瘀之剂折其锐气，而后区别治之。虽获中病，然犹不得其所以然也。后遇四明故人苏伊举，论诸家之术。伊举曰：吾乡有善医者，每治失血、畜、妄，必先以快药下之。或问：失血复下，虚何以当？则曰：血既妄行，迷失故道，若不去蓄利瘀，则以妄为常，曷以御之？且去者自去，生者自生，何虚之有？予闻之愕然，曰：名言也。昔者之疑，今释然矣。观此一条，则似乎士材平日本非尽以血证为虚劳，故伊举之言，亦为其所信服。而《医宗必读》何以尽入诸虚劳门中也？向疑士材身享大名，本不应一误至此。意者《医宗必读》亦非出自士材之手乎？血之为病最多，其治法亦甚不

---

① 嘿尔：沉默的样子。

一。今得此论，窃为病血者幸。特其言必先用快药下之，则独宜于畜血，而他血证未必尽然。姑录于此，以见《必读》一书，亦未必定出于士材也。

论秦皇士《伤寒大白》

夙闻松江秦皇士有《伤寒大白》一书，以谓《伤寒论》之难白者，得此可以尽白。而惜无由求白于皇士也，取而读之，乃知其意。盖谓仲景所用桂、麻，乃治河北长沙北方冬月之病。江浙东南，为南离巳午地，患此绝少。故以春夏秋冬，分隶南北，谓清里同，而发表异，教人以桂、麻二方只可施诸北方冬月，不治春夏秋三时南方之病。篇中不厌重复，一则曰冬月北方，再则曰北方冬月；一则曰三时南方，再则曰南方三时。夫桂、麻二方，诚有不宜于三时者，即北方亦何尝不然？若南方而感风寒，未成温热，即三时亦未必定无桂、麻证。而其一再言之，直若北方独有冬月，南方只有三时，何其悖也。况既凿分南北，则其于南北方位当必有厘然不爽者。乃问其所谓北方者何？则长沙也。长沙，即今湖南长沙府，以方舆①计之，正与江浙毗连处，东西相望，且略

迤南。乃以湖南改作河北，则似长沙不在洞庭之南，而在大河之北矣。问其所指为南方者何？则江浙也。江浙之地，但可曰东，不可曰南。乃以震巽之间，直移诸南离巳午，则似江浙不在大江之左，而在岭表之南矣。不特此也，仲景，南阳人，长沙乃其所历之官，当其守长沙也。宗族五、六十人，未必皆死于长沙。则论仲景者，自当就南阳言之。南阳，即今河南南阳府南阳县，于汉时为涅阳。以方舆计之，亦与江南宝应一带东西相望。况其所据以为北方者，且不在南阳，而为长沙乎。凡论地理，当就天下之中，以定南北，而分东西。长沙江浙，就天下之大论之，实亦相去不远，非真南北迢迢，东西亘亘，有万里之隔也。而人之于病，病之于药，亦何至有于此者，必不有于彼。宜于彼者，必不宜于此哉。乃将千古以来，一定不易之地舆，信手改南作北，指东为南，而江浙之地遂自此无桂、麻证。大凡人谓仲景方不可用，每为病家所乐从。于是南人无伤寒之说，遂盛行于江浙间。今乃知始作俑者，即不识南北、不辨东西之秦皇士。而《伤寒论》于是乎大不白于天下矣。

---

① 方舆：指地。古谓天圆地方，谓地能载万物，故将地称为方舆。

卷 十 · 文 十

黄坤载书总论

　　昌邑黄氏坤载，著撰宏富，洵①是医门大宗。其所立言，于伤寒则有"阳盛入腑，阴盛入脏"八字。于杂病则有"木火宜升，金水宜降"八字。此十六字，自能高出于不知阴阳、不识升降者之上。然凡读《内经》，通仲景书者，代不乏人，安见黄氏而外，必无能言此理者哉。而其自负为古今无双者，则在"阳贵阴贱"一语。夫阴根于阳，阳根于阴。阴无阳不长，阳无阴不生。天地之道，不能有阳而无阴，犹之五行之端，不能有火而无水，四时之序，不能有夏而无冬。即以病论，其于群阴凝聚、微阳几为所灭者，自当扶阳而抑阴。若夫病在阳明，热甚劫津，阳邪不去，阴即大伤之会，则少火已成壮火，是亢阳之为害也。而仍执此贵阳贱阴之说，鲜不殆者。黄氏于阳明阳盛之病，终其身无理会，职是故也②。而无双之誉，则又在自制数方。数方之药，则仅有浮萍一味。浮萍之外，则仍仲景之葛根、石膏、大黄也。其所以能去病者，本赖膏、黄之大力。若浮萍之用，同于葛根，既有葛即不必复有萍。岂得以多于仲景者，不过一浮萍，而直可前无古人乎？况夏月以浮萍发汗，有甚于冬月之麻黄者。葛根无弊，浮萍且未必无弊乎？乃以有此浮萍一物，自造方名：曰元霜，曰素

雪，曰红雨，曰白英，曰黄酥，曰紫玉，曰苍霖，与病全无干涉，适以呈其陋劣。然此尚不过马牛其风③，自贻笑柄已耳。至于天魂也，地魄也，仙也，灵也，以此方名施诸有病之家，其言实不祥，几何不掩耳而走乎？然此尚不过厌口诅祝，令人恶闻已耳。若其"伤寒说意"一编，分证列方，自定分两，则教今人治今病者也。古今权量，全无考订。而于桂枝汤用桂枝、生姜各一两，甘草七钱。麻黄汤用麻黄一两，桂、甘各七钱。大青龙汤麻黄用二两，桂、甘亦各七钱，生姜亦用一两。白虎汤石膏用五两。承气汤大黄用一两四钱。彼意以为轻于汉代者已三分之二，亦知其重于汉代者且十倍而强乎？其麻黄二两、桂枝二两，病者万不能受。旁人即未能知，而其一两之生姜辣且何如？七钱之甘草甜且何如？则胡弗依其方法，煎取三杯，温服一杯，而试一尝之乎？其方如是，而其于病也，乃至疫之温者云无内热，疫之寒者反用膏、黄。六元之本气不病而先有方，且以少阴之君火而用少阴之椒、附。以阳明之燥金而用肺金之麦、味。又谓小儿出痘，无关胎毒，当发其汗，汗透痘即不出，必无表解而再出痘之理。甚至于承气之方可加表药，滋润之品可云

――――――

① 洵：诚然，确实。
② 职是故也：主要是这个原因。职，主要。
③ 马牛其风：风马牛不相及。指彼此没有关联。

泄邪，而曰泄阳明之燥，滋太阴之湿。于燥而可曰泄，于湿而反曰滋。只此泄燥滋湿四字，即在不知医者恐亦未能首肯也。顾其自制药方，自下论断，不曰四圣心源，即曰四圣悬枢。则孔子继伏羲、文周而系《易》，胡不闻以三圣名"十翼"之辞？孟子承大禹、周、孔，以拒杨、墨，胡不闻以三圣名七篇之作？乃一己之书，动称四圣，遂并庐医而亦奉以圣之名，此则太史公传方术时所不料也。其《素灵微蕴》二十六篇，在十篇以前摘录《素》《灵》，原文略焉而弗详。然其称名也犹正。及读至十一、二篇，忽有赵彦威、钱叔玉其人者，初讶其为黄帝时人也，不意其为黄氏时人也。自纪其所治验，而皆谓之《素》、《灵》之蕴。则凡士人谈道，砥砺半生，晚有所得，勒成一书，以自道其惬心快意之处。胡亦不闻以一己之著述，为论孟之微蕴者？《内经》之论狂①也，曰自高明，自贤智。人即病狂，亦何至僭妄② 若此？不较张景岳之"伤寒典"、"杂证谟"而更有甚焉者乎？夫狂亦圣人所许，果其志意高远，力能进取，此腹容得卿辈数百人，亦足以豪。乃其自序者八则，又无一篇不是健羡荣华、嗟叹贫老，若终身之蒙难。呼先哲以群儿，遂目仲阳为悖谬，东垣为昏蒙，守真、丹溪为罪孽深重，宜乎《四库》不收其书，以其善骂，视作伧父③，而仅入之存目中也。至其《悬枢》自序，曰：相而不良其罪小，医而不良其罪大。相顾可不良乎？医顾大于相乎？又"答尹公问"，以门乏好奇之客为憾。夫好奇邪者，岂是正道？非独不可以谈医，即论事亦为失言。昔裴晋公与李习之论文，曰世有见人之违道者，耻与之同形貌，共衣服，遂思倒置眉目，反易冠带，以示异也。而不自觉其倒之、反之之非也。陈同甫与朱文公书

曰，因吾眼之偶开，自以为得不传之秘，尽绝一世之人于门外，而谓二千年之君子皆盲眼，不可点洗，二千年之天地日月若有若无，亦太过矣。此两说也，不知为何人发？一若为黄氏发者。抑又怪近之信其人而用其言，辄以三钱五钱之桂枝，死其亲属于七八月间之痢疾、四五月间之温病。既蒙其毒，犹诩诩然，自谓能读黄氏书，独得其贵阳贱阴之秘。为愕然者久之。

论黄氏改经

启元子注《素问》，其为篇次，本非全元起之旧。黄氏《素问悬解》复有移易。此或如宋人之谈，错简尚可言也。乃不独移易，且有删削，已令熟读《内经》者见而骇然。况更改经之字，以遂其私，既失本义，且足变乱治法，则其误人为何如耶。世以老年人多阳衰，老年人用药宜温热，由来已久。自奉黄氏以为圭臬④，而此风若尤甚焉。今始知其贵阳贱阴之说，乃改经以成之也。记有之五十始衰，注家但言衰弱，不言阴衰阳衰，即《素问·上古天真论》：年半百，而动作皆衰，亦不言衰者是阴是阳。至"阴阳应象论"，明言年四十而阴气自半也，起居衰矣，正与《灵枢》：人生四十，腠理始疏，荣华颓落之语互相发明。年五十，体重，耳目不聪明矣。年六十，阴痿，气大衰，九窍不利，下虚上实，涕泣俱出矣，则皆明说阴衰，不说阳衰。以阴阳有二气，气本非独说阳也。乃黄氏于"气大衰"之"气"字，改作"阳"字，意盖

---

① 《内经》之论狂也：《内经》论述狂证的时候。
② 僭妄：狂妄自大，没有自知之明。僭：超越本分。
③ 伧父：没有学问的人。
④ 圭臬：喻准则、典范。

必欲贵阳而贱阴。故先于此处点窜经字以实之。不知前人浑言气字，每兼阴阳二气而言。若独言阳则言阳，独言阴则言阴。若兼言阴阳，则又必根上文语意而来。此处上下文都说"阴气"，则此句气字亦说阴气无疑。黄氏又若未尝不知？故必改作阳字而后注之，遂谓年五十阳气渐虚，阴气渐盛。年六十阴气痿弱，阳气大衰。无非为贵阳贱阴预留地步，示人以说本经典。夫以我注经，而改经就我，彼自以为巧矣。不执原文以正之，人不将据其所改之经反谓黄说之有所本哉。黄氏《周易悬象》且多删改，经文直以孔子之"十翼"为稿本而笔削之，尚何有于《内经》？然而，医，司命者也。阴阳之交，出入尤大。此之改气为阳，更不能无损于天下之老者。故不容不以未改之经为天下告，亦不能不以乱名改作为贤者讳也。

黄氏既改气字为阳，而于本文"阴痿"二字又非所解。人身九窍，上窍七，下窍二。耳目鼻口为上窍，二阴为下窍。肾开窍于二阴，二阴者，前阴后阴也。年六十阴痿，此阴字即前阴之阴。谓人年老而阳道不举，如《史记·五宗世家》"胶西王端阴痿"，注谓"不能御妇人"者是也。黄氏不解，乃谓此阴字为阴气痿弱。则彼方言阳气渐虚，阴气渐盛，何以渐盛者忽而痿弱？痿弱者既在阴气，何以大衰者忽在阳气？《内经》于痿有专篇，皆言热证。如所云肺痿为肺热叶焦，骨痿生于大热，治痿独取阳明。又云肝心脾肾之热皆能致痿。此处阴痿明即肾气之热，肾热之甚则阴气大衰，正与经文"阴气自半，起居衰矣"之说彼此相符。黄氏欲说阳衰，不得不将此义抹煞，而语意遂不贯串矣。

论黄氏窃书

窃人之书以为己有，自昔已然。若郭象之于向秀，主父偃之于仲舒，上官大夫之于屈原，以及齐邱化书，孟德新书，皆其著者也。元明以降，此风尤甚。其历见于陆定圃书中者，亦彰彰耳目间矣。至医家之言，竞相攈袭①，则其事愈隐，人罕言之。如张景岳之"新方八阵"，全录方壶道人"壶天八法"，而截去卷尾数方者也。其《类经》，亦罗谦甫承其师命所称"三脱稿而三毁之，三年而后成"者，元刘因《静修集》有谦甫《内经类编》序，即此书也。喻嘉言努力著书，其暗袭方氏处，为林北海抉而出之。杨栗山《寒温条辨》之二、三两卷，为三原陈素中未刻稿。吴仪洛之《成方切用》，即汪切庵《医方集解》，其《本草从新》亦即切庵《本草备要》。改头换面，又是一书，尤不足道。然或诵习之久，不觉用为己语，尚是文人常事。若黄氏则自负无双者也，既自以为无双，则他人之物皆当为其唾余而无足拾者。乃其《四圣悬枢》中六经诸论及元霜七方取用青萍，则全是诸城刘松峰《说疫》之书。何哉？松峰于《说疫》一书，自言瘟疫之需汗亟矣。思能发瘟疫之汗，当无过于浮萍。其性凉散，入肺经，达皮肤，发汗甚于麻黄。取以治瘟疫辄效。后又质诸北海老友黄玉楸，颇与余意合，始敢笔之于书。然则六经之论，松峰之论也。七方之制，松峰之方也。浮萍一味，松峰之药也。松峰《说疫》，刻于乾隆五十年。当黄氏作《悬枢》时，尚为松峰未成之书。其或松峰有心得而漏之玉楸，其或撰自玉楸而松峰

---

① 攈袭：承袭。

袭之，皆未可知。然松峰道及玉楸，而玉楸无一字及松峰。盖欲说汉以后无一人，自不容同时有二人。袭其美者，必掩其名。他人犹可，黄氏大医而亦同于郭象翼庄[1] 之类也。是不能为贤者讳也。

论黄氏贵阳贱阴

阳贵阴贱之说，自古为昭。黄氏著书，本此立论，揆诸大《易》消长之机。君人者，齐治平[2] 之道，其谁曰不然？然而以之论病，则有宜，有不宜也。病有以阳虚而致阴盛者，贵扶阳以抑阴。病有以阴盛而致阳虚者，贵壮阳以配阴。是皆宜于贵阳贱阴之法。然阳虚则阳可贵，阴虚则阴即未可贱也。阴盛则阴可贱，阳盛则阳即不为贵也。贵阳则阳不虚是为宜，贵阳则阴不盛亦为宜。若贵阳而阴益虚，且贵阳而阳愈盛，则大不宜。阴盛之病，既不可以治阴虚者统治之，则阳盛之病，亦岂可以治阳虚者混言之哉！《素问》惟"灵兰秘典"：主明则下安，主不明则十二官危数语，有贵阳贱阴之意。此外则云：百病之生，久则传化。而阳气当隔，隔者当泻。故阳畜积，病当死。又云：阴阳之要，阳密乃固。阳强不能密，阴气乃绝。此其不甚贵阳之意，言下显然。而更有意在言外，令人默喻得之者。如所云：天气清净，光明者也。天明则日月不明，此谓大明见则小明掩，故且欲其阳之藏也，不贵也。又云：苍天之气，清净则志意治，顺之则阳气固，此谓阳不顺降即不固密，故并惧其阳之逆也，不贵也。又云：阳气者，烦劳则张，精绝，此更谓阳若侈张，阴即因以竭绝也，不贵也。又云：阳气者，精则养神，柔则养筋，此又欲其阳之柔，而不欲其阳之刚且强也，不贵也。余读《内经》，觉阳之足以病人

者，皆不为经所贵。所以遍检《素问》八十一篇，欲求一贵阳之说，不可得。而于此数处，且若预恐来世有以阳为口实者，而人多忽之。他人不足责，黄氏非善解《内经》者乎？天下之病，有阴虚，有阳虚。而惟《伤寒论》则只论阴盛阳盛，否则论阴亡阳亡，独不论阴虚阳虚。病人少、厥阴盛而阳欲亡，所以贵阳。病入阳明，阳盛而阴欲亡，所以不贵阳而贵阴。仲景于少、厥阴盛用姜、附以回阳，贵阳也。于阳明阳盛用膏、黄以救阴，不贵阳而贵阴也。于少、厥之热厥热利仍为阳盛，即仍用膏、黄以固阴收阳者，贵阳而此时之阳不贵也。非是则少、厥之阳贵，阳明之阳不贵。少、厥之阴贱，阳明之阴不贱。不明乎此，自不能说仲景之意。他人不足责，黄氏非善解伤寒者乎？抑黄氏既作贵阳贱阴之说，而其言又有自相矛盾者。何也？凡仲景于阳明用芩、连、膏、黄时，皆为阳盛，不为阳虚。黄氏又自忘其曾言阳盛入腑，而变为阳败。阳败者，阳虚也。以仲景之见为阳盛者，至黄氏而见为阳虚，或竟是仲景不及黄氏处。然既认定阳虚，则竟用补阳之药以补阳，仲景固不与争也。乃于仲景膏、黄方中，忽加二冬、元参、生地、苁蓉之阴药以补阴，则又不是阳虚而为阴虚矣。阳所由盛，黄氏既终身不解，而于阳盛之病则认作阳虚之病，又于认作阳虚之病，教人尽用阴虚之药。是岂病之阳盛阳虚必力与古人辩，而药之所以治阳虚阴虚者，不必为今人分乎？嗟乎！阳明之病非他，生死出入之会也。若以证之于经，则亦阳强阳蓄积之会也。人病求医，人岂奈此阳虚阴

---

[1] 郭象：晋朝人。好老庄之学。郭象将向秀为《庄子》所作注释据为己有。后向秀注见于世，遂有《庄子》向、郭二注本。

[2] 齐治平：修身、齐家、治国、平天下之略语。

虚可以通治之医何？此无他，总以阳贵阴贱四字，独不得施诸阳明一经。所以处处触喉棘舌，万说不去，而强言之。异哉！黄氏一代之大医也，余以病人之故，亦不能为贤者讳也。

论黄氏不识阳明病

伤寒之病，阳明为多。伤寒之治，阳明为要。治之得失，生死系焉。故惟能治阳明者，使其病即愈于阳明，而不更传变，活人亦为最易。盖以此时之阳明，只是邪陷之阳明，尚非土败之阳明也。黄氏乃以陷里之实邪，认作阳虚之土败，则其于《内经》所谓气盛热壮之阳明、仲景所谓土为万物所归，无所复传之阳明直是不会识得。遂以天下最多之病罔知所措。于何见之？见之于所为阳明病解。而其于葛根芩连一证，则尤大失仲景之意者也。《伤寒论》：太阳病，桂枝证，医反下之，利遂不止。脉促者，表未解也。喘而汗出者，葛根黄芩黄连汤主之。黄氏于《伤寒悬解》解之曰：桂枝证，医反下之，败其中气，表阳乘里虚内陷。虽内有四逆证，外有桂枝证，而热在胸膈，二方俱不能受，宜葛根达阳明之郁，芩、连清君相之火。然后中下之寒，徐可议温。又于《伤寒说意》为之说曰：桂枝证，医反下之，败其中气，以致下后里空。里宜四逆，表宜桂枝。而膈热壅阻，二方难用，宜葛根芩连，达胃郁而清上热。然后议温未晚。岂知仲景之意不尔也，此条之下利，不如是讲也。仲景此条盖谓本太阳病，一经误下，遂将太阳表证陷入阳明，即为阳明里证。所陷者，实热也，即阳邪也。是当专以芩、连直清阳明之里。然其脉促，其证喘而汗出，则不全是阳明之里，而尚有阳明之表。故一面清之以芩、连，即一面达之以葛根。条首之必冠以太阳者，明乎此时之病，已从太阳入阳明，不得仍从太阳治，所以不复为桂枝证，而为葛根证。所以不复用有桂、麻之葛根汤，而用有芩、连之葛根汤，《本经》：葛根能起阴气。此既为脉促喘汗之利，则阳盛而阴欲伤矣。阳再盛，阴必亡。且将继以白虎、承气，适与脉迟倦卧之利当以四逆回阳者相反。脉促宜清，则脉促之利即宜清。喘汗宜清，则喘汗之利亦宜清。内外本属一贯，虚实绝无两歧。黄氏意中，乃只有当用四逆温之之利，曾未识阳邪成实，陷入阳明尚有宜用葛根芩连兼表兼清之利。所以一则曰议温，再则曰议温，其意直欲便用姜、附，而又无奈仲景之芩、连。叠用虽字而字，多所转折，接用宜字，一落千丈，不得不姑就原方，顺文强解。夫利之为病虚寒，则竟宜温，实热则竟宜清，岂有本当用温、暂且用清，暂且用清、终当用温之理？仲景于少、厥阳盛之利尚用白头翁汤之连、柏，其在三阴且然，而况两阳？其在脏病且然，而况腑病？乃《悬解》于阳明七章之首，自言太阳病将入阳明腑用葛根矣。而又以此分作太阳病入太阴脏。于"说意"第七条亦同。然则仲景此条，毕竟是阳明乎？是太阴乎？是腑证乎？是脏证乎？乃忽曰脾阴虚，忽曰胃气逆，又曰葛根芩连达胃郁，是仍非太阴脾，仍是阳明胃矣。脾，脏也。胃，腑也。一阴一阳，一虚一实之分也。虚实温清，相反如是。是于阳明之实、太阴之虚，胸中全未了彻，故其忽而欲清，忽而欲温，手下全无把握。况此时之利，既不是里虚里空之利。此方之清火，亦不是清君相之火。此人之中下，亦何尝是有寒之中下？且何以必要用四逆、桂枝汤？而又觉两方之难用，又何以必谓其有四逆、桂枝证？而又疑二方之不能受，既不能受，自不当用。若果当用，有何难用？若既难用，何必议用？其称伤寒方难用者，群儿之声口。自负无双者，不应如是也。乃阳明一经全不解仲景意，劲曰土败，曰气败，曰阳败，曰中气败，曰肾阳亦败。一若下利一证，舍土败无他说，舍温无他法者。夫既土败、阳败矣，中气败、肾阳亦败矣，而仲景乃用芩、连于中阳已败之余，再用膏、黄于肾阳亦败之后，黄氏既经见到，而于葛根芩连之方何以仍可迁就乎？揆其所以然，总因贵阳贱阴之见横亘于中，而于阳明病阳盛入腑之际，仍认作可贵之阳。于仲景用芩、连、膏、黄尽力救阴之会，仍认作可贱之阴。则其所以说仲景之意者，果安在哉？然而阳明一经，为伤寒中最多之病，即为伤寒中最要之治。苟阳明之不能治，又何有于他经？灵胎谓《伤寒论》是学者下手功夫，余谓阳明证尤伤寒下手功夫也。黄氏之不识阳明，更不能为贤者讳也。

黄氏于葛根芩连方既一误至此，而其解白虎、承气亦大失仲景意。仲景之石膏所以退阳，佐甘草即可保阴，盖不退阳则阴即不保也。乃必于白虎汤另用元参、麦冬、生地，谓为养阴，则于仲景用石膏之意全不解矣。仲景之大黄所以存阴，佐朴、枳所以急下，盖不急下则阴即不存也。乃必于承气汤另用天冬、地黄、苁蓉，谓为滋阴，则于仲景用大黄之意既非所解，而于朴、枳之用且相反矣。相反之故，病家岂所能知？然即此朴、枳、苁蓉，滋之与燥、燥之与润并作一方，滋而是则燥非，燥而是则润非，即在不谈医者，亦何妨于此一穷诘耶？仲景用朴、枳之燥，正在舌黑齿焦唇裂时，以此时诚如黄氏所见，热在胸膈，膈热壅阻。不荡涤则阳不退，阳不退则阴将亡。阴之亡也为阳盛，非为阴虚。所以断不用滋润药也。

乃黄氏必曰：承气之法，能亡阳盛之微阴。又曰：变承气之荡涤，泄之以滋润之品。直若纵有承气证，必不可用承气汤。遂云：即使确有下证，必加天、地、苁蓉，然后虽用攻下，不至亡阴。夫仲景之下法，为确有下证设也。若确有下证，而定不用下法，则下法将始终无用处，而直可废此法矣。其意大不满于仲景，岂仅目汉以后人为群儿哉？世之不识阳明者，原不独一黄氏。然他人之不识阳明，皆不及黄氏之显，反若无从说起。今得借黄氏畅发此论，使阳明得还仲景治法，则黄氏亦大有功于病者。古人讲学，以明道为归。即如朱、陆异同，亦非门户之见。黄氏著作等身，人所不及。除此不经①，尽堪节取。惜无有拣金于沙，拾珊瑚于大海者。

论王清任《医林改错》

王清任者，直隶玉田人。自称鸦鸿桥勋臣。其所指医林之错而必当改者，则黄帝之《素问》、越人之《难经》、仲景之《伤寒论》也。其所由识其错而可据以改者，则俘获之逆酋、凌迟之犯妇、暴露犬食之残骸剩骨也。其言曰：前人创造医书，脏腑错误，恨无可证。乃于嘉庆二年四月，游滦州之稻地镇。其时彼处小儿正染瘟疫，十死八九，多用代席裹埋。代席者，代棺之席也。彼处乡风更不深埋，意在犬食，利于下胎不死。故破腹露脏之儿，日有百数。初未尝不掩鼻，后念古人所以错论脏腑，皆由未经亲见。遂不避污秽，每日清晨就视犬食之余。有肠胃者多，有心肝者少。十中看全，不过二三。连视十日，看全三十余人。始知医书所绘脏腑，即件数多寡亦不相合。尚有膈膜一

————————

① 不经：缺乏根据，不近情理。

片，其薄如纸，皆因破坏，未得明验。四年六月，有辽阳州一妇杀其夫与翁[1]，解[2]省拟剐。跟至西关，忽悟彼非男子，不忍近视。及行刑者提其心肝肺从面前过，始得细看。二十五年，有打死其母之剐犯，行刑于崇文门，却得近前而膈膜已破。道光八年五月十四，剐犯张格尔，又不能近看。自思一篑未成，不甘中止。九年遇江宁布政使恒公，言曾镇守哈密，领兵于喀什噶尔，所见诛戮甚多。细说膈膜形状，始得知之的确。因思黄帝下问岐伯，何得不知妄对？秦越人《难经》以无凭之谈，做欺人之事。张仲景之《伤寒论》方虽有效，而经络皆错。于是以《内经》脏腑绘图于前，以彼亲见各囚犯、各死婴之尸身脏腑绘图于后。有左气门、右气门、卫总管、营总管、津管、珑管、鸡冠油、水铃铛、出水道等图，为黄帝所未知。再证以随喂随杀之畜，三四日不喂而杀之畜，与人相比，为越人、仲景所未识。要后医遇机会细心查看，是教人于骴骼堆中、杀人场上学医道矣。试思人之已死，瘟者瘟矣，倒者倒矣。气已断，何由知是气门？水已走，何由知为水道？犬食之尸、刑余之人，何由知其件数之多寡？心肝肺一把抓在手中，何由知其部位之高低？彼纵能就死尸之身首一一检之，势不能再剥活人之皮肉一一比之。且于死尸转若有气，于活人偏说无气。又谓凡斩殴之以破伤风死者，凶手拟抵。若早明乎气散气亡之义，即用黄芪半斤大补其气，救一个岂不是救两个？乃今知其治中风之人，每服用芪四两。其于治病之芪，较之救凶之芪，尚轻一半也，尚短五成也。于是而都下遂盛传其补阳还五一方。

论补阳还五汤

近日都门有风行之方，曰补阳还五，以治中风诸病及老年人一切虚证。方出《医林改错》中。初不解其方之何以名还五也，取而视之，乃知其所谓五者，谓人身十成元气，亏二成，剩八成，每半身仍有四成气则无病。若亏五成，剩五成，每半身只剩二成半。右半身二成半归并于左，则右半身无气。左半身二成半归并于右，则左半身无气。受病之半身，向不病之半身流动，比水流波浪之声尤甚。于是思得一方，以息其波浪声，而还其五成亏。乃分左右各二成半而并之，则曰五。合左右各二成半之亏而还之，则曰还。"还五"两字，于是乎心领神会，而得其解矣。然于其所以为方者，则尚未能明其意也。观其方，用黄芪四两、归尾二钱、赤芍钱半、川芎、桃仁、红花各一钱，加地龙亦一钱，主治半身不遂。方以黄芪为君，当归为臣。若例以古法，当归补血汤黄芪五倍于当归，则二钱之归宜君以一两之芪，若四两之芪即当臣以八钱之归。今则芪且二十倍于归矣，大约欲以还五成之亏，有必需乎四两之多者。若照古方用芪一两，则只还得一成零二分五之气，其无气之三成七分半久假[3]不归，逋[4]负尚多，方即不验。于是乎每服四两之黄芪，亦心领神会而得其解矣。然其方之所以名补阳者，则又何也？盖以当归为补血，血为阴。以黄芪为补气，气为阳。故以黄芪为可补无气之半身，即可补无阳之半身。于是而补阳两字亦复心领神会而得其解

---

① 翁：丈夫之父，公公。
② 解：押送。
③ 假：借。
④ 逋（bù，音不）：拖欠。

矣。然而黄芪补气，不补阳气，而补阴气者也。正不得以补阴气者谓补阳气，而即用其补阴之药换作补阳之名。阴阳二气之在身，阴气盛则阳气不能与之敌。若以补阴气之药误作补阳气而恣啖之，则阴气日以长，阳气日以消，阴阳消长之机，固非王清任所能喻。独所谓合左右身各二成半而为五成者，则清任独知之，而他人所不能知。即所谓甚于波浪声者，亦清任独闻之，而他人所不能闻。此其所以独有是方，而方独可以是名也。都中人语云：此方可一二百服。准以四两一服，四服即得一斤，百服则二十五斤矣，二百服则五十斤矣。其于真是半身不遂，病果在《金匮》"血痹虚劳门"者，方名虽曰补阳，方药适以补阴。或能以病就药，药虽过度，尚无大害。然真要在六个月零二十日内服完黄芪五十斤，恐亦无此理也。若夫中风、中气，或且为痰中、食中，而亦曰此方可以通治，则中风当祛风，中气当利气，痰中、食中尤当消食豁痰以疏通之。此则半身皆可不遂，而病则不是虚劳。若亦服四两之芪，病即不起。罹祸之家主名且有属矣。至其言人病之虚，防有瘀血，方故取用桃、红，此意未尝不是。然凡消瘀之法，因于寒者逐其寒，因于热者退其热，因于气之郁结者尤必达其郁、解其结，而瘀始消。正不徒恃桃红为也。且病之利于桃、红者，必其大不利于黄芪者也。且未闻方之用桃、红者，而可名为补阳者也。奇哉方乎！不奇于鸦鸿桥之有是方，正奇在服是方者信其为真有是理，而方真可有是名也。安得不述此奇谈，为未受愚之病家告哉。

卷十一·文十一

论叶天士《临证指南》 "伤寒门"方

叶先生《临证指南》"卷五"以风、寒分门。而"寒门"所有者六方，并非伤寒大证。即在太阳一经，亦仅言其至小。此书行后，遂不闻以《伤寒论》治病。今之置寒水六气于不讲者，大抵即由于此。而《伤寒论》中之细微曲折，亦更无能道其片语者矣。乃有门人华玉堂者，于此一门后，大放厥辞，谓人但拘仲景之法，皆为见闻不广，胶柱鼓瑟，不知变通，以明仲景之不足法。而以此六方，为治伤寒一大宗。徐灵胎曰：此即俗名着寒之病，偶尔小恙不入经络者也，何必牵引伤寒大证发诸议论？及细阅此编，竟无伤寒之门，即此为伤寒之法，不禁失笑。夫医者之学问，全在明伤寒之理，则万病皆通。故伤寒为病中第一证，而学医者之第一功夫也。此编独缺此一门，则平日所习何书？所治何病？此非此老之过，抑编此书者胸中茫无定见耶？灵胎说如此，尚不知此案与此药亦未必定出自先生也。昔梁茝林中丞浪迹丛谈，载叶先生轶事一则：为龙虎山张真人在吴，于万年桥停舆，让桥下天医星过去。而是日是时，不先不后，

天士小舟适从桥下摇橹行来。中丞于此，不溢一词。而其下即引纪文达语，谓天士不事著述，今所有医案十卷，为门人取其治验，附以论断，非天士本意也。石琢堂殿撰，亦谓先生少所著作。《指南》一编，冗杂不足以传，乃先生弃世后门下学者荟萃而成，其方不尽出先生之手。然则此书明是及门假托，为一时渔利之物。奇在所作医案，每以不了语气及上下文不联属。又每以"也"字易"矣"字，谓是其师汉魏文章，然犹无害于病者。若此伤寒一门，则俗医正怕读伤寒书，正谓伤寒方难用，遂若照此六方，法已大备，更不必问途于仲景。而又因此作江南无伤寒之说，非皆不辨真赝而徒震其名之害耶。呜呼！自有李士材《医宗必读》，而世不知有血证。自有此《临证指南》，而世不知有伤寒。叶先生为吾苏大医，享盛名于雍、乾时，必不至此。彼华玉堂、邵新甫辈，造此大孽，且坏先生身后名，安得不为先生一雪此愤哉。

丹溪之言曰《格致余论》。戴人之言曰《儒门事亲》。宁陵吕氏之言曰"人子不可以不知医"。修谓：有父母者不知医，不得为孝子。即有儿孙者不知医，亦不得为慈父。当今之世，诚何恃而不恐？正不徒一物不知，儒者之耻已也。

论《临证指南》
"温热门"席姓七案①

席，姓。脉左数右缓弱。**此为温②。阳根未固，温热与阳根无涉。**阴液渐涸。**阳邪之甚。**舌赤微渴，**亦阳邪也。**喘促，自利，溲数。**三焦大热。**晡刻自热，神烦呓语。**日晡所，阳明王时也。初诊只有晡刻神烦。**夫温邪久伏少阴，**此沿喻氏之说，其误即始于此。**古人立法，全以育阴祛热。**古人治温，决不育阴。"全"以下语气未了。**但今见证，阴分固有伏邪，阳伏于胃，病在阳分。真阳亦不肯收纳。**乃阳邪之充斥，非真阳之不纳。**议仿河间浊药轻投**河间从无此法。**不为上焦热阻，**独此未用一药。**下焦根柢自立。**与下焦根柢无关。**冀其烦躁热蒸渐缓。**不去其热，热何由缓？**

熟地炭　茯苓　淡苁蓉　远志炭　川断　五味**方谬。**

又再诊晚诊，阴中伏邪，阳伏于胃。**晡时而升，的是阳明。**目赤羞明，**睛不和也。**舌绛而渴。**渴为温病。**与育阴清邪法。**以阳邪而育阴，阴愈育阳邪愈固，而云法乎？**

生地炭**生熟地之所贵在滋膏，而炒为炭则无用。亦断无先熟后生之理。**元参心　川斛　炒麦冬**麦冬无炒用者。**犀角　石菖蒲**二味并开心窍，送邪入心。**

又，三诊。脉左数右软，**此时脉尚未变。**舌干，苔白。小溲淋漓。**腻涩之效。**吸气喘促。**呼气促是脱，吸气促乃是闭。**烦汗。**的是阳明。**乃肾阴不承，**非也。心神热灼蒙闭。**一去胃热，蒙闭即开。**议以三才汤滋水制热。**岂阴虚而火炎耶？此时之邪热，非滋水所能制。**用三才加茯神、黄柏、金箔。**邪必益锢。**晚进周少川牛黄

消心丸一服。**助犀角送邪入内。**

又，四诊。昨黄昏后诊脉，较之早上左手数疾顿减。**脉象陡变。惟尺中垂而仍动。**阳邪内陷矣。呓语不已，若有妄见。**胃热蒸心益甚矣。**因思肾热乘心，胃热而非肾热。膻中微闭，神明为蒙，自属二字何解？**昏乱。全不识阳明病。**随进周少川牛黄丸领邪入心。**一服，俾迷漫无质之热**热本无所为质。**暂可泄降。**并未一用泄降之药。**服后颇安。**并不能烦躁矣。**辰刻诊脉濡小，**脉又变矣。**形质大衰，**生熟地炭既立根柢，何至形质大衰？**舌边色淡，下利稀水。**邪下陷矣。**夫救阴是要旨。**撤热是要旨。**读仲景少阴下利篇，**太阳、阳明亦有下利。**上下交征，**此句如何接得上？**关闸尽撤，必以堵塞阳明为治，**昨日犀角，昨晚牛黄，尽开诸窍，一变而为堵塞。况阳明无堵塞之理。**以阳明司合，阳明之合，**不如是讲。**有开无合，下焦之阴仍从走泄矣。**生熟地炭之功何往？**议用桃花汤。

人参　赤石脂　干姜　粳米**此方补涩而温，适与清泄苦降相反。**

又，五诊。晚服照方加茯苓。**此时病已垂危，药之出入，必不在一味茯苓。**

又，六诊。脉左沉数，右小数。**堵塞后脉又变矣。**暮热微汗，时烦。辰刻神清。**只有辰刻神清矣。**虚邪仍留阴分。实邪仍留阳分。议用清补。**当用寒泻。**

人参　茯苓　川斛　炙草　黑稽豆衣**何用？**糯稻根须**何用？《金匮》麦门冬汤全与温病无涉。**

"温热门"再有张姓一案。初，仅形象畏冷，用复脉汤去参、桂，加甘蔗汁。

---

① 席姓七案：以下医案中，正文取自《临证指南·温热门》，凡仿宋字，皆为陆懋修所加评论之语。

② 此为温：光绪十二年山左书局本作"此为温热病脉。"

及三诊阴液尽涸，阴气欲绝。复脉汤有麦、地，何以阴涸阴绝？

再有顾姓一案。初，尚能饮酒纳谷。用犀角、生地。再诊目瞑舌缩，神昏如醉。心开窍于舌，犀角送邪入心，故舌缩。

再有陈姓一案。初，不过夜烦无寐，不嗜汤饮。亦用犀角、生地。及三诊，阳升风动。用生地阳当不升，用犀角风当不动。何又升动若此？

凡此所用药后，种种变相，皆《指南》所自言。何以用其法者皆不一问其药之取效，固有如是者乎？

《指南·温热门》共四十余案。其于席姓复诊者七。初诊左数右缓弱，为温热病应有之脉。邪在阳明，是为时气，非阴虚火炎、骨蒸劳热之病，亦非上盛下虚、阳光飞越之病。与阳根未固、真阳不肯收纳有何干涉？乃必曰久伏少阴，而欲育阴以立根柢，此在劳怯病中尚为下乘，岂可以之论温热时邪哉？及复诊者，再而吸气喘促，心神蒙闭，非熟地、生地炭腻膈留邪，犀角、石菖蒲送邪入内之效耶？再与天冬、地黄、人参之三才，加以牛黄，协犀角之力，脉之数疾顿减，一变而为濡小。或并外热之不见，病于是乎内陷矣。牛黄之服后颇安者，并烦躁之不能也。所以形质大衰而即下利稀水，温病不撤，阳邪种种变相已露。尚曰救阴是要旨，而一任其阳邪之伤阴，以致关闸尽撤、有开无合，即用桃花汤以堵塞之。此在痢疾门中，尚是末传之治。而始之仅为晡刻神烦者，至此而仅有辰刻神清矣。其人之终日昏沉，内风扇动，粒米不进，举室惊惶，已可想见。六诊、七诊，只剩得稻根、稽豆，敷衍成方，而终之以一服麦门冬。嗟乎！此病之初，人迎数盛，气口濡弱，伤寒成温之的候也。此时一用仲景之葛根芩连汤，辛凉解散，病即外达，一汗而解，热退身凉，神清脉静矣。即不然，而须专清里，则仲景之白虎汤、栀子豉汤，辛寒泄热。里气一清，外邪自解，亦无不热退身凉，神清脉静矣。余为治三十年，凡遇温热病，无人不如此，无时不如此，无地不如此，无不于十日内贻之以安，惟尚未能起床出门，往往受人促迫耳。今观此案，初诊之议邈若山河。及四诊，而一路之病随药变者，败坏至此，事已不可为矣。独有下利一证，或尚是热结旁流，为挟热之利。非燥屎即胶闭，若一投仲景之大、小承气，尚能起死回生。乃华玉堂从未梦见，反谓见闻甚广，不肯胶柱鼓瑟，辄投石脂、干姜，温之、涩之，病到如此不堪地步，一味人参，聊以塞责。此外则稽豆之衣也、糯稻根之须也。一筹莫展，剩有麦门冬一方。如不欲战于此，而云此病尚有活理，谁其信之？温热治法，从此失传。可恨哉。

今之抱一册为市医捷径者，名曰叶派。余初不解温病之十有九治者，何至于百无一生？及观此案之始终本末，而知编此一册者，正利其日后必然之状。已预定于始初立案之时以为先见之明，言无不中，而病家即以其言无不中。果服其先见之明，孰能知其人之本非此病，而移病凑药，使之病随药变耶？此所以人愈死而名愈高也。则此一案之在病家，尚可安于不问哉！吴子音《三家医案》，伪薛洁燔三诊，其害亦同于此。

合论顾景文《温证论治》、吴鞠通《温病条辨》

《温证论治》在华邵辈所编《临证指南》之外，乃顾景文者假托叶先生之语，而刻于唐笠三《吴医汇讲》者也。

唐刻有小引云：先生游于洞庭山，门人顾景文随之舟中，以当时所语信笔录记。一时未经修饰，是以辞多佶屈，语亦稍乱，读者未免眩目。不揣冒昧，窃以语句稍为条达，前后少为移掇，惟使晦者明之。而先生立论之要旨，未敢稍更一字也。据此则所刻云云。已经唐氏加以删润，尚且如此不堪。然则顾景文之原本当更何如？不意托名大医，便能行世。贮春仙馆刻之、拜石山房刻之、种福堂又刻之，而其贻祸于病人者，直如此其大也。顾所记名曰《温证论治》，而章虚谷乐为之注，改其名为《外感温热》。王孟英又乐取之，谓仲景所论温热是伏气，叶氏所论温热是外感，故以"温邪上受，首先犯肺，逆传心包"十二字揭之篇首，以自别异。果如其说，则所称温热者不过小小感冒，即俗所谓小风热、小风温，如目赤、颐肿，喉梗、牙疼之类。却只须辛凉轻剂，其病立愈。然何以不出数日，遽入心包，为一场大病，以至于死？若不数日而病即入心既可死者，则必非如其所说只须轻剂之辛凉。且何以如其所言，不即愈于辛凉之轻剂耶？夫其所谓热入心包者，不可谓世无其病也，然总不在仅称外感，仅病及肺，仅用此无名轻剂之时。是故古之人不轻言热入心包也。而顾其姓者，确凿言之若此，迹其所以有是作者，似欲以所用轻剂愈人之病也，似又欲以所用犀角愈人之病也。乃用其所谓轻剂而病不解，渐欲入营，血液受劫，心神不安，斑点隐隐，即随其所用不言何物之轻剂，次第而来。然则用轻剂而液受劫者，轻剂不可用矣。用其所谓犀角而斑出热不解，胃津告亡，肤冷至一昼夜，仅仅未成脱证，亦即随其视同花露之犀角，次第而来。然则用犀角而津告亡者，犀角又不可用矣。此皆顾景文自己所说，皆顾景文自己所告人。夫病之

教人以必用此药，教人以必不可用他药者，不过恐以他药使病增重，不过欲以此药使病速愈，不过期其后此之种种恶候，一用此药尽消弥于无形，故必谆谆告诫，不惮烦言，饷遗来学[1]。而人之生其后者，有心济世，乐为之反复引申，一刻再刻，使其愈病之法，昭然若发聋振聩。而惟恐其弗传，断无因其用此法则液受劫、用此法则津告亡，而谓此劫液亡津之法有未可任其不传者，然而后之人则必用其法矣。一用其法，则所说液劫津亡者，即于初用轻剂、接用犀角时预言之而无不准。若有先见者然，并恐不用其法，则血液未定受劫，胃津未定告亡，而所谓先见者便不十分稳足，何由取信于病家？此所以生其后者，万不肯不用其法也。人心愈幻，其法愈巧。

后数十年，而又有吴鞠通者。鞠通即本顾景文"温邪上受，首先犯肺，逆传心包"之十二字而为《温病条辨》，自条自辨，可发一笑者也。开卷捏造温病以桂枝汤主之，为仲景原文。继复承《指南》之讹，以喻西昌治瘟之法，谓是刘河间之所以治温，两失已不待言。乃以温病之本在中焦者，先移之于上焦，谓切不可用中焦药，痛戒中焦之芩、连。而其下即云：热邪久羁，吸铄真阴。邪热久羁，肌肤甲错，皆鞠通所自言，皆鞠通自己所告人者。先是自制银翘、桑鞠[2]两方，即顾景文之辛凉轻剂，不名一药，而鞠通为之引申者也。嗣[3]是方名清宫，用犀角、牛黄。方名增液，用元参、麦冬。以及一甲、二甲、三甲之复脉汤、小定风珠、大定风珠，无非滋腻伤阴，引邪内陷，病至

---

① 饷遗来学：教导后来学医的人。
② 鞠：通"菊"。
③ 嗣：接着。

此不可为矣。而因其"中焦篇"亦或有偶用芩、连、膏、黄时，凡温病之一用芩、连、膏、黄，无不可去邪撤热者，鞠通又若未尝不知。然苟非布置上焦，则热邪未必久羁，真阴即未定劫铄。苟非诃斥芩、连，则邪热未必久羁，肌肤又未定甲错。顾景文延之数日，鞠通再加"缓缓"两字。何以必缓缓也？不可解而实可解也。此所以后乎鞠通者，亦万不肯不用其法也。以滋腻留邪之药，缓缓延之，热邪方盛之时，阴无不伤，病无不死。陶节庵之《一提金》《杀车锤》《截江纲》，书名之恶极者也。此之一甲、二甲、三甲、定风珠，方名之恶极者也。病何等事？医何等人？顾可儿戏若斯乎？

再论"温邪上受，首先犯肺，逆传心包"十二字

此十二字者，《温证论治》之所以发凡而起例者也。初不言邪之何以独伤肺，肺之何以遽传心，但云"若论治法，宜用辛凉轻剂延之数日"。夫人病之热，惟胃为甚。胃热之甚，神为之昏。从来神昏之病悉属胃家。即使热果入心，亦必先病及胃。病苟仅在于肺，则断无神昏之事，即断无入心之理。乃于病之明明有神昏者，特将神昏二字始终不提。又明知神昏不属于肺，即暗将神昏移入于心。其曰"上受"、曰"先犯"、曰"逆传"者，皆所以抹煞胃病之故。再加"未入心包，邪专在肺"二句，说成此时之病不心则肺，一肺即心。若"绝无与于阳明胃者，而不可用胃药"之语。适在此种种胃病之时，欲成一家之言。翻尽千古之局，锻炼周内，病者不能呼冤也。其时病者或为太阳、阳明两经递病，或为太阳、阳明两经合病。太阳行身之后，由背贯胸；阳明行身之前，由胸彻背。肺为华盖，位在胸背之上。而胸为近胃，为五脏六腑之海，其清气上注于肺。注者，射也。太阳之邪射肺，阳明之邪亦射肺。而阳明为近，故必阳明胃之热降，而在上之肺气始安。所病本只在胃，肺仅为病所累，于此而必曰肺病，势必徒用肺药。转将胃之支脉络于心，胃热之最易蒸心者，一任其逼近心包，日逼日近，而神昏益甚。又以为此即心病，此即肺病之传心，轻剂之后，即用犀角。将胃中之药，非特搁置弗道，并且禁绝勿用，遂领胃中射肺之邪直攻心脏。是其所以逆传者，全赖此药以为之也。夫胃者，腑也。肺与心，脏也。本是腑病，而偏要说成脏病，遂乃舍腑治脏。夫岂有脏腑而亦可以不分者？人病腑为轻，而脏为重。此时一治其腑，病无不除。亦何至领邪入脏死于非命哉！独无如兔园册子，只有顾景文之《温证论治》、吴鞠通之《温病条辨》等物，以为道在是矣。宜乎今日盛名之下，并脏腑之不言也。

再论胃病有神昏，肺病无神昏之理

世间原有一种肺病，其小者如咳呛、喷嚏、颐肿、喉梗之类。其大者如哮喘、咯血、肺痈、肺痿之类。皆不闻有神昏而至谵妄者。既曰肺病，断不能有神昏。既曰神昏，断不仅为肺病。既不神昏，断不病及心包。既不病心，断不需用犀角。是皆可以理断，而不必尽通乎医道者也。鞠通所谓上焦病者，即景文所言之肺。鞠通所谓不可用中焦药者，即景文所不言之胃。乃于景文"延之数日"上，再加"缓缓"两字，胃不及待，酿成大热。或亦一用膏、黄，似乎已胜顾说。而随即以

清宫、增液者，使胃病仍归不治。夫人之所病者胃，而医之所言者肺。神之所以能昏者在胃，而医之所以治神昏者在心。类皆善用移字诀，而此之所移，又为移字诀中最大之祸。明明一部《伤寒论》长留天地间，其于急去热邪，阴始可保。如仲景之白虎、承气汤，小之而一去其热，阴即不伤。如仲景之葛根芩连诸方，辛从甘以化阳，苦从甘以化阴，阴阳和而时雨降，顷刻间有嘘枯振槁[1]之能者，概从摈弃，且若恶闻，岂无意乎？风寒温热，寻常病耳。似此惝恍迷离，既令人于伤寒方视若畏途，并以一二肯用伤寒方者目为怪物。登仁寿而免夭札，只看《伤寒论》之兴替何如。余既合论两家，而并畅发此论，所望病家之曾受此害者，一权于肺胃之间，而恍然有悟也。

论杨栗山《伤寒瘟疫条辨》

乾隆中，杨栗山作《伤寒瘟疫条辨》。于四十九年甲辰自序之。其所制一十五方，无不暗暗用伤寒方，而又切切诫人以不可用伤寒方，此其意竟不可解。既而思之，或者杨氏以世人久饮狂药，锢疾已深，若再正言厉色教人取法仲景，人既不信，即其道亦不行。而足以活人之《伤寒论》，势必仍归于废弃。因而设此诡计，特将僵蚕、蝉蜕之不担重任者，加入芩、连、膏、黄方内，使人人看似杨氏新方，而不知不觉已暗将伤寒方愈人。故于卷三之末，托为畏斋之言，称其"于温病另辟手眼，却不于长沙论旁溢一词。后有作者，不为冥索旁趋，得以随施辄效"一段，或即是其全书点睛处欤？若果如此，则是杨氏设法度世，不惜身冒不韪，愿受明者指摘，而能使昧者潜移默夺，不必医家明其意，但求病家蒙其福。

功归实在，何必争名。余故于杨氏之书，犹有取焉。此书本为三原陈素中名尧道者所著《伤寒辨证》，于康熙戊午有自序一首。至嘉庆十一年丙寅，始为刘镜浦观察付刊。其在乾隆时，尚为素中未刻稿。书中谬作刘河间称为杂病，妄引喻嘉言三焦解毒，误入吴又可大头瘟六证。且于阳盛格阴、但言手足温暖、指爪红活而不及热厥之证，有手足冷而指头寒者，为素中之陋。而杨氏承之，亦不能有所改正，则反为素中累矣。

论章虚谷《外感温热》

叶天士先生一代盛名，既为其门下华邵辈所毁。而顾景文之温证，又为章虚谷取而注之，改作《外感温热》。其所以改作外感者，想亦嫌其不类论温，故谓其与仲景伏气之温不同，是则天士之温，本非仲景之温。而虚谷之温，又非天士之温矣。然而换一衣冠，不能使其人之性情面貌因之而皆变也。况果如其外感之说，而竟出于天士之意，则天士于《临证指南》既以小风寒抵作伤寒一大法门。天士于温证论治，又以小风热抵作温热一大法门。所以伤寒一证，至天士而失传。温热一证，亦至天士而失传。而孰知皆非天士之书耶？此之般流，直若傀儡登场，沐猴牵线，不使仲景圣道尽归澌灭不止。而王孟英《温热经纬》尽罗而致之，皆不肯为病者计。呜呼！此中之劫运，其何日已耶！

坊间再有《医效秘传》，亦云是叶先生语。为吴子音所刻。《秘传》已极不堪，至于叶、薛、缪三家医案，非特用药之谬，彼此相似，即词句间亦多有雷同。明是一副笔墨，不问可知。其伪志称薛与

---

[1]　嘘枯振槁：使枯槁者重新获得生机。

叶积不相能①，尝自署所居曰扫叶山庄，则岂有薛而肯从叶派者乎？缪则我之自出，不闻其有此方案。偏是此种甈言②，最易动听。不托于两先生置之可耳，乃假借大医，使人信从，以售其欺，害斯大矣。末附陆秋山"温热赘言"，则即王孟英所收陈平伯祖恭语。及章虚谷所指薛氏《湿热条辨》者，一字不易，但改祖恭为余，自称拙著，不值一笑。

附：《条辨》辨

雍乾之间，吾吴薛生白与叶天士两先生齐名。天士不著书，并华邵辈亦言之。若一瓢薛先生，则著作才也。乃亦传有《湿热条辨》一册，自条自辨。其语句、药物，与《温证论治》大略相同，岂薛先生而有此不合体裁之作耶？夫所谓条辨者，始于方中行之前条辨，程郊倩之后条辨。原是条列仲景原文于前，而作者逐条辨之于后，以其条之或有错简、或有剩义、或有疑字，而为之辨其疑似，辨其是非。虽其强题就我，各自为说，已属无谓，然犹不失为笺、疏③ 体也，从未有自

为条而自为辨者。以其所条高一格书之，更有袭取仲景句法，彼意希图传之既久、人人看得高一格处，如仲景原文。我意正恐传之既久，竟有人看得高一格处，如仲景原文，大可以伪乱真，足以欺世，之并《伤寒论》而不读者。薛先生之亦有条辨，安知非即顾与吴一流人假托名贤，使为嚆矢④，以见自条自辨之不自我始，而藉以自文⑤ 其陋。且恐后之人尚有仿其体而为之者，将谰语无稽皆得冒作经传之体，思之大可寒心。嗟乎！拨乱反正，黜伪存真，非吾人之责乎？欲医理之复明，必自正文体始。

近有《理瀹骈文》者，欲以膏药尽废煎药。而曰：今人遇病，动辄即云服药，众口一词，牢不可破，有虽欲不服而不能者。夫薄贴以治外，汤液以治内，外治内治，因病而施。汤液始于伊尹，而岐伯先有汤液，汤液亦云古矣。一旦欲尽废之，是犹劝人吃面，未尝不可。而必曰今人腹枵⑥，动辄煮饭，牢不可破。通乎？否乎？丸散膏丹，病家不能自制，且假手于何人？在法之初，自有真意。然恐后之乐用其法者，法又将有一大变也。

---

① 积不相能：一向不和。
② 甈（wèi，音卫）言：过于荒谬而不足信的话。
③ 笺、疏：均为训诂术语。为古籍作注释。
④ 嚆矢：响箭。发射时声音先于箭而到，因此比喻事物的开端、先声。
⑤ 文：掩饰。
⑥ 枵：空虚。

卷十二·文十二

《续苏谈》"防其说"

甚矣哉，医道之坏也！人谓坏自医家，吾谓坏自病家。人谓当责医家，吾谓当责病家。盖医有不得不然之势焉，实病家迫之使然也。一或不然，则必见拒于病家。即不能苟容于同列，即如天下设防之举，盖惟恐其如此。而欲其不如此，故贵乎有是防。而使防其如此者，必不如此耳。从未有防其东而东，防其西而西，防其来者自来，防其去者竟去，而曰吾以是为防也，则弗如其无防矣。往，闻吾苏于嘉道年间有所谓防其之医，而窃有异焉。客有仿杨君谦松寿堂笔意，作《续苏谈》者，纪嘉道间事一则。云：假如人得寒热病，一二三日，未必遽命医也。至四五日，而不能不药矣。医来病家，先以一虚字箝其口。若惟恐其不以为虚者，药用大豆卷、淡豆豉，防其留恋增重也。此数日间，绝不用些微辛散，防其虚也。不如是，不合病家意。五六日，用生地用石斛，立案书"防其昏谵"。不如是，而欲以苦寒者去病，病家不乐闻也。越日而昏沉谵妄矣。六七日，用犀角、羚羊角，案则书曰：防其肝风动，防其热入心包。不如是，而欲以攻下者去病，病家所大畏也。逾时而妄言妄见，手肢掣动矣。如是者谓之一候。一候既过，病势已成，然后珠黄散、苏合香丸、及至宝丹、紫雪丹，贵重之物，于焉毕集。病则舌强言謇、目光散乱、囊缩遗尿、手足厥冷，种种恶候，相随而至。于是他无可防，而独防其脱矣。此等病状，皆在七日以外，十三四日之内。病家一味防虚，十分忙乱，亲友满堂，或说阳宅不吉，或疑阴宅有凶，或则召巫，或则保福，一面按日开方，所防皆验。甲乃拉乙，乙仍拉甲，甲乙复拉丙丁，方人人同防，亦人人同病。至此即有真医，安能将真方真药，希图挽救于不可必得之数，而适陷坎中？亦惟有与时俯仰而已。是亦病家迫之而使。然韦君绣蕊《珠居集》亦痛切言之，洵乎其为砭时救俗之书也。而其所以然者，则半由于有所为，半由于有所不知。其有所为者，尽在"道不谈道"四字中。其有所不知者，则师以传弟，弟又作师，师师非度，亦由阅历而来。然而病家之愚，且有牢不可破者。其明日必至之状，皆其昨日预防所及，一若此病本有是天然之节奏者，病家皆耳熟焉。而不知病本可以不若是也。薛鹤山曰：病家不咎其手法之疏，转赞其眼力之高。徐洄溪曰：病家方服其眼力之高，不知即死于其所用之药。然则康乾中已如此，且不起于嘉道之年？幸其后有任斯道之君子出而维持之，此风得少息矣。

《续苏谈》又曰：人于其时病经三四日，延过一二人。越日更医，到即问病几日矣？延几人矣？即知豆豉、石斛辈皆用过矣。及其更医者，再问亦如前。而告以病也何如，虚也何如，即知犀角辈亦皆用过。而病所未剧者，口尚能言，则知珠粉、牛黄尚未用也。于是一用牛黄而口遂噤，一用珠粉而并不能狂。药之诸恶物全，病之诸恶候亦全。所剩者生脉散去五味、复脉汤去姜、桂，悉照叶派开方，防其虚脱。病家更无他望。如是者，群相告曰：时邪好手。此岂医所愿哉？亦迫于不得已耳。

《续苏谈》又曰：病以七日为一候，十四日为两候。药而如此，则以一候愈。药而如彼，则以两候死。试将死于两候与愈于一候者比，当其在一候之前，病不大相悬也。而一则用药如彼，一则用药如此，截然不同，不可相形而见乎？然凡愈于一候之人，必不知病机病势，与延至两候而死者，当其在一候时大略相同。而其渐渐不同者，每在一候以外。况一候而其人既愈也，亦断不知不用此药。则一候外之病机病势，即此愈于一候者。如其不愈，亦皆得而有之。故虽一室两榻，一愈一死，亦不过曰一人甚虚故死，一人不甚虚故愈。至于用药之绝不相同，则一室之亲人，满堂之戚友竟无人一问及之者。所愿此后之病家，察其死于两候间者，一路用何等药。察其愈于一候间者，一路用何等药。勿认作一候之病轻故愈，两候之病重故死也。其所由死，只死于一虚字箝医之口，迫之而使出于一途，互相迁就，此其权实在病家，不在医家。使病家而肯不以实作虚也，则医自能于病实处曲折求之，而何必以一虚字了之哉。余故曰：所以成此一道同风者，毋徒责医为也。

论过桥麻黄

吾苏有所谓过桥麻黄者，于淡豆豉之旁，书麻黄三分同捣，云是避重就轻之

法。往者，吾苏老医马元仪以方书麻黄，每为病家疑惧。维时病家恒向医家取药，故元仪得预用麻黄汤浸豆发芽，凡遇伤寒无汗应用麻黄者，即以汤浸之豆卷畀[1]之。殆其后则取药于肆，更无麻黄汤浸之豆卷矣。豆卷治湿痹证，仅一见于《金匮》薯蓣汤，入之气血并补方中，用以宣肾。初不闻其发表也。若豆卷而能发表，则以黄豆芽作盘中飧[2]者，不且一顿饭而汗出如浴乎？或又曰：惟其豆卷未必发表，所以改用豆豉。又因江西豆豉虽称麻黄蒸窨[3]，正恐未必果然，所以再用麻黄同捣，书于其旁，使人不觉，亦犹是元仪之意，而美其名曰过桥。过桥者，吴门市上有过桥面，方名即仿乎此。夫麻黄为一方君药，而君药之麻黄本不过三分之数。即依仲景之法，亦不过七分而止。岂一经旁写，便不是君药乎？遇无汗之伤寒，则不论正写旁写，皆为对证。若有汗之中风，汗多之温热，则麻黄正在禁例，不因旁写而减成也。药虽旁写，下咽则同。今之用麻黄于应用葛根时，本与元仪之洽伤寒无汗者相反，岂在过桥不过桥哉！奇在病家，果以旁写之故，更不问病之可发汗不可发汗，直认作过桥面而大啖之也。葛根之不敢用，而独敢用麻黄耶？

论假石膏

吾苏又有所谓假石膏者，夫石膏而何以云假也？药有寒热温凉，温与热异。初非当用温者，可概用热药也。凉与寒殊，亦非当用寒者，可但用凉药也。所以甘寒之品，不可以代辛寒，更不可以代苦寒。

---

[1] 畀（bì，音必）：给予。
[2] 飧（sūn，音孙）：饭食。
[3] 窨：窖藏。

辛则能散能润，苦则能泄能降，甘则缓而且满中，惟石膏具辛甘寒之性。用石膏者，用其辛，亦用其寒，且用其淡。石膏之甘，谓其淡也。岂与凡为甘者之甜同其用哉？今乃以宜用石膏之病，辄以不足发表之豆豉与滋腻阴寒之生地，二味同捣，名曰黑膏。即于二味外，再加石斛一味，其意盖因豆豉之与生地本有膏名，而石斛又有一石字在上，遂美其名曰假石膏。是亦明知此时之当用石膏矣，奈病家畏真而喜假，于是乎假石膏行，而真石膏遂废。不知石斛但有甘而无辛，专补虚劳羸瘦，与温热病全无干涉。石之名同，石之用异也。此时再禁芩、连，则又失其苦寒泄降之道。寒虽同，而甘与苦相反。岂有相反者而可谓之相同哉？况此时惟有苦寒足以去病，而甘寒适以留病，一去一留，病亦于是乎相反。夫病之去留，即人之所由以生死。岂有生与死之相反而亦可谓之相同者？此所以必用真石膏，不得用假石膏。真则生而假则死。试问石膏之用，宜真乎？宜假乎？合之所禁芩、连，凡可以苦寒生者，亦莫不以甘寒死。惟病家未识异同之故，有如是之不可通融者，故似不妨以假为真耳。然则生地、石斛，将始终不可用乎？则又非也。当夫芩、连、石膏两三剂后，热退身凉，神清脉静，得此八字佳境，已出死关。而津亏液伤，元阴尚难遽复。稀粥烂饭，胃纳始得微开。即以生地养阴，石斛养胃，徐徐而作善后之图，亦为要药。只是迟早先后间，则有确乎其不可易者。且夫病家之喜甘寒而恶苦寒，何哉？改习闻苦寒伐胃，甘寒益肾故也。然而《内经》所言：久而增气，乃指久服黄连反兼火化者言，非指一二剂治病之黄连也。此时热邪在胃，正赖苦寒之能伐胃者。安其胃，即以坚其肾。所以经又曰：肾欲坚，急食苦以坚之。又曰：水位

之下，其补以苦。苦亦补也，苦岂独主泻乎！乃今之补，惟有甘寒，一若甘寒外皆泻药。则经又曰：少阴之主，其泻以甘。少阴之客，以甘泻之。彼以甘补少阴，乃正用少阴之泻药，使其少阴而真有待于补者，则反因其误以为补，而日从事于泻矣。明者但曰愈补愈虚，而不明言其故。然不若将此义昌言之，庶几愈补愈虚之理，俾病家咸得晓然也。

既而假石膏外，又有假黑膏矣。以豆豉与生地同捣为真黑膏，以豆豉与石斛同捣为假黑膏。石斛之用，提早一日，而所防之变，亦早一日。其所以要早一日者，买药回家时，可将二味一较量之，看其异在何处，即得之矣。

论黑膏不全方

吾苏方药之有黑膏，亦已久矣。黑膏之始，共为五物。以猪肤与生地、豆豉同捣，载在《外台秘要》，以治阳毒发斑者也。夫病至发斑而为阳毒，则津枯液涸，阴无以化。毒炽而斑不消，危殆已极。故必君猪肤、生地汁，以滋阴而润肤。臣豆豉蒸发而达邪，佐雄黄、麝香消斑而解毒。此方之所以必有五物也，乃因《医宗必读》正书豆豉二物，而以猪肤三物列入制度中，低一格书之，人遂但见正书之二物，不见并列之三物，仍名之曰黑膏。初不问原膏之名，特为猪肤而设，以救温热末传之病。今乃用之于病初起时，此时发表清里，为法正多，病亦未甚危笃。其去阳毒发斑，安危远甚，亦何取于此义而为之乎？余谓药本借病以为功，惟其无是病而用是药必不应，所以非是病而用是药亦不灵，所以有是病而无是药且不生。今病之死于诸药者，非诸药之即能死人也。且当其用诸药时，亦未始不以为能

愈人也。然病家但见诸药之不曾愈病，安知此病之本不用此药乎？故当病随药变。人谓其死于所用之药，我谓其死于所不用之药。昨日之豆豉、生地，昨日不曾用药也。今日之生地、石斛，今日不曾用药也。豆豉、生地、石斛之日，正是急于用药之日。温热之病，不是可以勿药之病。是日之急急延医者，非欲是日之急急用药乎？乃昨日无药，今日无药，病则不及待也。如之何其不昏谵，不厥，不脱？而凡所防之皆验哉。自此更医至再，皆出一途，汇所不可用之药，排日而进。而独于必当用之药，一味不曾到口。于此欲病家知病所由死，不死于所用之药，而死于所不用之药者，有几人哉。其实所不用之十余味，亦寻常手头药耳。乃所用者，不过彼十余味，而百无一生。所不用者，不过此十余味，而十有九治。一彼一此，一转移间事耳，而生死之判如此。华佗有言：治疗不明，因循至大。本从微起，浸成巨候。种种多状，莫有达者。故使愚俗，束手受毙。仁者见此，岂不伤哉。元化此言，亦贾生长太息之意也夫。

合论珠黄散、苏合香丸、至宝丹、紫雪丹

余于假石膏、假黑膏之别，既言之详矣。而吾苏于温热病七日以后又用珠粉、牛黄二味，此即珠黄散，为外科药也。不知何时掺入内科中，遂若真是内科药者。吾乡外科以王洪绪《全生集》为通行本，观所载梅花点舌丹用珠、黄，则治疮疖红肿者也。圣愈丹用珠、黄，则治杨梅结毒及诸广疮者也。犀黄丸与当门子同用，则治横痃乳岩等证者也。嵝峒丸之犀、黄与阿魏同用，则治跌仆损伤、肿毒危重者也。观诸方柄，便知与内科无涉。况珠性极重，力能下死胎胞衣。当阳明病神昏气窒之时，正是热阻胸膈，急须疏达解散之时，而可用此重坠之物，压住其欲疏欲达之气乎？或曰石膏之性亦重，何以不虞其坠？不思石膏用煎，仅服其气。珠粉用研，并服其质。且病家以为物价之昂者，必能起死回生，一厘也少不得，必使无纤屑之或遗。姑无论其性若何，即此质重而坠之一端，已与欲疏欲达之病机大相背戾。况此时起死回生，正有必需之药，且不索重价乎？每当珠粉下咽，即噤口不言，并狂谵之不作，而脉之数疾顿微，反喜其狂止而人静。嗟乎！狂则自此止矣，人则自此静矣，即或此病不死，亦多成痴呆不慧之人。此正与犀角入肚，表邪一陷，外反不见有热。病家且喜其表热之解，同一机括也。至于牛黄，原载《本经》，自有对病之用。而东垣之言曰：牛黄入肝，治筋。凡中风入脏者，用以入骨追风，固可拔毒向外。若中经、中腑而即用之，反能引风入骨，如油入面，莫之能出。然则阳明经腑之温热，亦若中风之尚未入脏也。何苦引之入脏，使之动风？而案必先书防其风动，亦若胃邪并未入心，而药用犀角送邪入心，案亦先防其热入心包耶？向闻高丽牛黄丸为牵牛、大黄，以彼中人喜食牛肉，肠胃多厚，非此不能消导，故日日服之。濮生云依问而得实，其力能日服者，可决其非贵重之牛黄也。此则大可取用于当行承气之日，正恐无人肯用耳。若夫《局方》之苏合香丸，所以治传尸鬼气，《局方》之至宝丹、紫雪丹所以救钟乳五毒，试问阳明经腑之病，岂与传尸劳、金石毒等乎？汇录三方于下，不必置议，见者自明。

苏合香丸　疗传尸骨蒸，殗殜痎疟[①]，鬼气瘴疟，疬癖丁肿，小儿惊痫，大人狐狸。

苏合香油　安息香　丁香　木香　沉香　檀香　熏陆香　香附　乌犀　荜拨　诃子　朱砂　冰片　麝香　苏合香即狮子粪，熏陆即零陵香。

至宝丹　疗难产，闷乳，胎死腹中，胞衣不下，中恶气绝，中诸毒，中风不语，卒中客忤。

生乌犀尖　生玳瑁屑　牛黄　雄黄　朱砂　安息香　龙脑　当门子　金箔　银箔

紫雪丹　疗五尸五疰，口中生疮，狂易叫走，并解蛊毒鬼魅、瘴疫卒死。

黄金—百两　寒水石　磁石　滑石　硝石　朴硝　石膏　羚羊角　犀角　木香　丁香　沉香　麝香　朱砂　升麻　元参　甘草

三方主治何等病？特因病家不见方柄，即不知其所治如彼，而认作贵重之品，必能愈病耳。表而出之，俾病家见而知之。若见之而仍若不知，则终无知之之望矣。医为病家所迫，不得已而用之，岂可不责病家，徒责医家哉。

阴 虚 说

吾不解吾苏之人，何阴虚者如此其多。药之宜于滋阴者，如此之繁也。凡人以病延医，未有不先道其阴虚者。而医亦不得不说阴虚。于是滋阴之弊，遂固结不可解。及问其何者为阴？何者为阴虚？则病者不知也，医亦不知也。夫病之果是阴虚者，自当从阴虚治。此外则有阴虚，即有阳虚；有阴虚，即有阴盛；有阴虚，且有阳实。阴阳虚实四字，明明当有四病，岂可举其一而置三者于不问乎？其以阳虚

作阴虚，以阴盛作阴虚，犹或迟之久而方即于危。若伤寒温热而为阳实之病，则阴与阳反，实与虚反，其四字之尽相反者，且不浃旬而死矣。盖人所病者，寒也，温也，热也。在表宜汗，在经宜清，入腑宜下。当清者再汗则伤，应下者徒清无益。仲景法不外乎此。如法治之，只去其寒与温与热，其人而阴本不虚者无恙也。即其人而本属阴虚者，亦无恙也。乃不防阳盛伤阴，而独防阴虚邪恋，于是防其劫津，防其发疹，防其风动，防其热入心包，至未而防其脱。夫既曰劫，曰发，曰动，曰入，则自有劫之，发之，动之，入之之物在。不去其劫之、发之、动之、入之之物，而药反留邪以劫津，引邪以发疹，助邪以动风，领邪以入心包，而同归于脱，防云何哉？乃于老人则曰气血两亏，于小儿则曰小船重载，于妇女则曰素体娇弱，一若无人不虚，无病不虚。而于阳之方盛，徒曰存阴。阴既不能以些微之药而存，而三五日间，阳邪之足以伤阴者，方且势如奔马，涸液枯津，是其阴之伤于药后者，不更甚乎。夫人有病邪，则无论强人、弱人、壮人、羸人，皆谓之实。经曰：邪气盛则实。邪者，阳也。盛即实也。正谓邪之盛者，不死于虚，死于实也。且死于虚者少，而死于实者多也。嗟乎！病为阳实，药则阴虚，药与病反，其祸立见。为此说者，岂不以病家不明虚实，故可总名之曰虚。病家更不知阴阳，故可总名之曰阴虚。况阴虚之说，已为病家所习闻，即为病家所乐道哉。此外，则如疟之作阴虚治而成痞，痢之作阴虚治而成臌，咳嗽之作阴虚治而成痿，痰饮之作阴虚治而成肿，吐血泄精之作阴虚治而成

---

① 殗殜（yè dié，音叶碟）：微病。疰（zhù，音住）：慢性传染病。

劳，湿阻食滞之作阴虚治而成格。凡杂证中，或阳虚，或阴盛，一归诸阴虚之途，而终无不虚者，病家之所由深信也。若以药论，则经言：寒热温凉，随其攸利，亦明明有四种。如小寒之气，调之以温；小热之气，调之以凉。即经言微者调之也。大寒之气，平之以热；大热之气，平之以寒。即经言其次平之也。病不独是阴虚，药岂独尚滋阴？总之，使病速去，阴始不伤。去病不速，阴即难保。用药滋阴，适以助阳。阳得药助，伤阴更甚。欲保其阴，必速去病。去病之药，十余味耳，亦甚平常，并非险峻。有历验者，非空言也。

孙蕴苓中翰承鉴曰：凡木器得漆则坚固。树非木比，若亦连枝带叶而漆之，行见青青之枝叶，未有不因一漆而枯者。尚以为木之即树，木既因漆而坚，树亦当以漆而固也，不亦颠乎？

夹阴伤寒说

夹阴之说，天下同之，而吾苏为甚。试问阴而曰夹，通乎不通？天下岂有不可通之说，而谓生死系之者？此所谓阴，其为阴经之阴乎？其为阴证之阴乎？抑竟以男为阳女为阴乎？自夫人惟虚是尚，而无奈病者是男，其年正壮，其形体又充盛，则所说气血两亏、小船重载、素体娇弱之三虚字皆不得出诸口。而潜窥其人，或当新昏①，或蓄少艾②，一有寒热外感，即无不以夹阴为辞。不幸病者偏有太阳病之恶寒脉浮弱，伤暑脉之弦细芤迟，足胫冷，洒洒然毛耸，厥阴证之热深厥深而脉沉伏等象，为之凑泊于其间，适足以实其夹阴之言，而病家亦不敢不信。或其父兄问之，而对曰无之，则云不问可也，即问亦不肯说，吾于脉自有凭。盖即借此数种

之脉，与证言之耳。黠③者又遁而之他，改作病前夺精之说。则夺字既足耸听，且有梦遗梦泄，或并本人亦未惊心，而其言更无扦格④。此所以可作三虚外一条出路也。否则如年壮气盛何？徐灵胎曰：阴证无发热之理，药亦无补寒之法。乃有以温热之邪派作阴证，又以梦泄房劳之后而得外感，谓为阴证，更属奇谈。吴又可曰：即使房事后得病，病适至行房，亦不过比人略重，到底终是阳证，即四逆亦为阳厥。刘松峰曰：世间原有一种寒疫，其人必不发热也。或因过服寒凉所致，到其时亦必无身热。周扬俊曰：房劳亦有属阳证者。若因曾犯房劳便用温药，杀人多矣。合数说观之，惟有发热不是阴证，惟有阴证必不发热，则世间夹阴伤寒一说直可削而去之，以救天下之馆甥，以全少年之伉俪。乃津津乐道者，只用桂枝三分，谓得夹阴秘法。而三分之桂枝，尚不见十分之坏象，因即以未见坏象之桂枝为据，而一切赖以撤热、赖以救阴之要药悉付一勾，转以籍不言夹阴之口，而病家始不以门外目之。及其表不解而成为壮热，仍用犀角之凉。邪既陷而发为阳厥，又用鹿角之温。凡及收日，所谓寒热温凉皆用过者，即此夹阴之说阶之厉也。而其时病者之妇，有因此而贻笑于戚党者矣，有因此而失欢于舅姑者矣，且有因此而直以身殉者矣。无其事不容置辩，即有其事，亦不知病之本不因此。如灵胎诸人之言者，而病家一闻夹阴，方且引为己咎，一若本是不起之证，非医药所能为。哀哉！病家其能知太阳证有恶寒脉弱，伤暑证有足冷脉芤迟，厥阴证有厥逆而脉沉者，皆为外感病

① 昏：通"婚"。
② 少艾：美貌少女。
③ 黠（xiá，音霞）：狡猾。
④ 扦格：格格不入。

应有之事，且皆是阳证，不是阴证。而果为阴证，又必无发热者哉。夫病家焉能识病？然此数种常见之脉证而一作夹阴，则动关生死。他即未能悉知，此则不可不理会也。况其人而果荒淫无度以至于病，自当如经所言，醉而使内及入房太甚发为筋痿白淫。《金匮》所言，卧不时动摇，当得血痹虚劳之证者，而必不作发热宜汗之病也。又况其所谓夹阴病不可救者，但指一次入房而言。夫岂有一次之房事而直可以此殒命者？信斯言也！父母爱之，而愿为之有室，则足以杀其躯而已矣。其然岂其然乎？

脉有力无力说

脉之有力无力，为实为虚，至无定矣。凡有力无力而出于医之手，无可疑。有力无力而出于医之口，未可信也。自陶节庵以有力无力为言，而景岳因之，且曰：不问其脉之浮沉大小，但指下无力，重按全无，便是阴证。又曰：脉之妙，全在有力无力上分。有力者为阳、为实、为热，无力者为阴、为虚、为寒。节庵言之，景岳喜之，后人便之，遂无有一审其是非者。夫从有力无力上分阴阳，犹之可也。从有力无力上分寒热，则不可也。微① 独热者不定有力，寒者不定无力，而且热之甚者亦可无力，寒之甚者亦可有力。乃以有力即为实，无力即为虚，统观一部《景岳全书》，无不斤斤于此。自此

说行，而欲说是实，即云有力。欲说是虚，即云无力。病家于实病言虚，或尚有未能尽信者。至以脉之有力为无力，则万不能知，即万不能辨。于是有以暑证之脉虚身热为无力者矣，有以湿病之脉迟而细为无力者矣。且以桂枝证阳浮而阴弱，本当无力者，谓阴证之无力者矣。而于阳明实热脉之浮大而濡，谓为无力。尤极相似，其可不问浮沉大小，而谓之重按全无哉？夫脉之既沉，必浮按而全无；则脉之既浮，亦必沉按而全无，理也。即令病家自将浮脉重按至骨，亦未有不真似全无者。况并无此能自按脉之病家耶？望闻问切，切居其末。岂可论脉而不论证耶？里门某姓一独子，年才冠②，新昏病伤寒中之温证，表热不退，里热已成。阳明之脉浮大而促，葛根芩连证也。热再盛，则白虎、承气证也。医执病在上焦、不在中焦之见，用辛凉轻剂，药不及病。越日更医，方且防其劫津，用滋润之元参、麦、地，谓是养阴退阳。或又防其昏厥，用疡科之脑、麝、珠、黄，谓是清宫增液，药不中病，病不待也。未几大医来，诊其脉。出语人曰：迟矣，迟矣，脉无力而重按全无，明日即防脱矣。尚作何等病观耶？病家习闻夹阴之说，病适留恋增重，悉如所言。意本以虚为疑，乃大叹服。参、芪并进，手写熟地炭、生地炭，口中则议投姜、附。临行诵盲左之言曰：虽鞭之长，不及马腹。而明日果然。

---

① 微：除了。
② 冠：二十岁。古代男子二十岁举行冠礼，表示已经成年。

卷十三·文十三

重订《傅征君女科》序

经生家言，每以辟去常解独标新义，为杰出冠时之作。至于医之为道，因病施治，随证立方，宜若无所为常亦无所为新矣。然而一病也，有阴阳，有寒热，有表里，有虚实，且有真假，其病若相同，其所以为病则大异。世医狃于习俗，乐于浅尝，人云亦云，但就病名为治，不进求病本之何在者，比比然也。先生此书每论一病，必先列常解于前，而后自解之。非故求新，不囿于常，则自成为新耳。书凡《女科》二卷，《产后编》二卷。《女科》已列有"产后"一门，而《产后编》中各病又与《女科》卷末似一似二，或重见而叠出，或此有而彼无。先生本属两书，读者反觉赘见。因揣先生于产后治法，若专为钱氏化生汤发明，因即易其名曰《生化编》，以避两书重复，而仍不失原书本旨。当犹是先生之志也。尝谓先生力求其新，适得其常，固非炫异矜奇者比。修之服膺①是书有年矣，始从吴江静安宗老处得见钞本，继又得海山仙馆本，校读数过。惜其语句丛杂，体例舛错，且《产后编》中所列"类伤寒证"以阳明腑之胃家实属之三阴，此其贻害非小，疑非出自先生之手。祝崖祁氏不云乎，此书晋省钞本甚伙，然多秘而不宣，彼此参考多不相符。则雅乐之为郑声所乱②多矣。而于阳明混作三阴，似乎病

至于阴经始有下法，则大背南洋之旨，犹有不可不更正者。因为移易篇次，改定体例，以《女科》八门厘为八卷，另附《生化》一编。繁者汰之，冗者节之，杂者一之。经营咸丰年，断手③同治初。悉心雠校④，乃成完书。诚欲求得庐山真面目，庶读者开卷了然，而非敢有涂改点窜之意也。凡先生之亮节高行，散见于马文甬《义士传》、李子玉《儒林传》及《瓠剩鹤征录》《亭林文集》《小长芦诗集》中者，当再搜罗成帙，以光益是书，俾承学之士如见先生焉。岂但为医家言哉。录成，叙其颠末如上。

重订绮石《理虚元鉴》序

绮石《理虚元鉴》一书，传于其门下士赵宗田，而刻自慈溪柯君德修者也。惜赵不言绮石姓氏，惟于原序中约略知为胜国时人。其少子躬罹世变，家国沧桑，未经授梓。可见德修以前世无传本。而德修实得利于是书，故不忍听其沉埋剥蚀，而以梨枣寿之⑤。其用心之厚，诚有如晋亭陈氏所言者。而德修所刊本亦未盛行于世，故世不多见。此本余自

① 服膺：牢记在心中，衷心佩服。
② 雅乐之为郑声所乱：谓以假乱真。
③ 断手：谓整理结束。
④ 雠校：即"校雠"。对古书进行校勘整理。
⑤ 梨枣寿之：刻印出版，使之长久流传。

友人处借钞得之。服其治虚之法，于阴虚主清金，于阳虚主建中，归本肺脾。超出乎专事肾家者徒以桂、附益火，知、柏滋阴之上，可与吾苏葛可久养道丹房十药并传。惜余所见钞本体例混淆，先后凌躐。所载方或举药名，或为歌诀，均未尽善。原本不可得见，无从仇校。乃为第其先后，一其体例，分为五卷。以"理虚总论"为第一，"罗列病证"为第二，"治病余论"为第三，"用药宜忌"为第四，"脉法列方"为第五，而于"非弱诸证"复引申一二条以尽之。删繁补漏，久之亦不记是谁语。总以令人不成虚劳，斯为治虚良法。若已为人引入怯门，则吾见其入而不见其出也。呜呼！理虚之道微矣。

重订吴又可《瘟疫论》序

疫有两种：曰温，曰寒。以其病为大小相同、长幼相似、如役使、如徭役，故古人谓之役，后人称为疫。至宋以后又称为瘟，瘟即疫也。温与寒则疫中之两证也。若必以"温"、"瘟"为一字，则岂疫之温者可名温温，而疫之寒者亦可名寒温乎？即此已说不去矣。又可之所谓疫，即宋以后之所谓瘟。故言疫不当再言瘟，言瘟不当再言疫。而味其所论，则实论疫中之温者，不论疫中之寒者。且只言疫中之温者，不言不疫之温者。以其所遇崇正辛巳之疫固是温疫[①]，不是寒疫。然则其为书也，自当名之曰《温疫论》。乃人云亦云，漫不加察，书之意不错，而书之名则错。读者不知其书名之错，而转谓其立论之非，则又错中错矣。吕榡村曰：若以又可此书治湿温证方合。此言正不尽然。盖湿温而在无疫之年则仅为湿温之病，湿温而为有疫之年则便是湿温之疫。又可所

遇既为沿门阖户，病状相似，则竟是疫。疫之状类湿温，则竟是湿温之疫。必谓其不当言疫，可乎？书中"传变"一节，谓有表而再表，里而再里者。有先里后表，但里不表者。及"挟热痢"一节，谓有热结旁流者，有胶闭而非燥结者。皆为又可特识，能言前人所未言，厥功伟矣。但其书名则定应改正，而于书中之混杂不清者亦一一厘定之。诚以此书实有至理，足为寒疫外之温疫垂一治法。而正未可执不疫之温自乱其例矣。

重订戴北山《温热论》[②] 序

北山此书，以温热与伤寒辨。条分缕晰，诸病疏明。伤寒之治不混于温热，温热之治不混于伤寒。诚于秦越人"四曰热病、五曰温病"之异于"二曰伤寒"者分疆划界，不得飞越一步矣。然其书明是温热，而其书名则曰《广瘟疫》。推其命名之意，固本于吴又可《瘟疫论》，而欲有以广之。故篇中或称疫疠，或称时疫，或单称疫，一若自忘其为论温热者是。伤寒之与温热，北山能辨之。而温热之与瘟疫，北山亦混之矣。余始不解其故，久之而始恍然悟曰：吴氏书名瘟疫，而不自知其所论但为温疫。戴氏专论温热，而不自知其书之不可以名瘟疫。更合两家观之，在吴氏自论疫中之温，而仍不免纠缠不疫之温。在戴氏则专论不疫之温，恐人于阳明温热之病误用太阳风寒之法，特于书成时未加检点，仍沿俗说以瘟疫之名名温热之病。只与删去论中"尸气"、"腐气"等语及后幅大青龙一方，此外则绝无

---

① 崇正：诸本皆作"崇正"，疑为"崇祯"之误。
② 《温热论》：《世补斋医书续集》宣统二年本作《广温热论》。

掺入瘟疫之处，亦无夹杂伤寒之处。余爱其论之精，而惜其名之误，乃于凡所称"时行"、"疫疠"者悉改之曰温邪。其开首云："世之治伤寒者，每误以温热治之。治温热者，又误以伤寒治之"四语，则余所缀也。有此一提，而所以作书之意乃先于卷端揭清，即为之改题曰《温热论》。则此书实足为温热病正法眼藏矣。

徐刻庄在田
《遂生福幼两编》序

世有云小儿为纯阳之体者，妄也。而于儿科痘、惊两证，率以脑、麝散其元气，蛇、蝎增其恶毒，金石坠其真阳，沿讹习谬，为小儿厄，固不待言。即于痘主清热解毒，于惊主泻火开痰。其在痘之初发，果有实热。惊之初起，果有痰火者，何尝不是正治之法。而凡阴寒之体，败坏之证，病已至于末传而仍执此初传之法，亦未有不偾事① 者。徐少山署正慨之，思惟毗陵庄在田《遂生福幼两编》最为善本，爰属柳孝廉质卿重校付梓，以广流传，而索余序。夫痘异于疡，其误在以治疡者治痘。张仲贞《痘疹慈航·引》可证也。惊即是痉，其误在不以治痉者治惊。方中行《痉书》一册，喻嘉言《寓意草》"沙宅一案"可证也。以痘而论，在田之法异于费建中，同于聂久吾，而正未可概以久吾时之治，治建中时之病。于惊亦然，盖病在初传，或聂非而费是。病到末传，则费非而聂是。初与末之不同，而治亦大异。余治小儿悉本此数家。然以应无穷之变，则庄法犹为得力。少山是刻，亦遂生之德也，福幼之慈也。所愿阅是编者，凡遇痘、惊末传之病，勿复执清热泻火初传之法。则少山之泽及天下婴孩者，岂浅鲜哉。

余友上虞郑子铎贰尹子澄铣病剧，余以庄法遥治之得活。然同里有戚友，则又曾以庄法殀其一子。不可不记。

莫枚叔《研经言》序

归安沈子彦模，余快婿也。初来谒，即盛称其师莫枚叔先生之为医，有不可一世之概。余心识之，谨以拙著初藁②，介沈子求正于先生。而先生亦邮寄所撰《研经言》两册嘱校并索为序。岁晚鲜暇，及春乃卒业。而后叹先生之学之博、识之邃，深造而自得者有如此也。于是乎作而言曰：今之世一有病无药之世也，一有病无方之世也，一有病无医之世也。徐灵胎尝云：医非人人可为。夫《本经》、《灵》、《素》，上古之书，即非蓬心人所易领会。而如南阳一脉，下及《脉经》、《病源》、《千金》、《外台》之所言，则皆随时随地寻常习见之病，而皆视为鸟篆虫书，不可测识。曾不能用其一方一药，尚何医之足云哉。君举于乡，不乐仕进，枕经葄史③，邃于小学。出其绪余以读医家言，为之审音义，详训故，以经解经，以方合病。遂乃病无遁状，方无虚设。此王叔和所以云对病自有真方，而知世所称古方今病不相能与。夫南方无真中风，江浙之地无伤寒者，盖先不能知古方之意，故不能得古方之用。不然夫岂不知今之病固不异于古所云哉。如君之学，若漫誉以高出时辈，则是诬君而已。岂是能知君者？君所著尚多未成之书，然当请以此册先付手民，俾自今以后之病家幸得遇识字之

---

① 偾事：败事，坏事。
② 藁：通"稿"。
③ 枕经葄史：谓酷爱经史典籍。

医，而免夭札也。里居戢影①，韩陵片石，外无可语者。春深矣，将鼓枻来游苕霅间②，登君之堂，以所学相质证，然亦匆匆耳。沈子何幸，而得立雪君门也③。是为序。

李冠仙《仿寓意草》序

读书而不临证，不可以为医；临证而不读书，亦不可以为医。苏长公有言：药虽进于医手，方多传于古人。故惟读书多乃能辨证，亦惟多读书始能用方。彼之不用古方者，非弃古方也，非真以古方为不可用也，直未尝见一古方耳。善用方者，且读无方之书，不执方以治病而方自与病合，而方亦自与古合。余持此论以临人病久矣。今读京江李冠仙先生书，而叹其能读书以临证也。喻嘉言《寓意草》未议药先议病，自是良法。先生本之，以作此书，纪其生平治验若干篇，使人心追手模，有可取法。而又矜平躁释，决不以盛气凌人，此尤其高出西昌之上者也。中翰汪君药阶自京江来，携以示余，属为之序。余校读数过，讹者正之。先生有子，盖即梓以行世，俾世人知临证者必多读书，而后能辨证。亦必读书多，而后能用方。今病既皆为古人所言，不即知古方亦可为今病而用耶？余于临证亦多心得，惜不及就正于先生。而昔在京江侧，闻先生重游泮水④事，中年教授乡里，其门下士多有登科第者。则先生固以文名，而不徒以医传也。是为序。

书柯韵伯《伤寒论翼》后

仲景自序：《伤寒杂病论》合十六卷，则伤寒杂病皆在论中，非论外别有杂病可知。故《伤寒论》六经提纲言六经之为病，不第为伤寒一证立法也。慈溪柯韵伯深明之，于所著《来苏集》外复作《伤寒论翼》，谓仲景杂病即在《伤寒论》中，而伤寒中亦最多杂病，参错而见。故仲景之六经为百病立法，伤寒又为百病之首。伤寒杂病，治无二理，总归六经之变。见人于治伤寒时，但拘伤寒，不究六经中有杂病之理。治杂病时，又以《伤寒论》之六经为专论伤寒，绝无关于杂病。韵伯可谓善识时弊者矣。嗟乎！伤寒而外皆杂病，病不离乎六经。自不读《伤寒论》，既不知伤寒所重在六经，又不知六经即兼言杂病，而六经之分则惟《伤寒论》有之。故凡不能治伤寒者，亦必不能治杂病。人孰知杂病之茫无治法，即由于《伤寒论》之废而不读耶。余之治伤寒也，即从《来苏集》入手，故能不以病名病，而以证名病。亦能不以药求病，而以病求药。即治杂病，亦能以六经分之，是皆先生之教也。执柯伐柯，取则不远，其敢忘得力之所在乎？历年既久，眉评遂多。其《论翼》之序，不知为何人作？似乎韵伯之意，谓风寒之邪往往乘肾气素亏之人而伤之。韵伯何尝有此说？特以太阳为即心主，此其所蔽也。

书陈修园《〈伤寒论〉〈金匮要略〉浅注》后

《伤寒论》三百九十七法，既不见于仲景原文，又不见于叔和《序例》。岂圣法而真有是琐屑焉者？乃自林亿创其言，成无己踵其说，而元泰定间又有程德

---

① 戢影：匿迹，比喻退休闲居。
② 枻（yì，音意）：桨。苕霅：苕溪和霅溪，均在浙江吴兴县境内。
③ 立雪君门：跟随您学习。
④ 泮（pàn，音盼）水：泮宫之水。泮，古代学宫。

斋者作《伤寒钤法》，言之凿凿。累及王安道信以为真，左算不合，右算不合，更觉无谓。即使不差秒忽，亦何补于古人？亦何益于来者？徒令后之人见此钜[1]数望而生畏，愈觉《伤寒论》之深不可测，则有之耳。修园《〈伤寒论〉浅注》，本张隐庵、张令韶二家言，撇去叔和重集诸篇，但就六经分解，适得三百九十七节。谓一节便是一法，即此为三百九十七法。割却千载葛藤，而《伤寒论》从此为康庄大路矣。仲景《金匮》原文本只二十二篇，其二十三篇以下，前贤皆谓是宋人所续，故修园作《〈金匮〉读》四卷删之。其为《浅注》时，亦不加诠释。朱紫之混自此始得一清。名曰《浅注》，盖示人浅近易从，总欲令读者无涉海问津之叹，嘉惠固非浅也。或曰读此可由浅而见深，余谓读此可由深以见浅。庶几圣道中庸，尽人可到，此则修园之志耳。修园可议处亦多，而两书《浅注》则皆可读之书也。

书徐灵胎《慎疾刍言》后

探河源者，必穷星宿之海。观日出者，必登泰岱之颠。学医而不通《灵》《素》，后世百家言人人殊，其将何道之从钦？洄溪先生为吴江望族，博通经史，复肆力于医学。而其得力处，尤在潜心《灵》《素》。世所传《徐氏六种》，久已泽及海内矣。《慎疾刍言》最为晚出，以其在《六种》之外，几于湮没不彰。余初仅藏有钞本，继得陆秋丞观察于皖江刻之，今费芸舫太史视学中州又刻之，而此书遂以大显。书仅十余叶耳，而历叙所言，如"延医"一章，谓人不可以耳为目，而不考其实学何如、治效何如，此即《内经》病为本，医为标，必使标本相得者是也。其"补剂"一章，谓伤风则防风、荆芥，伤寒则苏叶、葱头，皆历圣相传之定法，千古不能易者，此即《内经》邪之新客，未有定处，推之则前，引之则止者是也。其"阴证"一章，谓阴证无发热之理，而亦无补寒之法，以发热之病目为阴证全用温补，直是以药试病，此即《内经》谨熟阴阳，勿与众谋者是也。其"老人"一章，谓治老人勿用热药，如其阳之太甚，且当清火以保其阴，即《内经》年四十而阴气自半，及所谓其阳当隔，隔则当泻者是也。其"中暑"一章，谓暑字名义与寒字相反，乃天行热毒之病，当以香薷饮、藿香正气散主之，此即《内经》后夏至日为病暑，暑当与汗皆出，勿止者是也。至所谓内外十三因，试问何一因是当补者？病去则虚者亦生，病留则实者亦死，此更如《内经》所云身汗得后利则实者活。味其所言，无一语不本于《内经》。其于《兰台轨范》尚不过罗列《内经》于前，此则更撷经义以教人，非第引经以起例也。先生著书，时在乾隆丁亥，去今垂一百年，而俗尚又一变矣。先生当日所深恶而痛绝者为温补药，今则温补之弊仍在，而又动辄谓人阴虚。即病家习闻此语，亦无不自谓阴虚者。是不独温补之弊，而又为清滋之弊矣。温、清似乎不同，而滋之与补，其误一也。且以清滋而加病者，其弊隐；更坏于温补而变病者，其弊显也。凡新出医书多矣，其立意每不肯教病家。先生之书则专教病家者也，此其所以可贵也。余生也晚，不获亲炙先生以求进于至道，而恨不能使病家皆知治病之理，则犹是先生之意也。先生虽往，其亦许为私淑之人矣乎。

---

[1] 钜：通"巨"，大。

书尤在泾《伤寒贯珠集》后

《伤寒论》之废而不读也，久矣。不读《伤寒论》，自不能用伤寒方。读《伤寒论》而不得《伤寒论》之读法，则亦不能用伤寒方。此吾吴徊鹤山人《贯珠集》之所为作也。先生于伤寒六经正治法外，又于太阳有权变法、斡旋法、救逆法、类病法。于阳明有明辨法、杂治法。于少阳亦有权变法。于太阴有脏病经病法、经脏俱病法。于少、厥两经各有清法、温法。凡病机之进退微甚，亦各有法以为辨。使读《伤寒论》者先得其读法以读之，庶几不难读《伤寒论》。《伤寒论》即不难读，伤寒方自不难用。于是而《伤寒论》乃不至于终废。是则先生之志也。伤寒自朱奉议以三阴三阳释作寒热，谓人病在三阳皆为热，皆用寒药。则凡太阳之宜温散者，其病必大。又谓人病到三阴皆为寒，皆用温药。则凡少、厥之宜寒泻者，安得更有活理？赖刘守真申明仲景用寒之法，以正其用温之失。乃后人泥于《伤寒论》之寒字，总说仲景但知治寒，不知治温，皆由不识《伤寒论》自有温清两法故耳。先生于各经分证已极明晰，而于少、厥温清之辨尤足破世人之愚。余乃就先生意推之六经，知六经中各有温法清法，且有温清合法。俾但见论中有温法，不见论中有清法者。自此而识仲景固非但知秋冬，不知春夏。则宜用清法之温热病，不即可于《伤寒论》求之哉。先生于少阴篇曰：传经之病，以阴气之存亡为生死。直中之病，以阳气之消长为生死。于厥阴篇曰：阴受病而厥者，势必转而为热。阳受病而热者，甚则亦变为厥。其厥也，非真寒也，阳陷于中，而阴见于外也。此即先生所以明温清之原，而余意实本于先生，

则先生之饷余者非浅矣。先生《金匮心典》久行于世，独此未经锓版，仅得二然，朱氏名陶性者，于嘉庆中以活字板印之，故世不多见，朱亦不自言何地人。兵燹[1]以后，想活字板亦必不存。施生子程购得钞本，畀余观之，命僎录出[2]。今又得朱氏本，校勘一过，因为之说。亦可藉以明《伤寒论》自有清法云尔。

书曾文正公论史迁
"扁鹊仓公传"后

曾文正公，一代伟人，其功载旗常[3]。其言垂金石，夫岂有失言于人哉？然而夫妇可以与知者，虽圣人亦有所不知。不知无伤也。必强其所不知以为知，则即有贻害于苍生，而贻祸于后世者。余于公所论史迁之传仓、扁而有异焉。公之言曰：执一技以事上，名一能以济人，此小人事也。大人者，德足以育物，智足以役众。彼诚有所择，不宜于此津津焉。若迁实通方术，而藉以自见其才能，斯亦浅者徒也。公意谓仓、扁细民，迁之繁称累牍[4]为非法。昔公在蜀道中病疟，寒热耳聋，少阳枢病也。不早治，致经旬不进粒米。医以一剂愈之，不以为德以为罪，于"西征诗"中目为庸医，有"恶莠虽已锄，良苗亦失稼"之句，颇以除莠伤苗为憾，则公并农夫之务去草而不之信矣。疟之为病，而能愈之以一剂者，是必深合乎仲景和解之法。公所遇良医也，公自不识耳。儒有君子儒，有小人儒。儒且

---

① 兵燹：战争。
② 僎（qiān，音千）：侍从。
③ 旗常：旗名。古代王用太常，请侯用旗，以作纪功授勋的仪制。
④ 迁之繁称累牍：指司马迁用很大篇幅为扁鹊、仓公作传。

有二，而况于医？本当有所区别。若医而可概目为小人，则儒亦可概目为小人矣。医之为道也，本于伏羲画卦、后稷教稼并重，岂曰小道乎哉？医之可以寄死生者，亦无殊于托孤寄命之君子，岂曰贱役乎哉？医而明，亦能及物。医而名，亦足动众。士果抱道在躬登仁寿而免夭札，正可以佐朝廷康济斯民之治。何肯不自重而执技以事上官，下同于吮痈舐痔者流，出乡而不与士齿哉？吾闻狄梁公功在社稷，而有脑后下针鼻端疣落之术。范文正公先忧后乐，而有不为良相，即为良医之愿。我祖宣公称内相于朝，而谪宦忠州①，亦有集录古今方之事。此三公者皆大人，而皆能医，而皆谓之小人可乎？《周·官》②之于疾医何等郑重，自后世史官列之方技于是，学士大夫羞为之，以此事委诸市井，而此中亦遂无人。然儒有君子儒，医亦岂无君子人欤？为荐绅先生者，宜何如作养之、顾惜之、引之使进于道，而堪受此鄙夷乎哉？龙门作史，自古为昭，而谓

其自借仓、扁以自显其才能，亦浅之乎。测子长矣，公为一代伟人，言必世为天下则，故愈不可以无辞。再论公病疟，而往来寒热，耳且聋，至旬日不进粒米，则必更有膈满胁痛可知。经云：少阳之脉循胁，络于耳，故胸胁痛而耳聋。仲景本之，特立小柴胡一方为少阳和解之法。医以少阳方治公之少阳病，病得愈，愈且速。先是以十日不能食，则病去而元未遽复，势使然也。病之既除，调以甘药，或以饮食消息之，无后患矣。味公诗意，颇以不事滋补为嫌，乃即以去病为罪。然则病为疟，必不可用去疟法，是何异于黄坤载之纵有承气证，必不可用承气汤、叶天士之火热之甚，必不可用寒凉者哉？不去病而先补，则病不去。病不去，则无不虚。虚则再补，补则病益不去。其后何如？所不待言。此人情也。故医之近人情者，非其至者也。近闻俞曲圆有"废医论"，不知是何作意，当求得一读之。

① 谪宦忠州：被贬职到忠州去做官。
② 《周·官》：即《周礼·天官》。

卷十四·文十四

答沈沃之问邪之所凑，其气必虚书

辱手教[1]，以《内经·评热论》：邪之所凑，其气必虚，惩今人之好言虚者，每援此为口实，谬以仆为今之戴侍中[2]，责其以经解经，一破时局，仆则何敢当也。请以素所诵习者为大君子陈之。经文此二句下尚有：阴虚者，阳必凑之。故少气时热而汗出也二语。合而观之，明即今之偶有感冒，身发表热，一汗而愈之病。盖即"玉机真藏论"风寒客于人，使人毫毛毕直，皮肤闭而为热。当是之时，可汗而发者是也。亦即"八正神明论"：凡邪新客，溶溶未有定处，推之则前，引之则止者是也。"经脉别论"勇者气行则已，怯者则着而为病。怯，即虚之谓也。着，即凑之谓也。此即气虚邪凑之说也。"九宫八风论"：风雨寒暑，不得虚，邪不能独伤人。必因虚邪之风，与其身形，两虚相得，此亦气虚邪凑之说也。凡风从冲后来者，亦谓从虚乡来，即名虚风。若一见虚字便云当补，则虚乡之风且当先补其风乎？岁露论，月郭[3]满则海水西盛，人血气积；月郭空则海水东盛，人血气虚。故"八正篇"又曰：以身之虚，逢天之虚，是为两虚。"至真要大论"亦谓：乘年之虚，失时之和，遇月之空，是为三虚，空亦虚也。若见一虚字便云当补，则天之虚亦当先补天、月之虚亦当先

补月乎？此可见，邪因虚凑，不过为一时之邪着而为病。怯者不如勇者之气行，而即已有必待推之、引之、发其汗，而邪始去耳。按"刺志论"曰：气虚形虚，此其常也，反此者病。谷虚气虚，此其常也，反此者病。脉虚血虚，此其常也，反此者病。三言以虚为常，不可见虚之不为病乎？三言反此则病，不更见不虚之即为病乎？又按"通评虚实论"曰：邪气盛则实，精气夺则虚，而结之曰：虚则可治，实则死。盖病以邪盛为实，实之不去，最足至虚。其曰"夺"者，明乎精气之非自为虚，必有夺之使虚者，而始虚也。否则盛与衰对，若非因夺而虚，则何以不曰盛则实、衰则虚，而必曰夺则虚乎？且何以不曰实则可治、虚则死，而必曰实则死乎？人本虚也，有盛焉者则实。人本不虚也，有夺之者则虚。两则字当作如是解。而凡经所言"实则泻之"及"无实实"之训，皆可明矣。许叔微于此段经文尝下一转语，曰：邪之所凑，其气必虚。留而不去，其病则实。乡先辈灵胎徐氏解此句曰：其气之虚，固宜补矣。所凑之邪，不当去耶？亦斯意也。至柯韵伯《伤寒论翼》序，不著撰人名氏，妄谓邪凑之为气虚者，谓邪乘肾气之素虚而伤之，则沿"伤寒偏打下虚人"之谬，且

---

[1] 辱手教：承蒙您给我的信。自谦之辞。
[2] 仆：我。自谦之辞。
[3] 郭：物体的四周或外部。月郭满，即月圆之时。

足为谈"夹阴"者树其帜。此必非韵伯意也。纵言至于斯，未知与足下诂经之意有合焉否？恨生之晚，不及奉教于停云楼中也。

答陆曦叔问经月不寐书

曦叔足下不寐者经月矣，岂小病耶？嘱拟接服方，并询以不寐证共有几种。其最浅者，为胃不和则卧不安。其最大者，则心肾不交而不成寐。子松深于《易》者也，宜其以天地交、天地不交、水在火上、火在水上之辞为否、泰、既、未济，作通卦验。而所检用之磁朱丸独遗神曲，则心为婴儿，肾为姹女[1]，而不得入脾之黄婆为之媒合，即婴姹亦终不和，此交通之媒，所以全在神曲一味。若以为克脾而舍之，将并胃亦不得而和矣，何以使卧之能安也？《灵枢·邪客篇》：卫气昼日行于阳，夜半行于阴。行于阳则阳气盛，阳气盛则阳跷陷；不得入于阴则阴气虚，阴虚故目不瞑。治之以半夏秫米汤，覆杯即卧。此以阴阳一通，其卧立至。半夏秫米亦不过和其胃而已。然此数味服之已多，何以卧仍不安？即可见病之不仅在是矣。此外则有胆虚不眠，胆热亦不眠者。利叔检得之酸枣仁，只治胆虚，未足以清胆热。固知堆书满案，按图刻舟，于病未必尽合也。仆则独以为，胆之热者，以近日肝火旺盛。素不作疾言遽色[2]，而今乃多怒，若此谓非乙木之不戢[3]，即甲木之不清乎？肝与胆相表里，卧则魂舍于肝。今之不寐而神魂若颠倒者，魂不归于肝也。鄙意仿许学士珍珠丸法：用珍珠母一两，臣以龙齿、犀角，各如其数之半。佐以参、茯、归、地、枣、柏、二仁，又递减之。使以沉香、薄荷各少许。作为汤液。珍珠母为凉肝要药。龙齿与肝同类，可以

安魂。犀角兼清心热，赖以安神。而沉香以降逆上之气。薄荷亦养育心神之品。治相火以安君火，正与交通心肾之说不甚相悬。木平则不侮土，亦何尝不可以和胃耶？贡愚如此，惟足下图之。

寻[4] 闻其服此方，而神大倦。及三服后，一卧三日，病遂以愈。不诚如经所云：一剂知，二剂已耶？卧几及三日者，久不游黑甜乡，乐而忘返也。近有知医者，亦以不寐商投桂、附，余以芩、连、柏、栀兼进石膏而愈，尚能见信，幸哉！

与叶丈调生论刘悉阶温热病书

损书[5] 及诗，赐题拙著。花近楼小[6]，草推许过，当窃滋愧矣。悉阶自五保河来游沪上，舍于夫己氏之以医名者。车马喧阗[7]，其门若市。而悉阶一室洒然笔床研匣，仍得闭户著书，致足乐也。惟常有小病，夫己氏为之处方，已与病情不甚合。及今得温热病，乃伤寒中之阳明病也。脉得浮大，为葛根芩连证。夫己氏认以为太阳病，而用桂枝。以其在夫己氏也，未便过而问焉，但劝其少服药耳。初六日，丈[8] 亲临敝寓，挟以偕行。因感丈意之深，复切友朋之念，不肯不往往而为处白虎加味，以其脉之滑数为阳盛故也，服此病当解。未服，而反以阴虚为辞，药则元参、麦冬、生地、石斛，于是热益壮，神渐昏。至初八日，又迫丈命再

---

[1] 姹女：少女。

[2] 遽：通"剧"。

[3] 戢（jí，音疾）：收敛，收藏。

[4] 寻：随即，不久。

[5] 损书：对别人来信的敬辞，谓其不惜贬抑身份而写信给自己。

[6] 花近楼小：比喻自己才学浅疏。自谦之辞。

[7] 阗（tián，音田）：盛，满。

[8] 丈：对长辈的尊称。

往诊之，则潮热已作，手肢习习风动，疑其病已入腑。按其腹，坚满实硬，具询其仆，已十日不更衣。而脉见沉数，尚非燥屎而何？治之以承气汤，或尚可转危为安。乃夫已氏归，以其神昏，遂投犀角。且曰：伯仁由我，死可矣，何必有人相助耶？自是闻遥犀外再加珠、黄二物。及初十日，遣伻往省①，则神益昏，口遂噤，表热转微，风动反静，而知其不能生矣。嗟乎！仲景之法亡，而温病无生理。谁知其舍馆之定即伏死机哉？其实此等病，不过失用苦寒药耳。病在阳明，利用苦寒，不利甘寒者也。苦寒为清，甘寒为滋。自世人以麦、地辈之滋法认作清法，而宜清之治于是乎失传矣。悉阶精于六书之学②，又长于诗。拙稿亦承评泊，前月上瀚③，会得其赠诗一律，有"故山西北雁云边"之句。今雁云尚杳，人琴已亡，有太息不置已尔。今岁暑气早来，惟餐卫珍重是祷。

修于是年之夏，以葛根芩连、白虎、承气活不相识者十余人。而故友如悉阶曾不得进一匙，命矣夫。

答郑仲协问《内经》"刺法"、"本病"二篇论疫

《素问》"刺法论"、"本病论"二篇原在"六元正纪篇"后，专为《内经》论疫之文。不知何代为人窃出，私传不入正本。此明马氏仲化之说。故林亿等《校正》王氏本及所见全元起本皆无之。而"疫"之一字，反不见于《内经》，遂令后之人不识何病是疫，而辄以伤寒中之温热当之，其误实基于此也。汉刘成国《释名》一书分为二十七门，其第八卷两门一为"释疾病"，所载疾病甚伙，而独以疫、疠二者列于第一卷。"释天"并不

纂入疾病门内。盖以疫为天行时气，人病不必为时行，惟疫则必为时行。所以仲景之论伤寒，首将时行与非时行两两相比，以明其于一岁之中，长幼之病多相似者，乃谓之疫。可见东汉以前，皆不以疫为疾病之常，故专属诸时行之气，且必归之于天，而不仅言之于人病中也。是气也，唐以前谓之疫，宋以后谓之瘟，至明而通称瘟疫，且以温热病通作瘟疫，自此而并"温"与"瘟"之字亦不复能辨矣。《内经》无"瘟"字，但有"温"字。然其字则一，其病则异。如"生气通天论"：冬伤于寒，春必病温，"金匮真言论"：冬不藏精，春必病温，此两"温"字与"评热论"：有病温者，"热病论"：凡病伤寒而成温者，皆言温热之温。至"六元正纪大论"：辰戌纪，初之气，民乃厉，温病乃作；卯酉纪，二之气，厉大至；终之气，其病温；寅申纪，初之气，温病乃起；丑未纪，二之气，其病温厉盛行，远近咸若；子午纪，五之气，其病温；己亥纪，终之气，其病温厉。则"厉"即"疠"字，"温"即"瘟"字，而其病则为疫。《说文解字》：疫，民皆病也。《一切经音义》：人病相注④曰疫。此不可见民不皆病，病不相注者，即不是天行之瘟疫，而但为寻常温热病乎？自后世大著作家，皆于伤寒外动称瘟疫，皆不识何病是温热，实皆不识何病是瘟疫。则欲其识得温热病，必先令其识得瘟疫病。今考此二篇所说：五疫之至，皆相染易，无问大小，病状相似，正与"六元纪"

---

① 伻（bēng，音绷）：使者。省（xǐng，音醒）：探望。

② 六书之学：文字学。

③ 上瀚：唐宋官员行旬休，即在官九日，休息一日。休息日多行浣洗，故称上旬休日为上瀚。

④ 相注：互相传染。

之"远近咸若"、仲景之"长幼多相似者"——可以互证，使人知如是者方是疫，乃可以知不如是即不是疫。然后温病热病必当求诸《伤寒论》中者。益于此而可见此《内经》遗篇"刺法"、"本病"二论所以亦不可废也。斯二者，马仲化取而注之，高士宗亦为之注。吴鹤皋则弃而不取，吴意以为近于诞也①，而不知疫之为病所不同于寻常温热者，正赖有此二篇以明之也。足下以疫为问，而意实在于欲明温热，故谨复如此。

与徐丈冶伯论种子书

丈以七十生儿，作诗志喜，适文"孙先举一雄遂得，曾孙让乳乳叔祖"句，夸示同人。诗为佳句，事亦佳话也。前年坎离丸之献丈，曾以不事温肾为嫌。今果以此毓麟②，则其效居然可睹，不当为丈细剖之，并为世之求子而信服辛热者告乎？世传种子方多矣，类皆汇集大辛大热，佐以固涩之品作助阳说者，不知釜底添薪，适以煎熬津液，即有子亦多不寿，此丹溪所以有秦桂之诫也。凡求子者，每在中年以后。而《内经》明言人年四十，而阴气自半也，起居衰矣，则其衰也明在阴而不在阳。以阴之衰而助其阳，阳得助者阴益衰矣。试问中年后人当补阴乎？当补阳乎？而况其在老人乎？经又云：人年老而无子者，何也？岐伯曰：丈夫二八肾气盛，天癸至，故有子；七八肾气衰，天癸竭，故无子。经又云：年已老而有子者，何也？岐伯曰：此其气脉常通，肾气又有余，故身年寿而能有子。由此观之，天癸者，壬癸之水，天一之真水也。肾者主水，肾气之盛，肾水之不亏也。水亏则气脉不流利。然则年老而无子者，将补水乎？抑补火乎？而年七十之居然生子，不

即可推而知乎？丈右手常颤，右脉长垂尺泽。凡六部之脉，以左尺之水生左关木，左关之木生左寸火，即以左寸回应。右尺之火生右关土，右关之土生右寸金，而金又下生左尺之水。循环无端，生生不已。丈之右尺脉，其大倍于左尺，非火有余而水不足乎？是不当壮水之主以制阳光，如王太仆之所言乎？曾记上年服药逾月，复诊得两尺均调，是即水火之既济也。只论老年治法，亦不当如是耶？坎离丸者，山右阁诚斋观察取作种子第一方，最易最简，最为无弊。若《尊生八笺》云云，皆道家言，正无足取。袁了凡曰：天地生物，必有氤氲③之时。万物化生，必有乐育之候。此《易》理所以通于医也。枫江渔父，图册勉成，七古一章。适儿子润庠自郡来省，命其缮写，并大著《粤游草》奉还。汤饼之会，期在何日，当一诣南溪草堂，饫领麈教也④。

坎离丸，为红枣、黑豆等分。红枣色赤入心，取其肉厚者，蒸熟去皮核。黑豆色黑入肾，即大黑豆，非马料豆也。不落水，手搓之，令皮亮，用桑葚汁浸透，亦于饭锅蒸之，蒸熟再浸，再蒸。二味合捣数千杵，令如泥糊，为丸，或印成饼。随宜服食。亦能乌须发，壮筋骨。以此种玉，其胎自固，而子亦多寿。壬午夏，曾以此方贡于徐侍郎颂阁，入之便见验方中。世之专事补阳而用硫、附辈者，慎不可从。如果阳道不举，不能坚久，精薄无子，还是鹿茸尚为血肉有情之品，然亦须同二冬、二地及黄柏一味大补其阴，则男妇皆可服也。此亦诚斋之说也。

---

① 诞：荒诞。
② 毓麟：生育后代。
③ 氤氲：指天地间阴阳二气交互作用的状态。
④ 饫领麈教也：充分接受您的教诲。

七　答

客问于余曰：子言阳明定为实热，然《伤寒论》有曰胃中虚冷者，攻其热必哕，则阳明亦有虚热，且有虚冷。虚之与实、冷之与热，明明相反，其有说乎？余曰：此尤氏在泾尝言之矣。阳明以有燥屎为实热，故以无燥屎为虚热。虚，盖指屎之未定成硬言，此热本不可攻，攻之必殆。本句当重读"攻"字也。伤寒者，寒水之邪，故《内经》热病必曰伤寒，盖从其病变言之则曰热，从其病本言之则曰寒。凡《伤寒论》中"寒"字，有时须作"热"字看，"冷"字亦然。故曰：表有热，里有寒。里有寒者，里有热也。又曰：胸有寒。胸有寒者，胸有热也。阳明之为病，胃家实也。宋本作"胃家寒"，《千金》于病到阳明不曰胃家实，而曰"中有寒"。中有寒者，中有热也。寒邪至阳明而成热，故于阳明言寒即是言热，否则仲景胡为而主以白虎耶？后人于"表有热，里有寒，白虎汤主之"句，必改之曰表有热，里有热，或又改之曰：表有寒，里有热，以就白虎之治。是皆未明斯义者也。其实不必改。凡阳明之就寒水言者，即是伤寒成温之始。尚在胃未成实之前，仲景特于此申明：屎未硬，不可攻。故曰：攻其热必哕，所以然者，胃中虚冷故也。是明言冷即热也。又曰：胃中虚冷，而饮之水即哕，是明言冷即水也。岂真胃中有与实对待之虚，胃中有与热对待之冷乎？余始亦疑之，读书十年，乃悟此理。

客问于余曰：病之有结，其在成注"太阳病脉证并治法第七篇"言之最详。不知何以"结"之一字，至今日而寂无闻焉，不几疑病之本无所谓结乎？余曰：此正因乎时尚以为无病不虚，虚宜补，结宜解，解结之药适与补反，有大不利于所谓虚者。故欲潜废其解之法，遂若恶闻此结之名。而凡《伤寒论》中所有"心下支结"，"心中结痛"，"少腹急结"，"热结在里"，"热结膀胱"，"热入血室，其血必结"，又有"阳微结"，"阴微结"，"脏结无阳证"，"冷结在膀胱、关元"，而且言"结胸者"，如"胸胁满微结"，"水结在胸胁"，"寒实结胸"，"小结胸正在心下"，"利止必作结胸"，与夫"如结胸状"，"不结胸"，"反不结胸者"，皆置弗道。岂知结之为病，所关甚大。病之为满，为闷，为痞，为闭，为热淤，为寒凝者，总以解结为治，而与补涩滋腻适相背而更相远。盖以结为病之实，非病之虚。当夫病之未去，直无一不涉于结者。奈何令病家绝不知病之有结，且不知结之宜解，遂不知结一解而病无不去。而徒畏虚喜补，使邪气之盛者卒至于精气之夺也。至于《内经》之言结曰：结阳者肿，结阴者便血。又曰：二阳结，谓之消。三阳结，谓之隔。三阴结，谓之水。一阴一阳结，谓之喉痹。此更结之大者，寻常病中或不多见耳。

客问于余曰：病之有衄，是去病乎？是加病乎？仲景何以不出方也？阳明病，口燥，但欲漱水不咽，此必衄。口既欲漱水矣，何以又不欲咽？不欲咽者，水耳。何以知其必衄？余曰：《伤寒论》此一条与《金匮》同，旧注均无的解。夫漱之与咽，相去几何？能漱而不能咽，必有其故。且以其口之不欲咽，即知其鼻之将有衄，又必有故。余以为，人于口鼻两窍，有不能一时俱闭者。初之欲漱为口燥也，继之不欲咽为窍闭也。漱未必闭其口，而咽则口必闭。人之将衄，其血已壅于鼻，若咽则水又将壅其口。此必其鼻之先有所壅，而致其口之不能再壅。因即其口之不能再壅，而知其鼻之先有所壅。此时也，口之燥在欲漱上看出，但欲漱在不欲咽上看出，鼻之衄即在口燥上看出。而惟能预料其将衄者，乃能知其但欲漱而又不欲咽。故曰此必衄也。热盛于经，必动其血。血见于衄，其热随解。仲景之意微矣。而病家见衄，必责医家温散之非。医者见衄，亦不知正是温散之效。不读仲景书，不知仲景有"衄乃解"三字，而且以为病变也。是可笑也。

客问于余曰：汗法宜麻黄，下法宜大黄，二法俱峻。宜用汗下者固不可少，而汗多可以亡阳，下多可以亡阴，此仲景所以有误汗误下之大禁乎？余曰：仲景时之误汗非麻黄也，仲景时之误下非大黄也。叔和《序例》曰：神丹胡可以妄发？甘遂胡可以妄攻？《外台》原注云：神丹者，崔氏六味丸。用朱砂、乌、附、半夏、参、苓，蜜丸，姜汤下。甘遂者，水导饮也，用甘遂、白芷捣筛，水服。大抵彼时习用之物。三日内，必皆发，便用神丹。三日外，必皆攻，便用甘遂。谓神丹以治虚寒，甘遂以治实热也。按《伤寒论》中，一则曰：医以丸药下之，再则曰：医以丸药大下之。刘河间曰：古所称伤寒热病，用银粉、巴豆下之。许学士曰：丸药是巴豆小丸子，强迫溏粪而下。王朴庄公亦曰：如深师夬豉丸之类，皆用甘遂、巴豆等药，所谓大下也。况更有烧针令其汗、及以火熏之、以水潠①之、灌之，其误多端。仲景之用芩、连、石膏也，所以救乌、附之误也。仲景之用栀子、柏皮也，所以救巴豆之误也。故知误汗非麻黄，误下非大黄。而麻黄、大黄用失其当亦为误，特未可恐其误而废麻黄，恐其误而废大黄。如今日之失汗而又失下耳，夫失汗失下，弊亦同于误汗误下，且或有甚于误汗误下者。病家安能知病之既

作，舍此汗下两法，别无可以去病者哉？又焉知病之不去，只此失汗失下，直可以此殒其生哉？

客问于余曰：仲景于汗下外又有吐法。汗下之不可失固已，若病而欲使之吐，恐更有难焉者，故吐法久废。吐其可终废乎？余曰：仲景之吐，亦非今之所谓吐也。今以欲令人吐认作欲令人呕，宜其难矣。不知仲景吐法是吐痰也。当时谓痰为饮，而饮之原出于水饮之名，亦为寒，且谓之冷。仲景吐法，一则瓜蒂，再则栀、豉。于瓜蒂证谓：胸有寒者，当吐之，以痰在膈上也。于栀、豉证谓：病人旧微溏者，不可与，以痰在膈下也。已在下则不可复令上越也。论中凡言：心下有水气，水结在胸胁，水渍入胃必作利，冷结在膀胱、关元者，皆言饮，即皆言痰。此意惟喻嘉言知之，惜嘉言但说痰不说水，遂来汪苓友之讥，盖苓友又不识痰之即为水耳。夫痰结于中，既不在表，故不宜汗；又不在腑，故不宜下。然则痰惟贵吐。仲景吐法，谓非吐痰而何？后人既不知言寒者即是水，言水者即是痰，而又误以古之言吐，谓为欲令人呕，此吐法之所由终废也。知此而痰之既不在表、又不在腑者，舍吐其何法乎？吐之法，不属之痰而谁属乎？余故知仲景之半夏、生姜、茯苓皆吐法也，吐不定在瓜蒂。即后世之莱菔子、白芥子辈，亦吐法也。吐法实未尝废也。

客问于余曰：吐不必定为瓜蒂，则汗亦不必定为桂、麻。此外表药正复不少，而何以失表者如此其多也？余曰：世无所谓表药也。药，借病用者也。有表证，而凡可用以解表者，皆得称为表药。荆芥、防风，以其能散风寒也，而谓之表药。羌

① 潠（xùn，音迅）：喷水。

活、独活，以其能追游风、搜伏风，且能以风胜湿也，而谓之表药。升麻、柴、葛，以其能升清阳、起阴气也。藁本、蔓荆，以巅顶之上惟风可到也，而谓之表药。他若香薷清暑气，藿香逐秽气，白芷除眉棱骨痛，川芎、秦艽能入血而活络，与夫紫苏叶之祛寒，薄荷、桑叶之泄热，是皆可以解表，故皆名为表药。岂得以"不可发汗"一语，而废麻黄者，因而尽废之哉？况以芩、连、石膏涤经热而表解，大黄、芒硝撤腑热而表解，则白虎、承气即是表药。更有阳虚不能解表，而以人参、附子作其汗；阴虚不能解表，而以人参、归、地化其汗，则参、附、归、地亦皆解表药矣。此即余所谓药借病用之说。所以麻黄发表，而入之定喘方中即不汗；柴胡达表，而入之疏肝调经剂中即与表分无涉，皆此理也。人惟于荆、防以下皆谓为表药，而于无表证者不敢用，且于有表证者亦不敢用，病其庸有瘳乎①？

客问于余曰：世以"养正邪自除，邪去正乃安"二句，谓是养其正，则其邪去而其正安。然则凡有邪者，养正顾不重欤？余曰：句中一"自"字、一"乃"字，非虚设也。夫病岂有纯虚无邪者？因其正之虚而邪干之。如所见之邪果由正虚不达，则宜清金，宜建中，宜安神，宜滋水涵木，宜壮水之主，益火之原，惟此补之一法，彻乎始终。喘亦补，胀亦补，满亦补，多痰亦补，食不化亦补，五脏六腑十二经，无往而不用其补者，何也？补其正，始足以敌其邪。凡在正虚而邪不达者，若再用逐邪之药，则邪不除而正益伤，惟不事逐邪而专力于补。补力既足，邪自然去。故曰：养正邪自除也。此乃虚不达邪之证。反是则不名为虚，而名为实。实者，邪也，是为当去之邪。何谓当去？盖以有邪不去，即未有不伤其正者，故宜消则消，宜散则散，宜攻则攻，宜伐则伐。以消散攻伐者去其邪，始足以保其虚。若既有邪在，而徒畏虚喜补，补虚则不足，留邪则有余，即不议补。而当消散不消散，当攻伐不攻伐，邪一日不去，则正一日不安。故曰：邪去正乃安也。"自"字宜轻读，"乃"字宜重读也。斯二者如霄渊之相隔，若冰炭之悬殊。夫岂得于邪方盛时辄以养正为言哉。

余于朋旧周谘，诸生问难，时有裁答。久不省为谁发。而与青浦胡生紫瑜、嘉定印生雪鸿言者居多。胡生从游于梨川，印生同客于汉上，相处最长。其质难亦不仅止于是。会稽沈生少牧录余旧论亦最多，汇此七章，聊记一时晤对云尔。

---

① 病其庸有瘳（zhì，音治）乎：疾病难道还能治愈吗？瘳，解决。

卷十五·文十五

答袁生上池问外感六因

余既为袁生说六经为标、六气为本之理，而生又以外感六因问。生之意谓风、暑、湿、燥、寒自是外因，而火之所以为外因者何在？故以为疑。则以前人于火之一因久置弗道，故几不知六因之有火耳。《内经》两言寒、暑、燥、湿、风，此论天时，不论人病，故不及于火，而为五至。其言百病之生，皆生于风、寒、暑、湿、燥、火，则始以病之变化言，故并及于火而为六。人身三阴三阳，上奉天之五气，以加临地之五行。天之五气，暑分为火，则为六；地之五行，火分君相，亦为六。此所以共为六因。而气交之病，未有不因此六者。韩飞霞所谓：五脏皆有火，平则怡，病则乱者，即此火也。人则以为，四时之邪无不感受于外，火则从何感受？而亦若自外来耶？夫言四时之序，春为风，夏为暑，长夏为湿，秋为燥，冬为寒，皆有外因。火则本非外因，然以风、暑、湿、燥、寒感之于外，火未有不应之于内者。则在内之火，即此在外之五者有以致之。盖此火为人身自有之元阳，不病则为熟腐水谷之火，一日不可无之火也。经云：风以动之，暑以蒸之，湿以润之，燥以干之，寒以坚之，而火以温之者是也。病则为劫夺津液之火，一日不可有之火也。经云：风胜则地动，暑胜则地湿，湿胜则地泥，燥胜则地干，寒胜则地裂，而火胜则地固者是也。不可无者此火，不可有者亦此火。经故无不以六者并言之。而及其论病，则独言风寒在外，燥热在上，湿气居中，而火但曰游行其间。且但言风胜则动，寒胜则浮，燥胜则干，热胜则肿，而并不及于火。盖以五行之常，不为大病。火则病大，而后有之。偶感风寒，随即消散，火未及病，病不因于火也；不消散，而游行之火至此而胜病，即因于火矣。经言：风寒客于人，使人毫毛毕直，皮肤闭而为热。此热即因于火。轻为表热，重为里热。轻则渍形以为汗，而曰当是之时，可汗而发。重则少火之气壮，而曰火淫于内，治以咸冷。言火之淫于内，自非火之感于外矣。然既因感而为火，因火而为病，则火虽病于内，而火之所以病则由于外。此所以言病之因，必当并火计之而为六。且以见消散之而不愈者，其病必因于火。故六因所重，正在此一因也。人惟略此一因，遂于五因外之因火而病者，不知所以为治。嗟乎！火之一因，仲景知之矣。病在太、少，火之未病，仅为中风、伤寒。病至阳明，火之既病，即为湿温、温热。所以《伤寒论》阳明经病多属于火，阳明经方皆以治火。奈何泥此伤寒两字，于仲景书所用清法凡足以治火之因者，皆若未之见也，此温病、热病所以皆失其治，而即无以辨风寒、温热之所由分也。彼以阳明实热认作土败者，直并外感六因之未解耳。

答施、王二生问阳明湿温之治

施生子程、王生艺耕同侍坐于世补斋，教以湿温之病，必从阳明论治。二子惑焉，谓阳明主燥，太阴主湿，夫子乃以湿属阳明，何也？且阳明之燥而何以有湿也？余曰：此阳明中气之病，不求诸《内经》所言本标中见者，不能知其然矣。《内经·六微旨大论》以火、燥、寒、风、热、湿为本。本者，六元本始之气也。以少阳、太、厥、少、太为标。标者，六经标著之气也。以上本下标之中见者为中气。中气者，人身脏腑表里互相为络之气也。经之言气，则曰有从本者，有从标本者，有不从标本者。经之言病，则曰有生于本者，有生于标者，有生于中气者。经之言治，则曰少阳、太阴从本，少阴、太阳从本从标，阳明、厥阴不从标本，从乎中也。启元子解之曰：少阳本火，太阴本湿，标本同，故从本。少阴本热，标阴。太阳本寒，标阳。标本异，故或从本或从标。阳明之中，太阴、厥阴之中，相火标本与中不同，故不从标本而从乎中。其言标本，固所易晓。而于从中之治，则仍言其所当然，尚未言其所以然也。余谓：六经既各有中气，何不可从中治？阳明、厥阴既各有标本，亦岂无从标本治者？胡独于阳明、厥阴必从中治耶？盖经既言病言治，则治必因病而施。彼四经之病不生于中气，则治不必从乎中。惟此阳明、厥阴两经，则有生于中气之病，故有必从中气之治。试就各经论之：少阳相火，火为其本。太阴湿土，湿为其本。火，阳也。而少阳之经亦阳。湿，阴也。而太阴之经亦阴。既有火与湿之本在，则标从本化。而中之木为火母，中之金为土子，则中气亦从本化。故从本治，不从标

治，亦不必从中治也。少阴、太阳，一为本热，一为本寒。本之热同中阳，中之寒又同标阴。本之寒同中阴，中之热又同标阳。中与本同，而标与本则异。中与标同，而本与标则异。故或从本治，或从标治，而亦不必从中治也。独至阳明，则本燥标阳而中为湿。厥阴，则本风标阴而中为火。本与标之不同，理易明也。而中之火何以见于厥阴？中之湿何以见于阳明？则人皆忽之。而不知病既生于中气，治即不从标本，故有必从乎中治者。若火但见于少阳，则治少阳之本。湿但见于太阴，则治太阴之本。以其病生于本也。若厥阴而以中之火病，则必治中气之火。阳明而以中之湿病，则必治中气之湿。以其病生于中气也。不讲《内经》中见之旨，何由知厥阴风病之有火，而阳明温病之有湿哉。余于风寒温热多所发明，而于湿温之论犹有缺焉。二子曰：然则湿而见为寒湿，则治太阴。湿而见为湿温，必治阳明。其为方也，当是苍术白虎之类乎？余曰：得之矣。

答云依问《内经》诸治法

濮生云依以内外、反正、逆从诸治法为问。是皆在《内经·至真要大论》中。所云：外者外治，内者内治。正者正治，反者反治。逆者正治，从者反治。微者逆之，甚者从之。逆正，顺也，若顺逆也者。当即以经解经，为吾子一一明之。如阳虚则外寒，阴虚则内热。阳盛则外热，阴盛则内寒。此病之内外有异同之分者也。从外之内者，治其外。从内之外者，调其内。从内之外而盛于外者，先调其内，后治其外。从外之内而盛于内者，先治其外，后调其内。此治之内外有标本之异者也。如阳胜则热，阴胜则寒，是为正

病。治寒以热，治热以寒，是为正治。重寒必热，重热必寒，是为反病。诸寒之而热者取之阴，诸热之而寒者取诸阳，是为反治。此正者正治，反者反治之说也。如阳病治阴，阴病治阳，药似与病相逆，却是正治之法。通因通用，塞因塞用，药似与病相从，却是反治之法。此逆者正治，从者反治之说也。病之微者，发表不远热，攻里不远寒。其病尚微，逆之即愈。逆，即正治也。病之甚者，奇之不去则偶①之，偶不去则反佐以取之。其病既甚，从之始愈。从，则反治也。此微者从之，甚者逆之之说也。如重阳必阴，治当以寒。重阴必阳，治当以热。外虽若逆，而中则顺。逆之，正所以为顺也。寒极生热，而再治以热。热极生寒，而再治以寒。则外虽若顺，而中则逆。顺之，则未有不逆者。故曰：逆正，顺也，若顺逆也。是即可见，逆为正治，而顺为反治也。凡此诸法，《内经》且屡言之。如：有邪者，渍形以为汗。其在皮者，汗而发之。邪之新客，逢而泻之。此外治也。其高者，因而越之。其下者，引而竭之。中满者，泻之于内。此内治也。发腠理，致津液，通气，开鬼门，洁净府，与夫身汗得后利则实者活，此内外交治者也。是皆为正治、逆治之法。其曰治热以寒，温而行之。治寒以热，凉而行之。治温以清，冷而行之。治清以温，热而行之。是亦反治、从治之法。惟病可正治者，真形易见，人所共晓。病须反治者，假象难明，人都莫辨。则于寒热虚实之真假两途，知之为尤要矣。先以寒热言之，真寒则其脉沉或微弱而迟，所见之病无非寒象。真热则其脉浮或滑大而数，所见之病无非热象。此为真病，逆而治之，固无可疑。独至阳证似阴，火极似水，乃热极反兼寒化，而脉亦沉伏者，则真热假寒，即阳盛格阴也。阴证似阳，水极似火，乃寒极反兼热化，而脉且浮散者，则真寒假热，即阴盛格阳也。此寒热之真假，宜于反治者也。再以虚实言之，则至虚有盛候，反泻则殆。如除胀满之当用人参者是。大实有羸状，误补益困。如止泻利之宜用大黄者是。此虚实之真假，宜于反治者也。故经又曰：伏其所主，而先其所因。先其所因者，求病之由。伏其所主者，知病之本也。《素问》所垂治法多矣，人皆谓是无方之书，我知其为有方之始。惟自"天元纪"以下七篇，后人以其皆论运气，遂若与治法无关，弃置焉而弗道。岂知治病之法尽在此七篇中。而"至真要大论"尤有大关乎治要者乎。由是以求仲景所以撰用《素问》者，于桂、麻、膏、黄之治有内外，于陷胸、承气之治有微甚，于泻心之用芩、连而佐以干姜，白通之用姜、附而佐以胆汁者有反正。于乌梅丸、复脉汤之寒热并用，诸加参、草方之虚实兼到者有逆从。仲景之圣，亦惟取法于《内经》而已。则苟欲治病，《内经》固不可不读。而苟得其解，则《内经》正不难读也。岐伯曰：知其要者，一言而终。不知其要，流散无穷。意在斯乎！意在斯乎！

答坤吾问伤寒
传经为热、直中为寒

坤吾比部来游吾门，而秋曹政繁，未暇旁及。余亦虑无以为坤吾益也。日者以人称伤寒之病在三阳为传经，在三阴为直中，传经为热，直中为寒，则是三阳皆热证，三阴皆寒证矣。贻误来学，岂细故哉。原以一言为请。余乃为之说。曰：凡病自太阳来者，即至三阴皆为传。凡初起

———————
① 奇、偶：均指制定方剂的原则。

即见其经证，不始太阳者，虽在三阳，亦为中。考之于经，无不可晓。后之模糊影响，皆坐不熟经文故耳。《素问·热病论》：伤寒一日，太阳受之，至六日，厥阴受之，熟玩"受之"两字，知是病及其经，不是其经自病。凡所谓逆经传、循经传、越经传、亦有首尾传者，皆传经也。《灵枢·病形篇》：邪之中人也，无有常中。阴则溜于腑中，阳则溜于经"，所以经又云：或中于阳，或中于阴。而尚不知三阳之亦得云中乎？况经又分言之而曰：中于项则下太阳，中于面则下阳明，中于颊则下少阳，其中于膺背两胁亦下其经。中于阴者，常从臂胻始。盖以太阳行身之背，阳明行身之前，少阳行身之侧，而太阴则主四肢，少、厥又从太阴而入故也。是以《伤寒论》太阳之头项强痛、项背强几几，为中项、中背之别。阳明之舌干鼻燥、胸中有热，为中面、中膺之殊。少阳之两耳无闻、胁下硬满，为中颊、中胁之异。太阴之四肢烦疼，手足自温，少阴之手足寒，厥阴之诸四逆厥者，为中臂、中胻之分。中，即伤也。太阳伤风何以亦名中风？岂不亦为直中，乃以邪入三阴，遂若定为寒证。如朱肱《活人书》云云者，是未明乎三阴三阳乃经也，非证也。证则三阳亦有寒证，三阴仅多热证也。不然，而《伤寒论》于太阴亦有大黄证，于少、厥亦有白虎、承气证者，果胡为者耶？且于太阳即用真武汤，于阳明有用四逆汤者，又胡为者耶？明乎六经之皆有传经，皆有直中，则为热为寒岂可论经而不论证哉？然此尚不过人云亦云已尔。余则以为，六经之传变，本是六经之气化，本不是手足之六经。如太阳，阳也，而太阳之气化为寒水，则太阳本不是热。少阴，阴也，而少阴之气化为君火，则少阴本不是寒。自气化之说亡，而传足

传手之论起，六经传变，寒热遂淆。今日之六经，全非先民之六经矣。吾子此问，吾道之幸也。

《灵枢》云：邪虽入于阴经，而脏气犹实。实而不能客，则还入于腑。此即中阴溜腑之义也。此义亦久亡矣。

再与云侬论中阴溜腑

前以传经、直中，与坤吾言之既详。而中阴溜腑之义，尚未有所阐发。今再与吾子剖之。人之但知中阴者，既若三阴证皆当温。人之不知溜腑者，又若三阴证皆可下。则以彼于脏腑之腑，表里之里，皆异于古所云，亦不同于吾所闻耳。赵养葵《医贯》言：伤寒邪热入于胃腑，若以六味地黄丸大剂与之，何至传入少阴为燥实坚之证。六味丸之谬，人所共知。且反说成中腑而溜于阴，显背岐伯之训，而于仲景所谓阳明居中土也，万物所归，无所复传者，亦全无理会。夫岂能知病苟入胃，得为下证，即无死证。而自阴溜腑之更为可贵也哉。若傅青主书，亦以胃实一证属之三阴，必非出自征君之手，而为晋人钞本沿赵之讹，妄加以乱真，未可知也。其有不知腑独言胃，里独言腑，而反说成三阴为里，里始当下者，成无己也。成云：三阳受邪，为病在表，法当汗；三阴受邪，为病在里，法当下。则竟以里属三阴，而惟三阴为可下矣。又有不解《内经》未满三日可汗、满三日可泄之义，本只三日，并非六日。而反说成三日为阳、三日为阴者，刘河间也。刘云：伤寒热病，前三日太阳、阳明、少阳受之，热壮于表，汗之愈；后三日太阴、少阴、厥阴受之，热传于里，下之愈。则以三日为六日，而满三日即为三阴矣。于是马宗素遂有三阴证者，其热在脏，脏为里，里为

阴，阴当下之说。并有喻嘉言病至三阴，则舍大门近寝室，便当大开后门，使从大便出之说。此皆不问溜腑与否，直若伤寒热病惟三阴有下证，且非三阴无下法者。夫仲景下法皆为腑证，皆谓为里，盖与表对举则曰里，与汗对举则为下。下法固独为阳明热病设也。洵如诸家之说，何又与彼所谓三阴皆寒、三阴皆当温者，不自顾其矛盾耶？此无他，一误于脏腑之不分，再误于表里之无别。先以脏腑言之，《内经》于六腑亦称脏，如十二脏相使，十一脏皆取决于胆。又曰：三阳经络受病，未入于脏，可汗，又曰：治之各通其脏脉者。其言脏也，盖言腑也。此则脏腑之腑也。膀胱为太阳腑，胃为阳明腑，胆、三焦为少阳腑。凡本经之表以本经之里为腑，此则经腑之腑，而非脏腑之腑也。《内经》之于胃，又但称腑。其曰：邪虽入于阴经，脏气犹实，邪不能客，还之于腑。腑者，胃也。王安道：热郁不得外泄，遂还里而成可攻之证，里亦腑也，即胃也。此则中阴溜腑，而为胃腑之腑也。若夫表里之里，则更处处不同。其腑为表、脏为里者，言五脏六腑相表里也。三阳为表、三阴为里者，言手足十二经相表里也。就阳明指太阳为表，就太阳指阳明为里者，言太阳、阳明两经相表里也，太阳以阳明为里。而阳明之经又以阳明腑为里者，言阳明一经之经腑相表里也。其不同处，皆跟各处上文而来。"腑"字之不辨，遂并"里"字而亦昧之于斯。二者既明，下法自然不误。仲景所谓坚满燥实，于阳明三言急下者，为太阳径入阳明腑之证。所谓诸四逆厥不可下之者，为三阴未入阳明腑之证。所谓厥应下之，且于少阴亦三言急下者，为少阴已入阳明腑之证。盖以六经固皆称腑，三阳各自有腑，而胃为六腑总司，又独得以腑称也。是知

岐伯之言中阴则溜于腑者，即此独得称腑之腑，即此独有下法之腑。正可由此以明中阴而不溜于腑者，则为脏寒。而必用温法之阴，非即脏实而可用下法之阴。奈何诸大家皆不解腑之为胃，直将三阴可温之里视同阳明可下之里，不待三阴之溜腑，辄谓三阴之可下哉？惟解得三阴非当下之里，解得胃腑为里之当下。则下也、腑也、里也，皆于是乎可明。而所恃者，则惟《灵枢》"中阴溜腑"一语。初不料凡属大家，竟无能道此四字者。而仅有一慈溪柯氏，独于论翼中引此一段经文也。烦吾子以余言告坤吾，庶后有疑及下证何以属三阴，三阴何以有下证者，得余言而知脏腑表里之必先分晓也。至别有自号大家，而云：纵有下证，切不可用下法，独言之于阳明腑证者，则非余所知矣。

阴阳偏胜治法不同示云依

人身之阴阳，得其平则不病，偏胜则病。故有阴虚之病，其甚者火且旺。有阳虚之病，其甚者水且泛。有阴盛之病，其甚者且格阳。有阳盛之病，其甚者且格阴。人之言曰：阴虚者补阴而阴不虚，阳虚者补阳而阳不虚，阴盛者补阳而阴不盛，阳盛者补阴而阳不盛。阴阳有对待之观，治阴阳者自当作平列之势。余则以为，阴虚而致火旺，阳虚而致水泛，自应平列其治。独至阴盛阳盛两证，则其势有不能平列者。盖阴盛之病，阴不自为病也。凡阴所见病之处，必其阳所不到之处。故阴盛无消阴之法，而但有补阳以破阴之法，补其阳始足以敌其阴也。若于阳盛之病，则有不能补阴以敌阳者矣。盖阳而伤阴，必先令阳退而阴乃保。凡在补阴之药，无不腻滞而满中，滋阴则不足，助阳则有余。故阳盛无补阴之法，而但有伐

阳以保阴之法。伐其阳，始足以存其阴也。于何征之？征之于仲景方而已。仲景之治阴盛也，有真武、四逆之姜、附焉。仲景之治阳盛也，有白虎、承气之膏、黄焉。试观一百十三方，何绝无养阴以退阳者？乃即以仲景之不养阴以退阳，而别制仲景法外之剂，岂知仲景于少、厥之阳盛尚有承气、白虎之法，而况其为阳明之阳盛乎？推原其故，则以世之目为阳盛者，乃阴盛而格阳。看似阳盛，实是阴盛。又其所谓补阴而阳不盛者，乃阴虚而阳亢。看似阳盛，实是阴虚。至以阴盛阴虚两证皆目之为阳盛，而遇真是阳盛之病，遂皆作阴盛阴虚观，且置阴盛不言，而但作阴虚观矣。故欲明阳盛之治，必先将阴虚阳亢、阴盛格阳之近似乎阳盛者别而出之，然后阳盛之真面目乃见。见得阳盛之真面目，而尚疑阳盛之亦可补阴养阴、之亦可退阳者，未之有也。阴阳偏胜，其治法之不同，有如此者。

再以阴虚阳亢、阴盛格阳两证观之，而歧之中又有歧①焉。阳之亢、阳之格，从其外而观之，不知者方以为皆是阳病，其知者亦仅谓皆是阴病。然其病也，一由阴虚而来，一由阴盛而来。阴虽同，而阴之虚盛则相反。故凡阴盛格阳之病，仍作阴虚阳亢治之，不补阳而反补阴，鲜不殆者。若更以阴虚作阳盛，更以阴盛作阳盛，尚足与论阴阳哉？况复指阴作血，不识阴阳皆以气言，所以补阴之药大半皆补血之药，因更以补血之药认作可以退阳之药。口中言阴，意中实是血也。医者言血病者，实是气也。如之何？如之何？至于何等药是养阴，何等药可以退阳，何等病可讲养阴，何等病必先退阳者，则惟问诸仲景可耳。

实火虚火阴火总论示云依

伤寒病中阳明实热，张介宾所谓果有火证、火脉者也。人于此证独名之为实火。人于此证而外，凡有火证则皆名为虚火。余则以为，阳明之热固是实火，而论火之实，则杂证中自有实火之病，正当除此阳明热。而分火之虚实，甚非可以杂证之火概目之为虚火也。病机十九条凡明言属火者五，而其言属于热者亦火也，即其言属肝与心者亦火也。凡此皆杂证，皆为实火。治此火者，仍当取用芩、连、栀、柏、膏、黄、犀、羚、龙胆之属。自夫人概作虚火论，而杂证中实火治法遂因之而废矣。除此实火之外，则有虚火，如经云：一水不胜二火。二火者，君相之火也。一水不胜五火。五火者，五志之火也。即经所云：少水不能灭盛火，而阳独治。阳独治者，不能生养之火。此火即由阴虚而来者也。凡此则非实火，而为虚火。治此火者，方可用二冬、二地、二胡及元参、石斛、苁蓉、龟板、鳖甲之属。自夫人以此等药入之阳明热证中，而于阳明实火治法亦因之而废矣。伤寒有实火，绝无虚火；杂证有虚火，亦有实火。人惟不知伤寒无虚火，又不知杂证之有实火，而治之皆失其道耳。火者何？人之元气也，即少火之气也。无病则少火之能升能降者，化为津液。病则气郁而升降失其常，非惟不化津液，而且劫夺其津液，则少火变为壮火，壮火即为实火矣。久之而实火之不去者，又变为虚火矣。此则实火虚火之所由来也。若夫虚火实火之外，别有一种阴火者，则不予人以易见，故即为人所罕言。此为龙雷之火，不燔草木，得

---

① 歧：底本作"岐"。据1931年中医书局本改。

雨而炽，即阴盛格阳之火，亦即阴极似阳之火。经曰：重阴必阳。火之最大者也。阴火之为物也，见于木华"海赋"所谓：阳冰不治，阴火潜然者。今人言海中遇阴晦，波如燃火，以物击之，迸散如星，当即是此火。而如洱海水面，火高十余丈。吴杨隆演时潜东塘杨林江水中出火，可以燃物。此皆以水生火，并足为阴火之证。而于大兵之后，野有青燐[1]，其为阴火也。不更为身经燹火者曾经目击者乎？此则既非实火，又非虚火，而独为阴盛之火。其于病也，虽见种种火象，如面赤戴阳、除中能食、手足躁扰、欲入泥水中坐，而用药则惟大辛大热之剂，一剂可以回阳。自夫人仍作虚火治，或反作实火治，而杂证中之阴火独宜从辛热法者，又因之而废矣。所以然者，一误于实火之始辄作虚火治，而曰滋阴降火。再误于虚火之末忽作阴火治，而曰引火归元。终误于阴火之潜然者，又不知有北方元武[2]坐镇水邪，迎阳破阴，导龙归海之法。三者之火，直无一而可矣。洞若观火，谁则能之？

阳为阴遏阴虚阳亢
两病合论示子范

余既成实火虚火阴火总论，女夫沈子子范[3]读而问曰：昔之善用升、柴以散火者，莫如东垣。善用知、柏以降火者，莫如丹溪。而人皆非之。其非之者是欤？抑非之者之亦非欤？沈子固心识是非者，而必欲得余一言以定是非。则余正有不得不言者矣。东垣之用升、柴及羌、独辈也，所以治阳为阴遏之一病也。或寒湿久淹，阳气下陷入阴；或过食生冷，抑遏阳气于脾土中。阳不得舒，则治宜升阳。东垣之意诚是也。而汪切庵于升阳散火汤，东垣之

存其肌热表热，骨髓中热，热如火燎，扪之烙手，多因血虚得之之柄，此则宜降之火，岂是宜升之火？于是而东垣之升、柴非矣。丹溪之用知、柏及龟版等也，所以治阴虚阳亢之一病也。或以阴易亏难成，故阳常有余，阴常不足；或以阴虚生内热，故坎中真阳飞越于上。阴之既虚，则治宜补阴。丹溪之意诚是也。而戴九灵为丹溪立传，谓其有雷非伏、龙非蛰、海不附于地则动之说。此则阴盛之火，岂是阴虚之火？于是而丹溪之知、柏非矣。血虚生热，原非东垣升阳之治，而后人乃以东垣之升、柴治血虚，则是后人之非，非东垣之非也。人以切庵方柄，疑必是东垣手订之书，则直非东垣而已。阴盛格阳，原非丹溪补阴之治。而后人乃以丹溪之知、柏治阴盛，则是后人之非，非丹溪之非也。人以九灵立传，疑必是丹溪心得之语，则直非丹溪而已。夫阳为阴遏之病，只见有阴，不见有阳者也。东垣而后无能道之者矣。而动称滋阴降火者，反于此竟用阴药，非东垣所及料也。阴虚阳亢之病，只见有阳，不见有阴者也。丹溪而后人尽能言之矣。而忽称引火归元者，偏于此欲用阳药，非丹溪所及料也。阴阳两端，混淆无别，如此病人不能自言也。不能自言而尚可安于不知乎。若以火势燎原，扪之烙手之说，移作丹溪滋阴降火之治，则正相合。若以龙雷升腾、阴霾四合之说，认作丹溪滋阴降火之治，则正相反。此所以阴阳虚实四字，必当知有四证，而可独剩阴虚一证乎哉？东垣之

---

[1]　青燐：俗称"鬼火"。为死人毛发中磷质自燃所致。

[2]　元武：即"玄武"，北方太阴之神。因避康熙帝讳，故改"玄"为"元"。

[3]　女夫：女婿。沈子子范：即沈子范。在姓氏后加一"子"字，表示对人尊敬。

《十书》，王宇泰、吴勉学多取他人书杂于其内，本不是东垣原本。丹溪之《心法》，杨楚玉、王季桓多取他人方附于其间，亦未必尽丹溪原本也。东垣为易水高弟，丹溪得太无真传，自应各有至理。今所传李、朱诸书，其是耶？其非耶？余不得而知之矣。

人于时邪病，不分伤寒、温热、瘟疫。于杂证，不辨虚火、实火、阴火。故时邪无治法，杂证亦无治法。以所传古人医书半为后人妄增妄改，末由取法耳。纪文达公尝谓，庸妄书贾取盈卷帙①，往往假托有医名者之言，流传于后，最足误世。即如东垣、丹溪之书，其可疑者正多。得此洗刷，庶见庐山真面，俾读李、朱书者，亦知所抉择焉。

彦模谨识②

---

① 庸妄书贾取盈卷帙：那些不法书商为了使所卖的书的卷数多。

② 彦模谨识：以上一段为陆懋修之女婿沈彦模所写。识，同"记"，写。

卷十六·文十六

下 工 语 屑

医之为道，莫要于不使病大。不使病大，莫要于先分虚实。虚实之不分，则一错到底。

凡为医者，必先论其见地之明昧，然后可论其手法之高下。果能于病有见到处，则动手自有准对。即使当时尚未极高明，他日必为良医。

临病人于俄顷便处汤剂，何敏捷乃尔。要惟有定识于平时，乃克有定力于片刻。

医是讲学①，不是市道②。故商贾贸迁之术，无一书之传。而医家言则汗牛充栋。

谚云：十个医，十个法。此言不然。病者只有一个病，自当只有一个法。

案者，断也。必能断，乃可云案。方者，法也。必有法，乃可云方。若非步武③前贤，安得有此学术。

书本不载接方，以接方之无定也。然医则全在接方，上④见本领。

学医从《伤寒论》入手，始而难，既而易。从后世分类书入手，初若甚易，继则大难矣。

六经之病以证分。于读书时先明何经作何证，则于临证时方知何证为何经。病者不告以我病在何经也，故必先读书，而后临证，乃能明体达用。

六经要分看，又要合看。总以胸中先有六经之病，然后手下乃有六经之治。

病有必待问而知之者，安得以不问为高？即如脉以合病，而病者之于医但令切脉，夫寒热表里此可以脉得之。然一脉关数证，得此脉矣，所病之证仍不能以脉知也。故医者不可以不问，病者不可以不说。

病有本不是一剂药可愈者，用药亦不必重；病有必赖一剂药建功者，用药则不可轻。轻则药不及病，而反滋惑⑤。

石膏不可锻⑥，锻则如石灰不可用矣。非生者重，锻者轻也。

大黄生者走后阴，熟者但走前阴。亦非生者重而熟者轻也。

承气法加芒硝以助之，是欲其举重若轻。

重病以领出死关、引入生路为事。病在关内，朝夕可以有变；出得此关，病虽未愈无死机矣。岂以复旧为愈哉？

《内经》无论真不真，总是秦汉间书。得其片语，即是治法。《伤寒论》无问全不全，苟能用其法以治今人病，即此亦已足矣。后学能识病，全赖此数书。彼以此委诸伪书之列者，自矜博雅，不自知其与病人为仇也。

---

① 讲学：讲求学问。
② 市道：做买卖的技艺。
③ 步武：继承。武，继承。
④ 上：通"尚"。才。
⑤ 惑：通"祸"。
⑥ 锻：通"煅"。

《伤寒论》注，以成无己为最先。《金匮》注，以赵以德为最先。赵氏名良仁，元末长洲人，从丹溪学，渊源有自。皆必读之书。

注《伤寒论》者，明时已有五十余家，今则百余家矣。其篇次各不同。欲得《伤寒论》原次，必要读《千金翼》。

张、刘、李、朱，金元四大家也。张谓戴人。自李士材以张为仲景，而仲景于是卑矣。

运气之学，坏于马元素之徒。至以某年生人、于某日得某病、当用某药为言。丹溪所以诃① 之。再有程德斋者，作《伤寒钤法》，以得病日之干支用药。自有此等人，而明其大义者转不肯以此为言，此学由是失坠。

阴阳五行，俱主岁运言之。凡在气交之病，即不能无干涉。角、徵、宫、商、羽，五太为阳，五少为阴。十干，甲、丙、戊、庚、壬为阳年，乙、丁、己、辛、癸为阴年，非泛言阴阳也。甲己合而化土，乙庚合而化金，丙辛合而化水，丁壬合而化木，戊癸合而化火，非泛言五行也。不此之务，则六元之病本，凡自寒水以至风木者，即无自而明。

古人言阳气为阳，而于阳邪亦曰阳。言阴气为阴，而于阴邪亦曰阴。读书时安得不于上下文求之。

周慎斋曰：阳气足，则阴气皆化为血；阳气不及，则阴气即化为火。味其言，可以明火之所由来。余谓：阴气足，则阳气皆化为液。阴气太过，则阳气即化为水。亦可识水之所由来。

阴阳离决谓之脱，而阴盛者阳亦脱，非必阳虚而脱也。阳盛者阴亦脱，不是阴虚而脱也。治阴治阳，此际大有出入。

桂枝证之脉，有阳浮而阴弱者。阳谓寸脉，阴谓尺脉也。言病在上不在下也。

不可以阴弱指为阴虚。

凡宜升之阳与宜补之阳异。凡宜补之阴与宜滋之阴异。故岐伯曰：谨熟阴阳，无与众谋。可知当日众口之阴阳，已非岐伯所见之阴阳矣。凡寒热表里虚实皆然。

内经曰：言热未已，寒病复始句下，有言寒未已，热病复起之意在，不独说一面也。喜热恶凉者，不得援为口实。

仲景于热之在表曰"翕翕发热"，于热之在里曰"蒸蒸发热"。翕翕、蒸蒸，为表热、里热之分，即宜汗、宜清之别。

白虎汤解阳明内蒸之热，不是解阳明外见之热。故表热虽甚而未成里热者，便不是石膏证。

太阳病误下，成热实结胸。太阴病误下，成寒实结胸。盖误下则邪内陷，陷则成实。但云误下足以致虚者，正不尽然。

仲景法主于存津液，夫人而知之矣。然其所以存津液者，汗、吐、下、和、寒、温之六法皆是也。六法中尤以急下存阴为刻不容缓。其用滋阴之剂，以为可存津液者，适与六法俱反，故百病无一治。

阳明主津液所生病。病至阳明，未有不伤津液者。汗多亡阳，下多亡阴，皆谓亡津液。而欲保津液，仍在汗下之得其当。

病之自汗出者，是为有汗之病，仍须解肌得汗，方为去病之汗。且必得其去病之汗，其汗乃止。

汗为人身之宝，夏日一闭汗即病。故经曰：暑当与汗皆出，勿止。凡中暑者无传变，不愈即死。霍乱亦然。

病之用柴胡而汗出者，上焦得通，津液得下，胃气因和，故汗自作耳。非柴胡

---

① 诃：通"呵"，呵斥，驳斥。

发其汗也，升、葛亦然，即荆、防亦然。

未经汗下而燥者，为阳盛致燥之阳明，以撤热为治。已经汗下而燥者，为夺血致燥之阳明，以滋阴为治。凡阳明病中滋阴药之先后宜否，以此为准。

未汗而恶寒者，邪盛而表实也。已汗而恶寒者，邪退而表虚也。汗出之后，大邪既散，不当复有恶寒矣。汗后恶寒，谓非阳虚而何？参、附之用，即在其时。

阳虚则自汗，阴虚则盗汗。然当阳明实热时，正有自汗盗汗者。去其蒸热则汗止。

正虚邪实，邪与正争，则发战汗出而解。正不虚邪不甚，邪不与正争，则不战汗出而解。邪正俱衰，阴阳自和，则不战不汗出而解。汗之有战有不战者以此。

服桂枝汤，必当先烦乃汗出而解。服柴胡汤，必蒸蒸而振，却发热汗出而解。此烦此振，亦战汗也。

阳明病，奄然发狂，濈濈然汗出而解，亦是战汗。战而汗出病必解，战而不汗病即加。

数脉有二，非热盛即虚极。迟脉亦有二，寒者固迟，而阳之郁者亦迟，非真迟也。气之不利，似乎迟耳。

舌为心之外候，其色当赤。而有时白如积粉者，白为肺金之色，反加心火之上，是为侮其所胜，当知有火为金郁者。概以苔白为寒，一遇火郁之病，何以为辨？

虚寒之寒，亦非概言冷也。如曰家寒，曰寒素，又如胆寒，如寒心者，岂尽冷之谓乎？病有因虚而寒者，故亦因热而实。

药之能起死回生者，惟有石膏、大黄、附子、人参。有此四药之病一剂可以回春。舍此之外则不能。

病有初、中、末三传之分。同一证

也，见诸末传则危，见诸初传则微。非可以初传所见者，便指为末传之危证。

医家言病每日邪在何经，病家一闻邪字，则便以为祟也①，乃舍医而就觋②，有时而祟果凭③之。"晦淫惑疾"④，此之谓欤？

病之内陷，谓邪陷于内。药不能从外达，其病深矣。非谓内陷为虚。

外感内伤，莫不以内伤为不足矣。然劳倦伤有不足者，若饮食伤则有余者多。所以云内伤者，明其不因于外感耳，非以外感为实，内伤为虚也。

世间郁病最多，达、发、夺、泄、折，皆治郁法也。故凡郁无虚证。

张戴人曰：郁之未成，其初甚微，可呼吸按导而去之。若强补而留之，留而不去，遂成五积。此谓病成即难去。

戴人又曰：养生之与去病，本自不同。今人欲以补剂去病，宜乎不效。

《难经》：手三阳之脉受风寒，伏留而不去，名厥头痛。非厥阴头痛之谓，病不定在一阴也。

真头痛，手足青至节。古人"青"、"清"通用，谓手足清冷也。真心痛，手足青至节，亦谓手足冷。

头汗出，乃阳郁于表，非阳虚于上也。饮酒而头汗出者，多由血郁。头汗出而额上偏多者，心血之郁也。皆属血热。

青腿牙疳，牙龈肿腐，齿不痛自落，两腿枯瘦青紫，皮脱片片如飞。日服白马乳，一月效。此与喉痹皆属火燥。

茯苓一味，为治痰主药。痰之本，水也。茯苓可以行水。痰之动，湿也。茯苓又可行湿。

---

① 祟：鬼神作怪。
② 觋（xí，音席）：男巫。
③ 凭：通"平"。消除。
④ 晦淫惑疾：语出《左传·昭公元年》。

附子为北方元武，坐镇水邪，力能行水。内有久寒者，必用附子。此所谓寒，盖谓水也。故小青龙治阳水，真武治阴水。

目风眼寒，见于《内经》。有迎风而下泪者，责其有火。即心热则汗、肾热则溲之理。盖风中于目，皮毛敛闭，郁其经，阳遂生里热。久之则阳并于上，安得不热蒸泪出乎？怕日羞明，拳毛倒睫，亦皆火郁。独用风药不兼清火，则风益不去。

世俗所谓伤风者，不发热，但有咳嗽，清涕，鼻塞声重，而已非《伤寒论》之中风也。不发热，故无传变。

《伤寒论》之往来寒热，与疟相似而不同疟。当病来之前、汗出之后，动作饮啖如平人。有寒热之往来者不能也。

《周礼》：秋时有疟寒疾。贾疏：惟火沴金。此语即是治法。

太阴为三阴。其作三阴疟者，太阴病也。当宗补中益气法图治。丹溪以发于寅、申、巳、亥日者为厥阴疟，发于子、午、卯、酉日者为少阴疟，发于辰、戌、丑、未日者为太阴疟。恐不尽然。

有病疟而一日重一日轻者。余谓轻日是重病内伏也，重日是轻病外达也。必至两日并重，乃得逐日递轻。

同一呕也，发热仍恶寒而呕者属太阳，寒热往来而呕者属少阳，不恶寒但恶热而呕者属阳明，当分三阳而治之。其无寒不热之呕，则专取诸中焦。

渴甚而呕者，必以饮水多之故。呕甚而渴者，必以津液伤之故。先渴后呕，先呕后渴，病异而治不同。

同一烦躁也，太阳之烦躁用青龙，阳明之烦躁用白虎，少阴之烦躁用真武，故所贵乎分经者。知其异，尤在知其同也。

《伤寒论》背微恶寒，一用石膏，一用附子，以口燥渴、口中和为辨。故病相同者，必求其同中之异。

《内经》言“解㑊”者五。解，音懈。㑊，音亦。皆倦怠病也。江应宿以此为即俗名发痧之证，故杭堇浦宗伯力辨之。余疑《金匮》所载百合病，庶几近似。

杭氏又言：《内经·风论》“怢慄”二字，全元起本作“失味”。皇甫谧《甲乙经》亦作“解㑊”。余疑经言“食㑊”，亦为能食反倦之义。若史载之所言“肺叶焦热”谓之“食挂”者。以此得名，则经无此语。岂史所见者别有古本欤？若《史记正义》所引“支兰藏”，亦无他据。

水湿之病，多见于太阴脾，水流湿也。火燥之病，多见于阳明胃，火就燥也。故曰：万病能将火湿分，劈开轩岐无缝锁。

麻之证，臂不能举，亦有因于湿者，与木不同。血虚则木，必多火。气虚则麻，必多湿。不独为治风先治血一证。

胁痛、胃脘痛、吞酸吐酸，及作疝瘕者，皆肝病也。亦有因于燥者。人每用香燥药，初服小效，久则致虚，以其耗竭肝阴也。魏玉横作一贯煎，治得其要。方见《冷庐杂识》。

类乎中风者，有痰中，有食中。痰聚于胃则食亦滞，甚则喉闭，亦因痰塞为多。此皆宜于吐法。

食填太阴，名曰食厥。下部有脉，上部无脉，不吐即死。肠腹绞痛者，尤不可不下。此赵养葵之言也。赵固以六味丸通治百病者，尚作此说，益可见治之不独尚补矣。

《内经》劳风一证，张介宾谓但以外感之法治之，自无不愈。见于咳嗽条下。以景岳之喜补者而作是语，则喻嘉言之以劳风为夹阴，不必再辨。

泄泻有开手即宜温中者，与痢不同。

膀胱不利为癃。经曰：有癃者，一日数十溲。此与滞下证数登圊而不能便，其理一也。故皆无止涩之理。淋浊亦然。

《伤寒论》清谷之"清"与清便之"清"，皆作"圊"字解。《说文》：厕，清也。大徐曰：厕，古谓之清，言污秽当清除也。则"清"字仍如字读。

有因小便不利而用升提者，以为若酒注① 然，上窍开则下窍自通耳。今有以此法用之于大便闭结者，抑何可笑。

《伤寒论》用白散法，不利进热粥一杯，利不止进冷粥一杯，此指巴豆温下言也。今则移此言于大黄方矣。试思果以大黄寒下之误而至利不止，尚可食冷粥乎？

昔人所谓破气药者，谓导其气之滞也。所谓破血药者，谓解其血之结也。气血一结滞，百病丛生。故必破之，使复流通之常。岂谓一用此药即尽其人之气血而破之乎？

苦寒伐胃之说，为久服苦寒必伤胃阳者言也。若胸膈热阻恐伤胃阴，则苦寒即为保胃要药。

甘有淡义，非徒以甜为甘也。《礼记》：甘受和。若甜则不受和矣。《书·稼穑》作甘亦言淡。故石膏之甘不同于麦、地。

东坡云：我有病状，必尽情告医，使其胸中了然，则疑似不能以惑。我求愈病耳，岂以困医为事哉。

尝见一书云：我最不喜用热药。夫治热自当用寒，治寒自当用热。用热用寒，自有病在，岂有视乎医家之爱憎者？乃至补泻温凉，病家亦有爱憎，皆所不可。

春温夏热，岂独药之异于治寒哉。每见人家于温热病，亦用重裀② 复帐病者，则闷极不可耐，此大忌也。余每勘定是温热，必先令撤其帷幔。

病以汗解，药到自然得之。即冬月正伤寒亦然。乃以春夏之病，亦欲以温覆取汗，则大不可。

病即有宜用寒凉药者，仍禁恣食生冷。而如梨汁、藕汁、西瓜汁，又为温热病所或需。其于甘蔗、荸荠辈，即有可商。

俗云老年人知节气，谓其逢节每发病也。此实以每交大节，皆为寒热燥湿交替之时。此时投药，即当因所见之何病顺以去之。若一进补剂则适留其所病，病转因此而甚，故惟有逢节发病，必非议补之时。

老年人于供膳宜食专味，杂则不受其益。

经云：圣人避风如避矢石③。少壮时不觉也，年老而后信之。若外无感受，内无停滞，年虽高病必少。

按摩一科不讲久矣，而病有宜之者。下至刮痧，亦简便法。病在皮里膜外，药力所难及者宜之。景岳书有刮痧新按。

小而至于以草取嚏，似不足道矣。然此法出自《内经》。

姜、枣具安内攘外④ 之功，故桂枝汤重之。即单用二物，亦为正治。医以其不取诸药肆，故另书以图便，而人遂仅目为加头药，则非也。

《伤寒论》风池、风府皆有刺法，否则以三指密排在脑后，入发际，横擦之至两耳旁，令皮肤微热，亦足去风。

喉闭无门，下药以一手横撮其颈皮，一手灌药，即能渗入。盖颈皮从横里紧，

---

① 酒注：盛酒的容器。

② 裀（yīn，音因）：垫子，褥子。

③ 矢石：箭和石头。皆为古代战争之用。

④ 攘（rǎng，音嚷）外：排除外来病邪。

喉皮即从竖里宽。此法余有所授，曾一再试之。信例① 以脑后下针。其亦古法之遗欤。

问疾，礼也，而最累病人。甚者不可令至病榻之前。

病加于小愈，故病后之谨慎当十倍于病前。胃纳始有展意，切忌多食。经曰：病热初愈，食肉则复。仲景曰：损谷则愈。

宋时有窦材者，自称第三扁鹊。赞仲景方用之屡效，又极诋仲景但能愈小病。窦书不足述。余谓此真能识仲景者，可见人苟能用仲景法，定可使病不大也。

余于读书临证时，有所得辄记之，累千百条。其已纂入文内者去之，又汰其语意有重复者，录存什一② 如上。

述　先

昔我宣公尝集录古今方，吾家世守厥绪，于读书有成后皆兼通医学。高曾以前事不可知，及曾大母③ 韩太君，于余大父少游赠公年九岁时，伤寒斑不出，太君亲检方书，得药与证合。询诸医，医穷于术，漫应之。卒以此愈。事见顾南雅通政所为墓志中。少游公以理学名世，亦精于医。尝客游河洛，所至以医学见知于当道钜公④。及道光二年壬午家居，值天行时疫，曾制一方以活人。其证吐泻腹痛，脚麻转筋，一泻之后大肉暴脱，毙者不可胜数。维时我苏大医如徐炳南、曹仁伯诸公，佥⑤ 谓脾主四肢、司肌肉，今病脚麻肉脱，显然脾病，法当补土。而参、术并投迄无一效。先祖曰：此属土败，补土是矣。然土之败也，木贼之；木之旺也，风动之。《洪范》云：木曰曲直。左氏传云：风淫末疾。肢麻为末疾之征，转筋即曲直之象，

本岁木运太过，风气流行，而后脾土受邪，故欲补土必先平肝，欲平肝必先定风。风定而后以脾药继之，庶可及救。若专补土，无近功，非救急法。然定风之药如钩藤、天麻辈，亦未必能奏效。乃取《金匮》方中蜘蛛散一法，以蜘蛛、肉桂二物锉为散。盖谓蜘蛛临风结网，长于定风，炙焦则微变其寒性而为温，有开散之力。佐以肉桂，木得桂而枯，使风先息而木自平，然后以本年运气应用之药另制汤液。此方一出，投无不利。徐、曹二公奇之，登门索方，畀之而去。由此风行全获无算。及我先人方山府君，以经学词章名于时，于大父医学尤得心传大旨。不狃于习俗之病名以为治，而于阴阳、寒热、表里、虚实、真假辨而得之。于药则先后缓急以其时施之，故同一刀圭也，而治效独神。东临某患时邪厥冷已半日许，惟心口尚温，灌之以石膏一物，厥回，汗大出，复生。有友唐君春舲，盛夏畏冷，以麻黄三分、附子三分、甘草一分强之服。唐曰：七分药未必能毒我也。一服解一裘，两服而重裘皆弛矣。沈鼎甫侍郎之外姑⑥刘病伤寒，热象上浮，医进苦寒转剧。独府君曰：此面赤戴阳也。投以真武汤，热退。然后清之，乃愈。余师海门袁雪斋先生，故府君之门弟子也。其儿困于痘，医方杂进犀黄、紫雪，将殆矣。府君施以肉桂，一指撮得苏。师乃以桂生名其儿。府君所治类此，此第就余所记忆者言之。桐城张子畏观察传⑦ 府君，谓府君有经世

① 信例：确实象。
② 什一：十分之一。言以上所述各条，仅为读书临证心得的一小部分。
③ 曾大母：曾祖母。
④ 钜公：同"巨公"。在某一方面极有成就的人。
⑤ 佥（qiān，音千）：皆，众。
⑥ 外姑：妻子的母亲，即岳母。
⑦ 传（zhuàn，音转）：驿站的马车。此谓以车来请。

才，未为世用。儒而医，亦以学问行之，即为心术救世之一端，洵不诬也①。余自中年遭难，先代藏书尽散，独所藏医家言有先人手泽者皆携出。何敢谓能读父书？而亦不敢薄斯道为技术。诚以一匕之投，动关生命，非他语言文字仅为一己之得失者比也。昔我远祖士衡，既述祖德，又作述先一赋，余故谨叙如上，以寄凿楹捧砚②之感云尔。

自记治验两则

余自幼体弱，长老恒以未必永年为虑。余诗有云"爷惜形尪羸，娘怜骨瘦削"，盖纪实也。而以不事滋补，故得无恙。即有感受、停滞，总不畏虚留病，亦惟达表、通里，使病速去，以保其虚，而虚亦不为余害。惟自咸丰辛壬间，罹难居乡，不耐风寒薄中，时有目疾。始也红肿羞明，继而迎风下泪，每以金为火沴。至于八月有凶，此身有如临卦。经云：风入系头，则为目风眼寒。又云：目得血而能视。始以祛风，继以养血，迄无成效，而频发不已。驯③至翳障起星，看花雾里，见异书而眼不明，心窃忧之。最后得朴、硝、桑叶之法，择光明日如法熏洗，果渐入云水光中。于是小变其法，自岁首以至年尾，每晨盥漱时，独用元明粉一物撮于左掌心，用水调化，而以右手指蘸其清者用擦左右眦，不使间断。两年后，非特前证绝不复作，并能于灯下观书，红纸写字，如是者盖有年矣。其故盖以风之为患，必由于火，无火必不召风。元明粉味咸微寒，能降火，且能涤秽，眼之所以能清也。此方纪载甚多。而梁茝林《归田琐记》以朴硝误作厚朴，则一润一燥，大误病人，不可不正。且元明粉为朴硝之已升清者，用之尤为洁净。终年无间，则

光明日包在其中。亦省切记，此余以元明粉取效之一也。

又其一则。余自庚辰就养入都，大约以余体不耐北地之燥，每旬日不更衣，亦无所苦，此不近于脾约证乎？然以麻仁丸治之，效而不速。经云：燥胜则地干，火胜则地固。今地道不通，如此非独燥胜，直是火胜矣。非独干之谓，直是固之谓矣。所以润药虽行，其坚如故。且以大肠回薄间阻隔水道，则并泾溲不行，而腹部之胀满不可耐，甚至不能饮食。此则脾家实，腐秽当去，而不去为害滋大。爰仿硝蜜法，蜜一两，硝半之。而蜜之甘又不利于脾之实，遂亦独用元明粉一味，不用大黄，且不用槟、枳，亦得无坚不破，无积不摧。服此越两时许，宿垢尽化。而下此一日中，必有一餐饭不如常。仅以糜粥养之，至第二餐则饮食倍进，精神顿爽。此即速去病实，不使体虚之要道也。若迁延坐待，真气一衰，则不可为矣。由是以思经言：水谷入口，则胃实而肠虚；食下，则肠实而胃虚。肠胃互为其虚实，仅当留水谷三斗五升，故平人日再后④则不病。盖以魄门为五脏使，传导失职则使道闭塞而不通，不通则肠实，肠实则胃不得虚，不虚则不能受食。不益可见人身有以虚为贵者乎？上年火燥司天，病此者多，不独余也。今年已转湿寒，此证遂少。而以之治燥，则其足以软坚者，正不必为司天囿也。余于元明粉两得其力，是不可以不记。癸未夏日。

再，余于癸亥仲夏在沪上患温热，诸恶具备，不省人事者，几半月余。子润庠

---

① 洵不诬也：确实是不错的。洵：诚然，实在。诬：欺骗。
② 凿楹捧砚：表彰所见所闻的祖上功德。
③ 驯：渐进，逐渐。
④ 后：大便。

求治已遍，思惟大承气一服或有生机，然持而未敢决也。赖吾友胡君渭滨赞成之，始获愈。而方中有元明粉。上年壬午九月十五日，车行道上忽为邪风中伤，右手食指越日痛作，甚剧臂不得举。自用喻嘉言祛风至宝膏，减小其制，而方中亦有元明粉。接服四剂，始渐向愈。然且一两月不能握管。若依陈修园一用黄芪五物，以血痹虚劳之治①，治真中风，则病当何如？余于元明粉颇有缘也，不足为外人道也。

自题"张机补传论"后

医也者，以仁存心者也。焉有医而可心乎利者？余读《后汉书·方术传》，论汉世之所谓名士者，其风流可知矣。依倚道艺以就其声价，非所能通物方宏时务也。迹其所谓声价者，非即仲景之言"孜孜汲汲，惟名利之是务"欤？其为名心也，不即以利动欤？然则人必不求利者，始可以为医乎？夫人不求利，胡为乎为医？故医难得有不求利者。必得不求利之人以为医，旷世不逢矣。虽然医于治生②之计不能无，医于盐利之心不可有。许鲁斋有言：学者以治生为急，此其间固自有区别也。贾公彦谓：医为仁术。余故为范书③补仲景传，复集句为论表其仁，而特重乎"释利"两言。

客谓所集《汉书》中语，当注出处，以便省览。因补缀于此。

"凡言"四句：邳肜传论
"汉自"句：韩钟陈列传论
"太官"句：桓荣传论
"异端"句：郑元传论
"泥滞"二句：左张王列传论
"取诸"句：樊宏传论
"以别"句：卢植传论
"高志"二句：张楷传论
"言之"四句：陈元传论
"岂几"二句：冯异传论
"夫利"四句：马援传论
"诚能"句：鲍永传论
"使生"二句：杜乔传论
"不亦"句：邓禹传论
"孔子"四句：杨震传论
"左邱"三句：寒朗传论
"此盖"二句：郎𫖮传论
"撰著"句：杨李列传论
"辞甚"二句：崔骃传论
"原其"句：马援传论
"蠲去"句：李法传论
"亦足"句：张范列传论
"传称"二句：王刘列传论
"语云"三句：延笃传论
"信哉"句：章帝八王传论

---

① 痹：通"痹"。
② 治生：谋生。
③ 范书：指《后汉书》。因其为南朝范晔所著，故称范书。

《世补斋医书》自序

《世补斋医书》，江左下工为医学辨误作也。下工之从事刀圭者三十年。于兹矣，知一病有一病当用之药，即有一病不当用之药。用所当用，不过不误而已。若用所不当用，则岂仅误焉已哉。凡人有病，但能不误于前，则后此之渐即于危者本皆可以不作。反是则一误再误，变幻无极，不旬日间驯至于不可救。而能知病之本，不若是者其谁也？即如风寒温热等治，所昭揭于仲景书中者，非皆今病所当用之药乎？乃一不用当用药，而身热不退矣，然犹未至于斑疹也。再不用当用药，而斑疹不达矣，然犹未至于昏谵也。再不用当用药，而昏沉，而谵妄，而狂，而厥，无不计日可待，而后此则不可问矣。当夫表热初起，里热渐壮，一路由轻而重，由重而危，药与病反，病随药变者，无他，用所不当用之药。正如救人之饥，解衣衣之，而饥者不生。救人之寒，推食食之，而寒者仍死。明明有当用药在，人人可赖以生者，乃必用此不当用之药，而预决其死。及其既死于不当用之药，而必仍用此药以治他人，一若舍此别无可用之药也者，此固何为者耶？下工治之，于其表热初萌，有当用药而斑疹可不作也。于其斑疹已酿，有当用药而昏谵可不作也。于其神昏谵妄，有当用药而后此之入阳则狂、入阴则厥者尚可以不作也。此无他，用所当用之药，亦惟知其饥也而推食食之，知其寒也而解衣衣之，有此病即有此药，亦非此药不去此病。既针芥之相投，自毫厘之不爽。其轻者可安常而处顺，其重者亦转危而为安。夫是之谓药与病投，病与药值。苟能是，是亦足矣。此外如疟之寒热往来，痢之里急后重，咳逆痰饮之本非怯证而势必成怯，吐血失精之本非劳病而势必成劳。又若因壅而喘，一补立危。因滞之胀，非攻必殆。以及妇科胎、产两门，儿科惊、疳两证，病病有必当用之药，即病病有必不当用之药，略举数端，以概其余，无非误、不误两途而已。嗟乎！父母之为子也，子之为父母也，兄若弟之各相为也，夫之为妇，妇之为夫也，床有病人，急而求药，病家之属，望于医者何如，此王权和所以录对病真方而防世急也夫。

补《后汉书》"张机传论"书后

　　自娲皇抟土①，氤氲之化启②。神农尝药，理瀹之功彰。然五行递乘，六沴并伏③，阿衡之《汤液》④　失传，岐伯之问难⑤ 尚晦，秘典弗阐，师承末由。周秦以来，不绝如线。仲景胚胎玉函，囊括绿帙⑥，以上手之神，为医中之圣。法乳所溉⑦，瓣香至今，实不废之江河，代明之日月。顾当汉之世前有仓公，详甄于迁史⑧。后有元化，并录于范、陈⑨。而圣如仲景独从盖阙者，何哉？龙门⑩ 好奇，每事夸饰。方技一流，尤矜神异。史家因之⑪，竞相附会。咽塞则吐蛇，脚痛则剖蛤。舐药之犬，戾天而飞。生疽之龙，穿井而报⑫。言之色喜，闻者忘倦。仲景索隐钩沉，课虚责实，文简而义奥，旨缛而理稠。不啻金石之陆离，堂室之杳窱，蔚宗丁、宋⑬ 之禅。去汉已远，虽无承祚⑭ 斛米之私，不免孟坚目睫之论。爰有漏略，亦固其所。独念吾家祭酒⑮ 驳辨异义，功在群经。受诏掖门⑯，显于身后。足以比肩高密⑰，抗衡侍中⑱。而《儒林传》所载寥寥数语，仅免遗佚。仲景利济生民，师表后学。三百九十有七法，阐轩帝之微。正如九千三百五十文，发仓史之秘。并资津逮独致沦芜⑲，掩卷思之，不能无憾。此姚之骃所以补逸李濂《医史》，区区焉有补传之作也。然濂之为书，但求赅备，靡有订正，不足示向往之，专纠时俗之缪。九芝先生学必稽古，志在活人，痛抱薪救火之非，探先河后

---

① 娲皇抟（tuán，音团）土：指女娲炼石补天。
② 氤氲之化启：开启了造化万物之功。氤氲，天地间阴阳二气交互作用的状态。
③ 五行递乘，六沴并伏：五运六气都处于不正常状态。沴，乖失不和。
④ 阿衡之《汤液》：相传伊尹曾著《汤液经法》。阿衡，伊尹。
⑤ 岐伯之问难：指《内经》。
⑥ 仲景胚胎玉函，囊括绿帙：言张仲景总结概括了前代医学经典著作。胚胎、囊括，指总结概括。玉函、绿帙，指前代医学经典著作。
⑦ 法乳所溉：言张仲景对医学的贡献如同抚育灌溉一样。
⑧ 详甄于迁史：详细地记载在司马迁的《史记》之中。
⑨ 并录于范、陈：指华佗的事迹被范晔的《后汉书》和陈寿的《三国志》所记载。
⑩ 龙门：司马迁的别称。
⑪ 因：因袭，沿袭。
⑫ "咽塞"六句：均指史书中记载医家的荒诞不经之事。
⑬ 蔚宗丁、宋：文采之华美不亚于丁、宋。蔚宗，"蔚为辞宗"之略语，形容文采极其华美。丁、宋，疑指西汉丁恭、战国宋玉，皆饱学之士。
⑭ 承祚：继承，接受。
⑮ 祭酒：博士祭酒，汉朝官名。此指才学高超的人。
⑯ 掖门：皇宫之旁门。
⑰ 高密：此指春秋人晏婴。
⑱ 侍中：官名。汉朝时为侍从皇帝左右，出入宫廷，应对顾问之官。地位显赫。
⑲ 并资津逮独致沦芜：言张仲景事迹不传于世。

海之本，既据《伤寒论》，反复申辨，爰纲罗散佚，条举件系，为补传一篇，后附论断。即集范书断句，连缀成文，述而不作，博且益精。稚川之论名医，本于良史。贞白之撰《别录》，有功本草。方之古人，殆不多让。由是以思毁誉听之他人，论撰俟之异日。烬简犹在，如接先型。碎金可融，不啻完璧。自有此传，背道者息喙，索途者知归。昔人谓孟子承三圣功，不在禹下。先生之于医学，亦曷可少哉！古人往矣，来者代兴，其有守真抱朴、锻岁炼年，抗希① 于作者之林，贬抑于伧夫之手者，夫亦可不恨矣。

光绪癸未仲夏，同郡许玉瑑谨识

---

① 抗希：坚持高尚志向而不断追求。抗，通"亢"。高尚。希，仰慕，追求。

跋

　　昔者邓禹有子十三人，令各执一艺，此治家良法也。慈闻之庭训① 如此。故诸昆季② 于儒业外，凡杂家者流，皆以余力及之。而慈独学轩岐术，性所近也。旧藏有黄坤载、叶天士诸家书，大略观之，以为道在是矣。家君曰：不得良师，恐有歧误。遂命从游于吾师之门。师不以其愚而弃之，首示以青龙、白虎两大法，而凡伤寒与温热异同之旨，亦因之而有悟。慈始愧向之徒为墨守也。家君适于壬午夏病热，喜立日中且恶凉饮，脉则皆伏。群医咸谓为三阴证，慈未之敢信也。质于师，师惊曰：此温热之大证，阳极似阴者也。误用辛热必殆。乃迭进芩、连、膏、黄辈十余剂，而热象大显。石膏用至斤许，病乃渐退。窃思此疾当畏寒脉伏时，谁则知其为大热者？若非家君早令习医，受吾师至教，鲜克济矣。今吾师《世补斋书》成，读之而知向所服膏者不得其门，适所以滋害也。书中如六气之司天，五种之伤寒，三法之温清，尤发前人所未发，实有益于来学。有志斯道者，先将此数处反复细读，再观诸论，庶于阴阳寒热表里虚实皆无所淆，方得如桶底脱。否则震于黄、叶之名者，安能悉吾师补救之心也？子舆氏有言：不直则道不见。有以夫③！有以夫！书凡十六卷，计垂十二万言。时家君方以比部郎出守南阳，命慈任剞劂④ 之事，亦亟欲得此书行世，俾读者于此咸知以仲景为归也。慈不才，不能于师道有所发明，而重违提命，谨述大旨以附篇末，并敢述所闻于庭训者，还以质之吾师。

光绪九年癸未季冬之月，受业濮贤慈谨跋

---

① 庭训：父亲的教诲。
② 昆季：兄弟。长者为昆，幼者为季。
③ 有以夫：确实有原因。
④ 剞劂：指书籍雕版刻印。

不谢方一卷

世补斋不谢方小引

　　疾病二字，世每连称。然今人之所谓病，于古但称为疾。必其疾之加甚始谓之病。病可通言疾，疾不可遽言病也。子之所慎①者疾，疾者未至于病。及子路请祷，又欲使门人为臣，则曰子疾病②。《左传》于魏颗辅氏之役，述其父武子疾，既而曰疾病。又陈文子召无宇于莱，亦曰无宇之母疾病。此皆以病字别为一句。病之为言困也，谓疾至此困甚也。故《内经·四气调神论》曰：圣人不治已病治未病。病已成而后药之，譬犹渴而掘井，斗而铸兵，不亦晚乎？经盖谓人于已疾之后未病之先即当早为之药。乃后人以疾为病，认作服药于未疾时，反谓药以治病。未病何以药为？不知经言未病正言已疾。疾而不治，日以加甚。《仪礼·既夕记》：疾病，外内皆埽③。郑注④：疾甚曰病。郑于"丧大记"首句义同⑤，并足取以证。《说文》：疾，病也。病，疾加也。两义再证以《周礼》：疾医⑥。贾疏引《汉书·艺文志》：有病不治，恒得中医。则谓药不中病，不如勿药，非谓既病而可弗药也。汇而观之，可见病甚而药，药已无及。未至于病即宜药之，此则《内经》未病之旨，岂谓投药于无疾之人哉？夫病必使之去，不可使之留。《内经》最恶留病，故曰：百病之始生也，必先于皮毛。留而不去，传入于府，廪于肠胃。又曰：风寒客于人，病入舍于肺。弗治，病即传而行之肝。弗治，肝传之脾，脾传之肾，肾传之心。满十日法当死。故又谓：善治者治皮毛，其次治肌肤，治筋骨，治六腑，治五脏。治五脏者，半死半生也。然则如经所云，邪之新客，未有定处，推之则前，引之则止。时顾可留其病而弗使去乎？医以能治大病为上，医正以不使病大为能。人之言曰：不使病大则病家并不信。《内经》十日以后事即此十日内不速去之病为之，故病愈而不谢，病愈之速而更不谢，曲突徙薪⑦者必无恩泽也。虽然病而不愈必大，惟其愈之能速，而凡后此传变皆消弭于无形，所以有此人不及知而己独知之之妙。余只问其病之愈不愈，遑计人之知不知哉。今录诸方存之，即名之曰《不谢方》云。

江左下工自记

---

① 子之所慎：《论语·述而》："子（孔子）之所慎，斋、战、疾。"
② 子疾病：《论语·子罕》："子（孔子）疾病，子路使门人为臣。"
③ 埽：通"扫"，扫除。
④ 郑注：东汉经学家郑玄曾为《周礼》《仪礼》等经书作注。
⑤ "丧大记"：《礼记·丧大记》："疾病，外内皆埽。"郑玄注：疾困曰病。
⑥ 疾医：《周礼·天官》："疾医掌养万民之疾病。"疾医相当于今之内科医生。
⑦ 曲突徙薪：比喻防患于未然。

不谢方一卷

风寒温散　此即俗所称小伤风也。其冬月正伤寒须用桂、麻、青龙者，不在此例。切忌早用寒凉。

防风　荆芥穗　紫苏叶　姜半夏　广陈皮　枳壳　苦桔梗　炙甘草　加生姜（去皮）

头痛甚加藁本、蔓荆子。

风热凉散　此即风温之轻者。凡羌、独、柴、前、芎、芷、升、葛，随证可加。病与风寒无大异，独不得用桂、麻。

防风　荆芥　苏薄荷　霜桑叶　淡竹叶　连翘　生山栀　广橘红　枳壳　桔梗　炙草　加连须葱白头

风寒挟食　甚者须用硝、黄，不在此例。凡有感冒，胃肠即不健运，非必伤于食也。

防风　荆芥　建神曲　焦谷麦芽　莱菔子　南楂炭　桔梗　苏梗

或加鸡内金，或加槟榔、枳实。酒客加葛花、枳椇子。

风寒挟痰　寒水为病，水即痰也。故有感冒，每涉于痰。甚则须用胆星、竹沥、葶苈之属。

防风　荆芥　半夏　陈皮　莱菔子　白芥子　苏子　江枳实　竹茹　云茯苓　炙草

便溏苏子易苏梗。

风寒挟湿　寒湿之病，上甚为热。以上三证亦有因于风热者。无论何病，有此三挟，皆可检用三方之药。

羌活　独活　防风　苍术　藿香　广木香　川厚朴　猪苓　赤茯苓　建泽泻　或加汉防己。

伤寒成温　寒一化热，便忌桂、麻，甚则须用膏、黄。大忌滋腻等药及珠、黄、冰、麝。凡在温热病皆然。

葛根　黄芩　川黄连　生山栀　淡豆豉　牛蒡子　连翘　赤芍　丹皮　桔梗　生草

或加葱白头。

冬温　冬月病热，即是冬温。不可用正伤寒之桂、麻。甚则亦有须用膏、黄、芩、连者。

玉竹　白薇　生山栀　赤芍　丹皮　桑白皮　知母　白杏仁　桔梗　生草

用腊雪水煎。

春温　春月病热，即是春温。宜忌与冬温同。以上二证即《伤寒论》中之温病也。

柴胡　葛根　黄芩　黄连　薄荷　桑叶　连翘　生山栀　赤芍　丹皮　生草

肝、肾热加羚羊角、龙胆草、黄柏、知母。

风温　春为风，风温在春为多。凡目赤、颐肿、牙痛、喉痧，皆是其微者，但为风热。

防风　川芎　左秦艽　薄荷　桑叶　淡竹叶　连翘　金银花　射干　马勃　桔梗　生草

咳加杏仁、橘红。

湿温　此证多见于首夏、初秋。甚者用苍术白虎汤。凡一人独病之温，通不得谓为瘟疫。

白芷 制苍术 厚朴 薏仁 川黄柏 川楝子 猪苓 赤苓 泽泻

或用茵陈蒿，或加牛膝、车前、川草薢。

夏暑 暑即热也，亦曰中暍。其别有乘凉饮冷而病者，为寒霍乱，须用理中、四逆及诸辛热方者，不在此例。

香薷 扁豆衣 厚朴 黄连 苏叶 藿香 青蒿 宣木瓜 赤苓 泽泻

酌加诸六一散。热甚不禁西瓜。

秋燥 此证最多咳逆，不用桂、麻，甚者须用石膏。其阳明燥金重侯不在此例。

薄荷 桑叶 杏仁 川贝母 牛蒡子 栝楼根、实 桔梗 生草

加枇杷叶。喉痛加射干、马勃。

湿痰 随证可加胆星、枳实、竹沥之属。其土弱木强可用香砂六君、归芍六君者不在此例。

半夏 陈皮 茯苓 枳壳 竹茹 莱菔子 白芥子 厚朴 苏梗 藿梗

或加砂仁、豆蔻。呕加生姜。

燥痰 痰在脾为湿，在肺为燥。治脾宜燥，治肺宜润。其痰一也，而经病不同。

旋复花 杏仁 橘红 知母 贝母 栝蒌根 紫菀 款冬花 枇杷叶 冬瓜子

或加马兜铃、海蛤壳、青黛、海浮石。

寒饮 此为寒水之病，《金匮》详言之法宜温中。甚者须用小青龙、理中、四逆、真武诸方。

半夏 陈皮 茯苓 干姜 制附子 枳实 白术 炙草

气滞甚加厚朴。胃寒甚加公丁香、吴茱萸、草果、益智仁。

结胸 此证详见《伤寒论》，与痞相似。不痛为痞，痛者结胸。有大小之别。

治不外和胃解结，开通上下。

栝蒌实 枳实 厚朴 黄芩 黄连 干姜 半夏 陈皮 茯苓 炙草

寒实去芩、连，加薤白。水结胸加附子。

痧疹 二证升散清凉宜合用之，不可偏废。甚者须用石膏。切忌犀角。

升麻 葛根 柴胡 黄芩 赤芍 元参 金银花 连翘 牛蒡子 生山栀 生草

或加僵蚕、蝉蜕、西河柳。

疟 此证往来寒热，发作有时，得汗解而复作。因于暑者必用香薷。其久疟涉虚，须用何人饮者，不在此例。

柴胡 羌活 防风 半夏 黄芩 厚朴 枳壳 制香附 苏梗 炙草

寒多加桂枝。搜根须用槟榔。

痢 此证以里急后重得除为验。涉暑亦须香薷。其五更泄泻须用四神丸者，与此相反。并忌桂枝。

厚朴 槟榔 枳实 神曲 楂炭 黄连 木香 赤芍 丹皮 黑山栀 赤苓 泽泻

甚者须用大黄。

淋浊 由心经蕴热及湿热下注者多。其虚劳失精之宜补涩者，不在此例。自遗、梦遗，亦有不尽属虚者。

瞿麦 扁蓄 黄柏 川楝子 海金沙 猪苓 赤苓 泽泻 滑石

茎中痛加甘草梢。甚者须青麟丸。

失血 血证多矣，初起必有所因。凡理气达郁、清热降火之法，俱不可废。不即是虚劳也。

赤芍 丹皮 当归身 延胡索 川郁金 台乌药 黄芩 黑山栀

有瘀加参三七。火热甚用犀角地黄汤。

腰痛 此证诸经皆有之，而在太阳者

最轻。经云：腰为肾府。转摇不能，肾将愈矣者，不在此例。

独活　防风　青皮　枳壳　苏梗　乌药　延胡索　白术　赤芍　茯苓　炙草

连胁痛加柴胡。兼胀加木香。

耳聋　此证每属少阳，而疟后尤多。其为肾虚之宜磁朱丸者，不在此例。耳鸣亦然。

柴胡　川芎　黄芩　赤芍　半夏　陈皮　厚朴　枳壳　竹茹　茯苓　炙草

风热加牛蒡。湿热加苍术。

阳为阴遏　此证阳气为阴寒所抑，非阳之虚，乃阳之郁也。故贵升阳散火，以达火郁。与宜补之阳相反。

升麻　柴胡　羌活　独活　黄芩　半夏　陈皮　青皮　白术　白茯苓　生、炙甘草

涉虚者补中益气汤。

肝阳不升　木火宜升畅，遂条达则无病。俗有所谓肝阳升者，其实肝郁不伸也。故宜畅达。

柴胡　当归身　赤芍　川芎　香附　木香　郁金　丹皮　川楝子

有火者加羚羊角。达郁用越鞠、逍遥丸。

女科调经　经阻之甚者，须用桃仁、红花。其作痛经者，须蒲黄、灵脂。有带宜先治带。

川芎　柴胡　当归身、尾赤、白芍　丹皮　香附　延胡索　石决明　郁金　泽兰叶

寒加炮姜炭。

止带　止者，以通为止也。甚者须苍术、厚朴。有寒宜炮姜、附子，并须茵陈。此证寒湿、湿热皆有之。

茵陈蒿　黄柏　黑山栀　赤芍　丹皮　牛膝　车前　猪苓　茯苓　泽泻

或加二、三妙丸。

胎前　芩、术为安胎圣药。凡疰夏诸方，皆可移治恶阻。其保产无忧散亦必用之药。不见虚证，切忌滋补。

黄芩　白术　砂仁　苏梗　当归身　赤、白芍　丹皮　炙草

气滞之甚少加羌活、厚朴、枳壳。

产后　临产不外开骨散，产后不外生化汤。皆主佛手散一法。并须连服，方效若见。他病须照病治。

川芎　当归身　炮姜炭　单桃仁　炙草

瘀阻加蒲黄、延胡索。甚者加五灵脂。

儿科　儿病都从食上起，故以消导为主。凡急惊用清法，慢惊用温法。并忌冰、麝、蛇、蝎、珠、黄、金石及滋补药。

建神曲　焦谷、麦芽　半夏　陈皮　藿　木香　枳壳　山药　炙草

和中加姜、枣。热加黄连。寒加干姜。有虫加使君子、木榧子。

从来选方成书者，大都在已成名医之后，不勘轻浅之病。故凡有病即治，不使病大之方，皆不传于世。此颇不利于初病，且无益于初学。亦以病家未及大病，凡所服方病愈而即弃之，绝不知病之得此方而始不大，故惟此不使病大之方，更不传于世也。孙蕴苓中瀚谓：常见有病之家，必俟病大而后问药。然病之既大，即难保其必愈。固不若治之于早，不使病大之为得矣。今夏在都会，检此册一、二方，用之无不应手，而愈以是信其能不使病大也。将出都就聚珍版印千帙，携归里门。兹复有所补缀并删改原文处，非孙君于排印时有增损也。

癸未冬月九芝并识

是册录成，客多以不载分两为嫌，无已约略言之。凡方中荆、防、陈、半之属通用钱半不注外，其他可用三钱者如：苏叶、连翘、山栀、神曲、楂炭、茯苓、猪苓、泽泻、淡豆豉、杏仁、薏仁、川楝子、车前子、扁豆衣、木瓜、贝母、海蛤壳、海浮石、香附、大黄、海金沙、滑石、归身、延胡索、石决明、桃仁、山药、使君子、木槿子、六一散、青麟丸、越鞠丸、逍遥丸、二妙丸、三妙丸。

然钱半之药，亦有时用至三钱，退至一钱者。三钱之药，亦有可用至五钱、一两者。其他用三五七分，多至钱许。如：甘草、薄荷、葶苈、黄连、柴胡、川芎、香薷、青黛、马勃、砂仁、豆蔻、干姜、附子、丁香、吴茱萸、草果仁、益智仁、升麻、僵蚕、蝉蜕、桂枝、参三七、犀角、红花、炮姜炭。

然钱许之药，用以为君，亦有升至钱半者。此外如生姜一片、葱白头二个、鸡内金一具、竹沥一杯、黑枣二枚，则大小且无定矣。

总之，医家用药，随证重轻临时酌量，岂有一定如上云云？不过使病家略有端倪耳。

《伤寒论》阳明病释四卷

古四科前阵的《华素记》

《伤寒论》阳明病释小引

　　余释伤寒病独取阳明。或问余曰：伤寒六经并重，而子独以阳明为言，何也？余曰：正以今日之病家，独不闻阳明之治法，以致治之有法者直至于无法可治，故不得不独言阳明，使人知仲景治阳明之法固至今存也。凡伤寒有五，而传入阳明遂成温病。其生其死，不过浃辰之间。即日用对病真方，尚恐无及，而可药不中病，溷①此中焦危急之候乎？惟病家不知病在阳明，一日而病不减即是加。有加而无减，即不生。乃仅视同他病，亦可缓缓延之，而病即有不及待者。所愿病家之于阳明，知其治独急于中焦，而生之亦无难也。余之从事于医者三十年，每出瘵②一病，归必纪之于册，以自镜其所学。而于阳明尤加谨焉，所用皆仲景方。即不尽然，而终不外仲景法。以册稽之，会无一不治之阳明者。外可问世，内可问心，始敢为此《阳明病释》而告于人，曰阳明无死证。凡勘病必先能治伤寒，凡勘伤寒病必先能治阳明。苟阳明之能治，岂不可推以治六经哉。

江左下工自记

---

① 溷（hǔn，音混）：混乱。
② 瘵（lào，音涝）：治疗。

目　录

卷一·《伤寒论》阳明病释一①　阳明经病释四十二条 ……………………（147）

卷二·《伤寒论》阳明病释二　阳明腑病释三十六条 ……………………（152）

卷三·《伤寒论》阳明病释三　阳明经病集释一百四十三条 ………………（158）

卷四·《伤寒论》阳明病释四　阳明腑病集释一百二十六条 ……………（164）

附：阳明余论　十八条 …………（170）

跋 …………………………………（172）

---

① 原文目录中无"《伤寒论》阳明病释一"，据正文于此加之，下同此。

卷一·《伤寒论》阳明病释一

阳明经病。经为六经、十二经之总称。此则与腑对举之经也，故曰经病。

阳明之为病，胃家实也。按《千金翼》于此句"胃家实"作"胃中寒"。影宋本《伤寒论》自注云：实，一作寒。

此仲景阳明提纲，为伤寒成温之候也。阳明属胃，故曰胃家。胃家者，中焦也。实者，邪也。太阳寒水之邪，至此而从阳明燥化。则邪到胃经，是为阳明经病。前人乃谓阳明以腑病提纲，何也？夫既曰六经之纲，自当皆以经言。胡独于阳明而以腑言？盖不知邪之所到即谓之实，而必以坚满燥实之当下者方谓之实。故实字之不解，误即自此而起。且阳明不见有经病，而经病之清法亦自此废矣。

问曰：阳明病外证云何？答曰：身热，汗自出，不恶寒，反恶热也。

此阳明经病之始也。阳明有经腑之分，外者对里而言，腑为里则经为外。不言经而言外者，所以别于六经之经也。身热汗出，为太阳阳明公共证。惟恶热、不恶寒为阳明所独。寒水之邪当恶寒，今不恶寒而恶热，故曰反。病既反，则治亦反，应用辛凉者，不得仍用辛温矣。身热，表热也。恶热，里热也。其人到处而表里皆热也。

问曰：病有得之一日，不发热而恶寒者，何也？答曰：虽得之一日，恶寒将自罢，即自汗出而恶热也。《千金》于"发热"上无"不"字。

此言恶寒恶热为太阳阳明分际之的[①]然者。惟其在太阳时恶寒之其，即可知其时将有大热而病阳明矣。

问曰：恶寒何故自罢？答曰：阳明居中土也，万物所归，无所复传。始虽恶寒，二日自止。此为阳明病也。

此言恶寒罢而又恶热，则病不从太阳解也。自罢，谓不曾解肌发表，而始之恶寒者至此自不恶寒。此可见其欲传阳明矣。土为万物所归，无所复传。治苟如法，病无不愈。此即阳明无死证之理。凡六经病，皆当以《素问·热病论》参看。

伤寒二三日，阳明少阳证不见者，为不传也。《千金》作"其二阳证不见为不传"。

此言病即从太阳解，而不传阳明，亦不传少阳也。太阳为三阳，阳明为二阳，少阳为一阳。

伤寒一日，太阳受之。脉若静者，为不传。颇欲吐，若躁烦脉数急者，为传也。

此言病不从太阳解，则必传阳明也。脉数急，与太阳脉之浮缓、浮紧亦相反。"一日"字，不必泥，犹曰始初云尔。

伤寒三日，阳明脉大。

此言病在太阳，脉虽浮而不大。今一日恶寒，二日不恶寒，三日且恶热，脉又浮中见大，则太阳之邪不从少阳枢转，而

———————

阳明之病势已定。三日，少阳经气也。大，即数急之象。经曰：足阳明，五脏六腑之海也。其脉大血多，气盛热壮。

本太阳，初得病时发其汗，汗先出不彻，因转属阳明也。

伤寒，发热无汗，呕不能食，而反汗出濈濈然者，是转属阳明。

此皆中阳溜经之病。凡勘阳明证，首当察其汗。如汗出不通达及始无汗，而继濈然者，皆非解病之汗，而为加病之汗也。濈濈，汗之微者。汗不通达，所出又微，则阳热内燔矣。仲景于太阳阳明分际，一再言之如此。

阳明病，脉浮而紧者，必潮热发作有时。但浮者，必盗汗出。

此言脉不紧而但浮，则邪犹向外。其阳虽盛，而卫气行阴，则阳便得和，故目合即能有汗。名曰盗汗，非虚汗也。阳明于日晡所必发热，如潮有信，故曰潮。此条重在末句"脉但浮"，为经病。

阳明病，法多汗。反无汗，其身如虫行皮中状，此以久虚故也。

此以其人素有寒饮，汗又不从元府出，而溃于肌肤，则邪不自达。如虫在皮中行者，不能作汗，身必痒也。

阳明病，脉迟，汗出多，微恶寒者，表未解也。可发汗。宜桂枝汤。

此言病虽及胃，而尚未离太阳也。恶寒为太阳主证，表未解指恶寒一证言。就太阳指阳明为里，就阳明指太阳为表。非谓身有热为表未解也。阳明之病，身无不热者也。因其汗出脉迟而仍恶寒，故知为太阳未罢之桂枝证。

阳明病，脉浮无汗而喘，发汗则愈。宜麻黄汤。

太阳与阳明合病，喘而胸满者，不可下，宜麻黄汤。

此亦病及胃而未离太阳者。无汗为麻

黄汤主证，喘即因于无汗。若一有汗，即不喘矣。因其无汗而喘，脉必兼紧，亦必恶寒，故知为太阳未罢之麻黄证。凡病有此二证时，皆不得早用辛凉。

食谷欲呕，属阳明也。吴茱萸汤主之。得汤反剧者，属上焦也。

此言茱萸汤原可治中焦胃寒之呕。而太阳病之甚于上焦者，即防化热，则不是胃寒，故得之反剧。

若脉浮迟，表热里寒，下利清谷者，四逆汤主之。

此水寒在胃，未成实热之阳明也。邪到胃家必热，而亦有不即热者。未热仍为寒水，而水之寒惟附子足以制之。阳明病中所谓虚寒虚冷，皆指寒水在胃言。水者，饮也。饮即痰也。凡病有此二证时，皆不得误用苦寒。

阳明病，若能食名中风，不能食名中寒。

此以能食不能食为风寒之分。初病阳明时，宜有此辨别。

脉浮发热，口干鼻燥，能食者则衄。

此言能食为中风。风为阳邪，故口鼻干燥，必动营而致衄。若胃中虚冷，其人不能食者，饮水则哕。时有以水潠之①、灌之等法，皆所谓与水也。

阳明病，不能食，攻其热必哕。所以然者，胃中虚冷故也。以其人本虚，故攻其热必哕。《巢氏病源》于条首六字之下，再有"下之不解，其人不能食"九字。《千金》同。

此言不能食为中寒。冷即寒水也。阳明以有燥屎为实热，故以无燥屎为虚冷。凡病之宜于攻者，必其病之已有实热者也。若无实热，即为虚冷。其人本虚者，谓本无燥屎之实，非谓其有当补之虚也，

---

① 潠（xùn，音训）：喷水。

但教人以不可攻耳。此所谓哕皆是冷哕。

阳明病，初欲食，小便反不利，大便自调。其人骨节疼，翕翕如有热状，奄然发狂。濈然汗出而解者，此水不胜谷气，与汗共并，脉紧则愈。《千金》于此条末句作"坚者即愈"。

此有小小战汗意。奄，忽也。欲食则谷气尚能与水敌，故水气不能胜谷，而得忽然化汗。其时转以便坚为幸，水负则土胜矣。土宜令胜，故戒妄攻。

阳明中风，口苦咽干，腹满微喘，发热恶寒，脉浮而紧。若下之，则腹满小便难也。

此亦因中风而病及胃者。脾与胃以膜相连，腹满为太阴主证。误下则太阴脾失转运之权，而少阳三焦亦失决渎之司。

阳明病，若中寒不能食，小便不利，手足濈然汗出，此欲作固瘕。必大便初硬后溏。所以然者，胃中冷，水谷不别故也。《千金》于"硬"字皆作"坚"。"固瘕"亦作"坚瘕"。

此则因中寒而病及胃者。亦以其病尚属寒水，故水气与谷气不能分别，即不定为燥屎，而但作坚瘕。

阳明病，脉迟，食难用饱，饱则微烦头眩者，必小便难。此欲作谷疸，虽下之，腹满如故。所以然者，脉迟故也。

此言脉迟而不大不数急，知其有寒水在胃。即太阳证有未罢也。此二条亦戒妄攻。以上皆胃有寒水，或太阳阳明合病，或太阳证有未罢，皆非阳明正病也。故宜温剂不宜寒药。此后则皆伤寒成温之证矣，阳明经病之实者为火，阳明经病之虚者为水，此秘余独得之。

阳明病，反无汗，而小便利二三日。呕而咳，手足厥者，必苦头痛。若不呕不咳，手足不厥者，头不痛。

阳明病，但头眩，不恶寒，故能食而咳，其人必咽痛。若不咳者，咽不痛。此二条《千金》于条首"阳明"上皆特出"冬"字，疑上条之"反无汗"、下条之"不恶寒"既属阳明，应即谓冬温病也。

此言头中之病皆水气上逆而不降也。水得热助则上下行，而寒饮即化痰热。二、三日前水气向下，则小便利。二、三日后水气向上，则呕而咳。其咽之痛即因于咳，故不咳则不痛。其头之痛即因于热，故不厥则不痛。厥，谓手足冷厥，则热不外达。不恶寒而反无汗，则热不外越。此时里热已甚渐，有成温之势矣。

太阳病，发热而渴不恶寒者，为温病。若发汗已，身灼热者，名曰风温。风温为病，脉阴阳俱浮，自汗出，身重，多眠睡，鼻息必鼾，语言难出。若被下者，小便不利，直视失溲。若被火者，微发黄色。剧则如惊痫，时瘛疭。若火熏之，一逆尚引日，再逆促命期。时有以火劫发汗、烧针令其汗等法，皆所谓"被火"也。今之用滋阴药，误者与水同。用辛热药，误者与火同。

此言风温病为辛温药所误，故特以渴不恶寒另为温病提纲。病在太阳不渴，病在太阳必恶寒，故"渴不恶寒"四字定是阳明主证。而下文之昏沉谵妄，亦一一皆显阳明经证也。仲景于温病一条如是之详，且尽而谓仲景不知春夏可乎？汗、下、火皆误，所少者清法耳。仲景所以不出方者，以清法轻重不一，非可泥定一方故也。凡人因风病热，即是风温。因湿病热，即是湿温。以证言也。冬月病热，即曰冬温。春月病热，即曰春温。以时言也。春为风，风温在春为多。而原其始，无不本于伤寒。故《伤寒论》中自有温热湿温病也。

太阳病，桂枝证，医反下之，利遂不止。脉促者，表未解也。喘而汗出者，葛根黄芩黄连汤主之。

此言本太阳病之宜于辛温者，一经误下，则邪陷阳明之里。而又脉促，喘，汗，则尚有阳明之表。必以此汤两和其表里也。邪陷是实不是虚，所谓实者，即邪热也。故即当以辛凉解之。此汤乃仲景治温病之辛凉轻剂，可取以作阳明主方。

太阳与阳明合病，必自下利，葛根汤主之。

太阳与阳明合病，不下利但呕者，葛根加半夏汤主之。《千金》于此二条自注：用葛根汤。一云葛根黄芩黄连汤。

此不言合病为何证，而但以下利言之，则病偏于阳明矣。

阳明病，脉浮而紧，咽燥口苦，腹满而喘，发热汗出，不恶寒反恶热，身重。若发汗则躁，心愦愦，反谵语。加温针必怵惕，烦躁，不得眠。若下之，则胃中空虚，客气动膈，心中懊恼。舌上苔者，栀子豉汤主之。时汗法以附子、乌头，下法以巴豆、小丸子，再有烧针、火劫等法，实皆非法也。故以此救之。

此言其人阳明证具，即当用清以去其热，而当时治法所少者独在清耳。仲景出，而有清法，于是阳明无死证。故芩、连、膏、知、栀子、黄柏，皆为经病所不可少。"心中懊恼"者三句，语意当在"汗"、"下"、"温针"之上。

阳明病，下之，其外有热，手足温，不结胸，心中懊恼，饥不能食，但头汗出者，栀子豉汤主之。

此申说懊恼一证，以见热之不独在外也。懊恼，即谵语之渐。饥不能食，即躁烦之征。

三阳合病，腹满身重，难以转侧，口不仁而面垢，谵语遗尿。发汗则谵语甚，下之则额上生汗，手足厥冷，白虎汤主之。《巢氏病源》"谵"俱作"诚"。《千

金方》"譫语"① 俱作"谵语"。

此仲景特出"谵语"两字，举阳明之重证言也。病至此，阳盛而阴必虚矣。白虎之治，所以防阴之将虚，惟用清法可使液自不减。盖欲阴之不虚，必撤其阳实。不用白虎，则实之不去，虚即难保，可惧哉！白虎汤主之，语意在"汗"、"下"之上。

三阳合病，脉浮大上关上，但欲眠睡，目合则汗。

此言关上为少阳部分，其脉弦大可知。

若渴欲饮水，口干舌燥者，白虎汤主之。

此又以"渴欲饮水"为温病的据，且必于口舌验之。

伤寒，脉浮滑，此表有热、里有寒，白虎汤主之。

此言"表有热"为外热，"里有寒"即里热也。表之寒已化为热，而里之水仍得云寒，故寒即是热。于何知之？于浮滑脉之见于气口者知之也。滑者，痰热之脉也。就表指胃为里。

伤寒，脉滑而厥者，里有热也。白虎汤主之。

此为热厥而非寒厥。阳盛于内，格阴于外也。于何知之？即于既厥而脉仍滑者知之也。"里有热"、"里有寒"皆主白虎，可知言寒之即言热矣。此厥阴之危证。里亦指胃言。

伤寒，脉浮，发热无汗，其表不解者，不可与白虎汤。渴欲饮水，无表证，白虎汤主之。《千金》人参白虎汤即系此条下。

① 譫语：原文中，将"谵语"皆写作"譫语"。"譫"与"谵"同，且"谵"为通行字，故在校注中均将"譫"径改为"谵"。

此白虎汤禁也。仲景每用一方，必言一方之禁者，欲得一方之利，必绝一方之弊。六经皆然。"表不解"义见前。

伤寒，无大热，口燥渴，心烦，背微恶寒者，白虎加人参汤主之。

此言肌表无大热背且微恶寒，则热全入里，而外几不见有热矣。里热之甚者，其表热必转微，而口燥心烦则甚。

服桂枝汤，大汗出后，大烦渴不解，脉洪大者，白虎加人参汤主之。

服柴胡汤已，渴者属阳明也。以法治之。

此言发表之后，大烦大渴，脉又洪大，则阴之被劫甚矣，故非用白虎清之不可。"以法治之"者，亦不外乎清耳。

伤寒若吐若下后，七八日不解，热结在里，表里俱热。时时恶风，大渴，舌上干燥，而烦欲饮水数升者，白虎加人参汤主之。

此又因吐、下之误，而阴之被劫者益甚也。此时舍白虎之清，无救阴之法。使其早用白虎，亦何尝必见此危证耶？烦渴是白虎证确据，热极则生风，此之恶风直欲引动内风，而将见痉厥矣。

若脉浮发热，渴欲饮水，小便不利者，猪苓汤主之。

此与五苓散同法，皆以饮水多而为水逆者用之也。五苓于利水中兼发表，此汤于利水中兼顾阴，然必溲少者乃可用。

阳明病，汗出多而渴者，不可与猪苓汤。以汗多胃中燥，猪苓汤复利其小便故也。

此言阳明主津液，所生病水从汗出，即不可再由溲去，故如猪苓之利水即宜慎之。

阳明中风，不得汗，其人嗜卧，一身及面目悉黄，小便难。

阳明病，无汗，小便不利，心中懊侬者，身必发黄。

阳明病，被火，额上微汗出，小便不利者，身必发黄。

伤寒，瘀热在里，身必发黄。麻黄连轺赤小豆汤主之。连轺是连翘根。

伤寒，身黄发热者，栀子柏皮汤主之。柏皮，谓黄柏连皮用。

此以上皆言发黄者，必无汗。若有汗，即不能发黄。亦犹有汗之即不喘耳。无汗而喘，必发其汗。无汗而黄，必去其热，一理也。小便之有无，亦同若黄、汗，则别为一证。

伤寒，发汗已，身目为黄。所以然者，以寒湿在里故也。以为不可下也，于寒湿中求之。

此言黄有阴阳之别。凡阳黄色鲜明，阴黄色淤晦。若是寒湿，即为阴黄。此仲景教人辨证之法。

阳明病，口燥，但欲嗽水不欲咽者，此必衄。

此言热甚致衄，而病亦有可解之机也。血之与汗，异名同类，不得汗而得衄。郁热一清，病亦可解。仲景所以有"衄乃解"之训也。凡病之有斑疹者，未始不因不衄之故。

阳明病，欲解时，从申至戌上。

此以申酉即日晡所，是为阳明王①时，病气得经气之助乃解，然此惟经病能之。若一入腑，则当其王时正狂谵益甚时矣。所以治阳明者，必使在经得解，不至入腑，乃为上手。若果于此，去病不见此后危证，愿病家勿但谓其能愈小病而忽之。

---

① 王：通"旺"，盛。

卷二·《伤寒论》阳明病释二

阳明腑病。六腑皆称为腑。三阳各自有腑，而胃为六腑总司，又独得以腑称也，故曰腑病。

问曰：病有太阳阳明，有正阳阳明，有少阳阳明，何谓也？答曰：太阳阳明者，脾约是也。正阳阳明者，胃家实是也。少阳阳明者，发汗利小便已，胃中燥烦实，大便难是也。《千金》"少阳"作"微阳"。

此言其人未病时，因津液之素亏而阳王者，为巨阳。因病中发汗、利小便亏其津液而致阳王者，为微阳。若其津液既非素亏，又非误治所亏，而病邪入胃以致胃燥者，为正阳。故所谓太阳者，巨阳也。所谓少阳者，微阳也。非三阳经之太阳少阳也。

问曰：何缘得阳明病？答曰：太阳病，发汗，若下，若利小便，此亡津液。胃中干燥，因转属阳明。不更衣、内实、大便难者，此名阳明也。

此言病自太阳经传来，而有此巨阳、正阳、微阳之三种也。其不更衣者，即巨阳阳明之脾约者是。其内实者，即正阳阳明之胃家实者是。其大便难者，即微阳阳明之大便难者是。知三者之皆自太阳来，则知太阳之非曰太阳经。即《千金》之所以不曰少阳经者，亦可明矣。

太阳病，寸缓关浮尺弱，其人发热汗出，复恶寒，不呕，但心下痞者，此以医下之故也。如其不下，病人不恶寒而渴者，此转属阳明也。小便数者，大便必硬，不更衣十日无所苦也。

此言本太阳病，脉证皆属桂枝。一误下，而恶寒不渴者，即一变而为渴不恶寒矣。不下，谓下之而无所下，即是素来之脾约，虽不更衣，非承气证。故即至十日亦无所苦。

病人烦热，汗出则解，又如疟状，日晡所发热者，属阳明也。

此言汗出后病已解，而又往来寒热如疟状，发于日晡所者，则是阳明王时，故知其已属阳明矣。如疟，本太阳病，柴胡亦太阳方。

趺阳脉浮而涩，浮则胃气强，涩则小便数，浮涩相搏，大便则硬，其脾为约，麻仁丸主之。

此言脾不为胃行津液，故大便坚而脉亦为之涩也。溲数则肠本燥，而为巨阳阳明也。趺阳为胃脉，在足跗上动脉应手处。

阳明病，发潮热，大便溏，小便自可，胸胁满不去者，小柴胡汤主之。

阳明病，胁下硬满，不大便而呕，舌上白苔者，可与小柴胡汤。上焦得通，津液得下，胃气因和，身濈然而汗出解也。

此其病亦当有如疟状，而为微阳阳明也。苔白则病微，大便或溏或否① 则病亦微。且不溏而呕，则其病在上不在下，故但须和解，即得汗愈。

----

① 否（pǐ，音匹）：闭塞，不通。

阳明病，本自汗出，医更重发汗。病已瘥，尚微烦不了了者，此大便必硬故也。以亡津液，胃中干燥，故令大便硬。当问其小便日几行，若本小便日三四行，今日再行，故知大便不久出。今为小便数如字少，以津液当还入胃中，故知不久必大便也。

此言欲用下法时，设有一不必下之证，即不必轻言下也。

脉阳微而汗出少者，为自和也。汗出多者为太过。阳脉实，因发其汗出多者，亦为太过。太过为阳绝于里，亡津液，大便因硬也。

脉浮而芤，浮为阳，芤为阴，浮芤相搏，胃气生热，其阳则绝。

此皆言阳之盛者，甚而欲绝也。明乎大便之硬总由津液之伤，而津液之伤总由阳盛之故。则欲保津液者，不当使阳不盛乎？脉阳微即阳未盛，为微阳，故得自和，非阳虚之谓。至芤脉之如葱，所谓中央空两边实者，谓浮按其表一边沉，按其里一边两边俱实，正谓表里俱实，意亦不重在中空也。不然何以脉芤而阳盛如此耶？

病人不大便五六日，绕脐痛，烦躁发作有时者，此有燥屎，故使不大便也。

此仲景特出"燥屎"二字，令千万世有治法也。五六日不大便，而痛绕脐，烦且躁，即不是十日无所苦之不大便矣。病家于此，须知燥屎为胃腑主证。凡潮热谵语一步紧一步，如后逐条云云者，皆此燥屎为患，为病人可生可死之关，即当为病人求出死入生之路。病在阳明之经，虽大不大，一用芩、连、膏，知即能化大为小。病到阳明之腑，不危亦危，非用硝、黄、枳、朴，不能转危为安。病应下，下之安，乃为稳当。勿转认不敢下，而致危者为稳当也。

伤寒四五日，脉沉而喘满。沉为在里，而反发其汗，津液越出，大便为难，表虚里实，久则谵语。

此言脉沉本以里实之故，发汗徒虚其表，而其里实则如故也。实之既久，安得不谵语耶？谵语为燥屎确据。

太阳病三日，发汗不解，蒸蒸发热者，属胃也。调胃承气汤主之。

此言里热，不同于表热也。表热之热曰翕翕，里热之热曰蒸蒸。热蒸于内，已在汗后，非发汗所能解矣。故宜调其胃。

阳明病，不吐不下，心烦者，可与调胃承气汤。伤寒吐后腹满者，与调胃承气汤。

此言心烦腹满，皆为胃不和，故无论吐不吐，并宜调胃。

太阳病，若吐、若下、若发汗后，微烦，小便数，大便因硬者，与小承气汤和之则愈。

阳明病，其人多汗，以津液外出胃中燥，大便必硬。硬则谵语，小承气汤主之。若一服谵语止，更莫复服。

此言汗吐下多致胃燥。胃燥者多作谵语。若谵语止，则胃已得和而大便将行矣，故不必再服。

下利谵语者，有燥屎也。宜小承气汤。

此可见下利者仍有燥屎，即仍为当下之证勿疑。

阳明病，谵语，有潮热，反不能食者，胃中必有燥屎五六枚也。若能食者，但硬耳。宜大承气汤下之。

此又以潮热为燥屎确据也。五六枚，以大肠迥薄间所容之地计之。只此五六枚之燥屎，已足令病即于危。则燥屎之为患岂不大哉！必求若《阳明脉解》所称"弃衣登高，逾垣上屋，所上之处皆非其素所能也"者，而后下之，则所失已多矣。"宜大承气"语意当在"能食"句上。

二阳并病，太阳证罢，但发潮热，手足漐漐汗出，大便难而谵语者，下之则愈，宜大承气汤。

此言汗在四肢而身无汗也。漐漐，汗小而又不辍之貌。是为里热所蒸，故仍潮热谵语，为承气证。

汗出谵语者，以有燥屎在胃中，此为风也。须下之，过经乃可下之。下之若早，语言必乱，以表虚里实故也。下之则愈，宜大承气汤。

此言下必审其迟早也。早则尚在表虚时，至过经则必为里实矣。仲景曰：若欲作再经者，针足阳明，使经不传则愈，即谓过经则宜治胃也。病至此，阳盛矣。叔和《序例》曰：阳盛阴虚，汗之则死，下之则愈，盖谓阳实则阴被劫，不撤其热，则阴日虚。故此之所谓阴虚者，乃下之则愈之虚，不是不可下之之虚也。苟非苦寒胜热，将何以泻亢甚之阳而救垂绝之阴乎？胃风一证，病家亦久无闻矣。

病人小便不利，大便乍难乍易，时有微热，喘冒不能卧者，有燥屎也。宜大承气汤。

此言大便虽有易时，而喘冒至卧不安，则胃大不和，故知其仍有燥屎也。然在病家，见有易时即不知其尚有燥屎。虽有明者，其能为病家言仍当用承气乎？此时一误，势将无及。故在温热病中，凡协热而利，与夫热结旁流，且更有胶闭而不为燥屎者，皆不可不使病家知也。

大下后，六、七日不大便，烦不解，腹满痛者，有燥屎也。所以然者，本有宿食故也。宜大承气汤。

此言未病时本有宿食，宜先消导。乃不消导而遽下之，则宿食仍不随利减。过六、七日，当复结，所以烦满亦不除也。

阳明少阳合病，必下利。其脉不负者，顺也。负者，失也。互相克贼名为负也。脉滑而数者，有宿食也，当下之，宜大承气汤。

此亦请以战喻[1]之意，故以胜负为言。胃气有权，则胜少阳，负则木不克土矣。亦犹少阴负趺阳为顺，少阴负则土能制水矣。脉得滑数，即阳明不负之象，且可为宿食之征，故不治木而治土。

腹满不减，减不足言，当下之，宜大承气汤。

此言已下而腹尚满，必其下之不尽故也，当更下之勿疑。

伤寒若吐若下后不解，不大便五、六日，上至十余日。日晡所发潮热，不恶寒，独语如见鬼状。若剧者，发则不识人，循衣摸床，惕而不安，微喘直视。脉滑者生，涩者死。微者但发热。谵语者，大承气汤主之。若一服利，止后服。脉滑之"滑"字遵《医宗金鉴》改。

此言下证悉具，而有危殆之势也。不识人，如见鬼，则神明内乱矣。然一服承气尚可得生，故此时非承气不为功。"止后服"非仅止之，而已接方之宜用何药，不赖有定识耶？

阳明病，发热汗多者，急下之，宜大承气汤。

发汗不解，腹满痛者，急下之，宜大承气汤。

伤寒六、七日，目中不了了，睛不和，无表里证，大便难，身微热者，此为实也。急下之，宜大承气汤。

此总言阳明腑之宜下证也。有此数证，即有急不可待之势，非于逐条所言外，另有此三条之为急也。"无表里证"，岂真无表里证哉？病至目睛不和，则神昏

---

① 请以战喻：用打仗作比喻。

如醉，几无一证之可以指名矣。经曰：热病目不明，热不已者，死危哉。

少阴病，二、三日不大便，口燥咽干者，急下之。宜大承气汤。

少阴病，六、七日腹胀不大便者，急下之。宜大承气汤。

少阴病，自利清水色纯青，心下必痛，口干舌燥者，急下之。宜大承气汤。

此皆少阴溜腑之宜下者也。燥屎为下证。而自利清水其为色青，青即黑也，亦为下证。如见有少阴病之脉微欲寐，而又口干舌燥，则肾水有立涸之势。病至此，下之则愈，不下则危，迟则虽下亦危，不下必危矣。下法之当急如此。

热利下重者，白头翁汤主之。下利欲饮水者，以有热故也。白头翁汤主之。

此厥阴溜腑之宜下者也。凡后重必苦里急，亦当下之。而下其实与下其燥，下法又各不同。

伤寒哕而腹满，视其前后知何部不利。利之则愈。

此太阴溜腑之宜下者也。腹满不利，则哕为热哕，而非冷哕。前指小便言，后指大便言。如其不利在后，亦宜下之。

伤寒，脉浮而缓，手足温，是为系在太阴。太阴者，身当发黄。若小便自利者，不能发黄。至七、八日，大便硬，为阳明病也。伤寒转系阳明者，其人濈然微汗出也。

此亦太阴溜腑之宜下者也。下之宜茵陈汤之类。经云：脉诸缓者多热。

阳明病，发热汗出，此为热越，不能发黄也。但头汗出，身无汗，剂颈而还，小便不利，渴引水浆者，此为淤热在里，身必发黄。茵陈蒿汤主之。

伤寒七、八日，身黄如橘子色，小便不利，腹微满者，茵陈蒿汤主之。

此言发黄之为病，无论阳黄阴黄，皆不外乎茵陈。而阳黄宜大黄、山栀，阴黄即宜附子、干姜。正不可误。

伤寒六、七日，结胸热实，脉沉而紧，心下痛，按之如石硬者，大陷胸汤主之。小结胸，正在心下，按之则痛，脉浮滑者，小陷胸汤主之。

此言结胸有大小之别。其大者，亦下证也。阳明之脉，在经多浮，在腑多沉，其紧亦不是寒。太阳下早，热入而作结胸者即此证。

阳明病，其人喜忘者，必有畜血。所以然者，本有久瘀血，故令喜忘。屎虽硬，大便反易，其色必黑，宜抵当汤下之。

此言畜血者亦为下证也。太阳所云"善忘如狂，血证谛也"者，即此证。诸血，见血。畜血，不见血。畜，止也。犹止水也。

阳明病，下血谵语者，此为热入血室。但头汗出者，刺期门，随其实而泻之，濈然汗出则愈。

此即协热而便脓血也。热入血室，不独是畜血一证。

妇人中风，发热恶寒，经水适来，七、八日热除而脉迟身凉，胸胁下满如结胸状，此为热入血室。当刺期门。

妇人中风，七、八日续得寒热发作有时，经水适断，此为热入血室。其血必结，故使如疟状发作有时，小柴胡汤主之。

妇人伤寒，发热，经水适来，昼日明了，暮则谵语，如见鬼状者，此为热入血室。无犯胃气及上二焦，必自愈。

此言谵语之来路有不同也。热入血室亦能谵语，而病则不在胃家，即非承气之证，故曰：无犯胃气。然则《外台》所引《小品》犀角地黄汤正是对病之方矣。仲景于热在血室必曰：无犯胃气，则仲景于热在胃气亦必曰：无犯血室可知。此余所以有犀角、膏、黄之辨也。冲为血海，心经为血室主，肝藏血亦名血室。期门穴，肝之募也。男妇皆有此证，而妇人尤易。

夫实则谵语，虚则郑声。郑声，重语也。直视谵语喘满者死，下利者亦死。

此条以邪未实之虚，衬出邪气盛之实，不是谓体虚之虚也。谵语，郑声，其为热证，无甚分别。病至此不可谓不重矣。特未至于直视，则其为谵语也，尚不过呻吟之声，而不至于死。故此节所重，专在"直视"一证。前人于"实"字，既云坚满燥实可下之邪，则亦未始不以"实"字作"邪"字解矣。实既非体实之实，则虚即非体虚之虚，而亦非待补之虚可知。仲景于此，特出"郑声"二字，而又申之曰：郑声，重语也者，以见①如梦如呓之郑声，仅为合目下垂之状。不比妄言妄见之谵语，必有张目上窜之形。所以下文两"死"字不接在"郑声"下，仍接在"谵语"下。岂不曰病不必以郑声死，且未必以谵语死，而惟直视者之谵语则死，谵语而又喘满则死，直视喘满而又为下利之谵语则亦死。此《内经》所以言：虚则可治，实则死也。喘为阳上脱，利为阴下脱。胃居中土，热结于中，不早清之，任其劫津殆尽，致阴阳交脱于上下，直至无法可治。使能早用清法，何至于此。

发汗多，若重发汗者，亡其阳。谵语脉短者死，脉自和者不死。

此又以脉之短不短，为谵语者决死生也。亡阳，即亡津液之谓。汗而又汗，以致脉短，则津液已涸，不可治矣。若脉不短，虽至谵语尚可生也。安得不于脉未短时早为计乎？

得病二三日，脉弱，无太阳柴胡证，烦躁，心下硬。至四五日，虽能食，以小承气汤少少与，微和之，令小安。至六日，与承气汤一升。若不大便六七日，小便少者，虽不能食，但初头硬后必溏，未定成硬，攻之必溏，须小便利，屎定硬，乃可攻之。宜大承气汤。

阳明病，脉迟，虽汗出不恶寒者，其身必重。短气腹满而喘，有潮热者，此外欲解，可攻里也。手足濈然汗出者，此大便已硬也，大承气汤主之。若汗多，微发热恶寒者，外未解也，其热不潮，未可与承气汤。若腹大满不通者，可与小承气汤，微和胃气，勿令大泄下。

阳明病，潮热，大便微硬者，可与大承气汤。不硬者，勿与之。若不大便六七日，恐有燥屎，欲知之句②，法少与小承气汤。汤入句，腹中转失③气者，此有燥屎，乃可攻之。若不转失气者，此但初头硬，后必溏，不可攻之，攻之必胀满不能食也。欲饮水者，与水则哕。其后发热者，必大便复硬而少也。以小承气汤和之。不转失气者，慎不可攻也。一本"失"皆作"矢"。

阳明病，谵语发潮热，脉滑而疾者，小承气汤主之。因与承气汤一升，腹中转失气者，更服一升。若不转失气者，勿更与之。明日不大便，脉微涩者，里虚也，为难治，不可更与承气汤。

此数条许多斟酌，总是教人用承气既必于外之解否为辨，而又必以不可更服为戒。盖既不得于燥屎之未结而遽用之，又必及其津液之未涸而即用之。若至津液已罄，真气果虚，则承气有不可再用者矣。余尝谓：但有一毫恶寒，即不得施用下法。此即"外未解"之说也。又尝谓：

---

① 见：通"鉴"，鉴别。
② 句：陆懋修认为应从此处句读，下同。
③ 失：通"矢"。

病到此时，并不得施用下法。此即"不可更与"之说也。

伤寒呕多，虽有阳明证，不可攻之。

阳明病，面合赤色，不可攻之。攻之必发热，色黄，小便不利。

阳明病，心下硬满者，不可攻之。攻之利遂不止者死，利止者愈。

阳明病，下之，心中懊侬而烦，胃中有燥屎者，可攻。腹微满，初头硬后必溏，不可攻之。

阳明病，自汗出，若发汗，小便自利，此为津液内竭。大便虽硬，不可攻之。当须自欲大便，宜蜜煎导而通之。若土瓜根及与大猪胆汁，皆可为导。

此数条于可攻之外，又垂不可攻之训。总是教人于彼一面认得清楚，则于此一面自识得坚决。此数条之所谓"不可攻"者，正谓苟其不然，则攻即不可缓耳。阳明经腑之病苟能用仲景之法，虽濒于危尚有得生者。况治之于早，不使病大，本不定即于危耶。余故曰：阳明无死证。

仲景《伤寒论》见《隋书·经籍志》。隋时必有定本，惜无可考。今按成无己于原文"坚"字皆作"硬"，且于"欲作坚痕"句改为"欲作固痕"，于"坚者即愈"句改为"脉紧则愈"，疑皆避隋文帝讳①。如曹宪之避炀帝讳，而改《广雅》为《博雅》② 也。已故晋王叔和《脉经》用"坚"，而唐孙思邈《千金翼》仍作"坚"，亦若《博雅》之返为《广雅》也。可见聊摄所据，尚是隋时原本，是可贵矣。

---

① 避隋文帝讳：隋文帝名杨坚，为避其讳，故"坚"字皆改为其它字。
② 避炀帝讳：隋炀帝名杨广，故避其"广"字讳，改《广雅》为《博雅》。

卷三·《伤寒论》阳明病释三

余释阳明病既竟，更发架上书，就阳明经腑之说谨汇而著于篇，以见古人有先我言之者。得力之原，不敢忘也。惜征引不广，尚恨所见之少尔。

阳明经病集释

胃者，人之根本。胃气壮，五脏六腑之气皆壮也。足阳明是其经也。《中藏经》

右手关上脉阳实者，足阳明经也。《脉经》

胃家者，上脘至中脘两穴处。王朴庄

燥气为阳明本气。燥气盛于上，则胃气实于中。故阳明燥气之为病为胃家实。张令韶

胃家实，见邪到本经，遂入胃而成胃实之证。不然，阳明病其胃不实者多矣，于义安取乎？喻嘉言

胃家，只举病根在胃，勿得即以为可下之证。柯韵伯

病之初传阳明者，但归经而不归腑，不可谓舍下法无他法。魏荔彤

阳明之为病，由太阳传于其经，则为阳明外证。《医宗金鉴》

虽得阳明病，未可便作里实，必审看脉色，以别内外。成无己

太阳以皮毛为表，阳明以肌肉为表。而阳明之表又有二：有外邪初传之表，有内热达外之表。柯韵伯

太阳主表，病情当以表辨。阳明主里，病情虽仍在表，而即当以里辨。同上

太阳经病，为三阳之里。阳明经病，为三阳之里。张介宾

太阳发热，自表而入里之热也。阳明发热，自里而出表之热也。魏荔彤

太阳中风，以汗出恶寒为正病。太阳伤寒，以无汗恶寒为正病。若传入阳明，则以汗出恶热为正病矣。同上

太阳有恶风恶寒，传阳明则变为恶热，此太阳阳明之大关键也。太阳之络近阳明，故表初变热即犯阳明之经。同上

阳明病有仍带太阳者。若去太阳渐远，则成阳明渐多。同上

身热，汗自出，不恶寒反恶热，则病已去太阳入阳明。吴人驹

凡称阳明病者，皆身热汗出，不恶寒而恶热者也。王安道

表邪已解，故不恶寒。里热已甚，故反恶热。陈修园

寒邪何故反为热？又何以而能热？盖即本身中之火为寒所郁而不得泄，不泄则纯热而无寒矣。赵养葵

余于冬月正伤寒作寒郁，治其不恶寒者，皆作火郁治。同上

恶寒自罢，汗出而热仍不解，即转属阳明之候。当此之时，无论风寒暑湿，所感不同而同归火化。吕樗村

阴阳之邪皆归胃土，无论三阳传来之邪从而化热，即自三阴转属者亦变为热。故曰：万物所归，无所复传。程郊倩

中土为万物所归。凡表热里热之邪，无所不传，无所不化。即与燥气混为一家。陈修园

热病，烦已而汗，脉当静。《脉经》

数脉，去来促急。同上

伤寒，一日太阳，二日阳明，三日少阳，乃传经之次第。其实不以日拘。喻嘉言

伤寒二日阳明，为病阳明者胃之经也。《病源》

经曰：尺寸俱长者，阳明受病也，当二、三日发。阳明气血俱多，邪并于经，是以脉大。成无己

三日阳明脉大，是为阳明邪实之正脉。沈明宗

经云：阳明之至，短而涩，此指秋金司令之时脉言也。又曰：阳明脉象大浮者，此指两阳合明之病脉言也。戴原礼

三阴无再传太阳之理，但转属阳明耳。故病七日以上，行其经尽，若欲作再经者，针足阳明，不预针太阳也。闵芝庆

阳明之气主表而外合，太阳主里而内生津液。张令韶

汗者，阳明之津液也。汗出不彻，则阳明燥热之气不得随汗而泄，太阳之标热反内合其燥气。柯韵伯

阴气外溢则得汗，阴气内濡则便通。薛立斋

呕者，火气炎上之象也。故胃热甚则呕。刘守真

呕因胃热，颇欲吐而见于受寒之一日，此时呕逆之机已伏。庞安常

不能食者，是胃气实。但邪未入腑，不作郁热耳。汪苓友

紧脉，数如切绳状。《脉经》

盗汗，睡而汗出也。阳明病，表热者自汗，里热者盗汗。成无己

盗汗者，睡中汗出。睡则卫气行里，表中阳气不致，故津液得出。觉则气行于表而汗止。王安道

杂病盗汗，责其阴虚。伤寒盗汗，由邪气在半表里使然也。若邪气在表，则又谓之自汗矣。楼英

阳明主津液所生病。故阳明法多汗者，胃燥之因也。柯韵伯

虫行皮肤中者，即太阳证言身痒是也。赵嗣真

久虚者，以表气不足，津液不充于皮肤，使腠理枯涩，汗难出也。若谓虚则当补，毕竟是阳明受邪为病，未可忘也。同上

言久虚者，明所以不能达出肌表之故也。程郊倩

邪热欲出表作汗，而正气不能达，所以胃亦不能实。言久虚者，所以明欲其热之达表，必令其汗之透表也。魏荔彤

迟脉，呼吸三至，去来极迟。《脉经》

阳明病桂、麻二证乃风寒初中阳明之证，而比太阳稍深。故中风之脉不浮而迟，伤寒之脉不紧而浮，以风寒之气已入肌肉之分，则不仅为固闭而为壅郁故也。而治法则与太阳无少异。尤在泾

桂、麻二方全为表邪而设。见麻黄证，即用麻黄汤。见桂枝证，即用桂枝汤。不必问其为太阳、阳明也。若恶寒一罢，则二方在所必禁矣。陈修园

外邪初入阳明，用桂枝汤解肌，则风邪仍从卫分出。用麻黄汤发汗，则寒邪仍从营分出。喻嘉言

呕有太阳，亦有阳明。食谷欲呕则属胃寒，与太阳之恶寒呕逆原为热证者相远，正恐误以寒药治寒呕也。服茱萸汤转剧者，仍属太阳热邪，而非胃寒明矣。喻嘉言

下利清谷者，其所利之谷食色不变、气不臭，即完谷不化也。此为里寒，故当与四逆汤。汪苓友

少阴癸水不能上合阳明戊土，而下焦

生阳之气不升，故用四逆汤以启下焦生阳。张令韶

阳明以胃实为病根，当更以胃寒为深虑。柯韵伯

风为阳邪，阳能杀①谷，故中风者能食。寒为阴邪，阴不能杀谷，故中寒者不能食。成无己

阳明气血俱多，中热甚，迫血妄行，必作衄。成无己

伏热在胃，令人胸满。胸满则气逆，气逆则哕。《病源》

通观经论，并无呃证。论中凡言"哕"者，俱作"呃"解。张隐庵

诸经既有哕而无呃，则凡经论言"哕"，俱作"呃"解无疑。高士宗

杂病，虚为不欲食，实为欲食。伤寒，则胃中实热者不能食，虚热者能食。此为异也。《病源》

伤寒热毒在胃，并于心脏，使神不安、志不定，遂发狂。张兼善

经云：太阴所至为中满。脾乃阴中之太阴，司湿土之化。脾湿有余，故腹满食不化。凡始受热中，末传寒中，皆由脾胃之气不能运化精微，而制水谷聚而不散，遂成胀满也。李明之

阳明病中风，阳明病若中寒，皆是本经自受风寒之证，非自太阳传来者。尤在泾

阳明病若中寒之"中"字，当作平声，言阳明中见太阴之气化，而为寒湿也。张隐庵

固瘕者，寒气结积也。胃中寒，津液不通行，大便必硬。成无己

固瘕，即初硬后溏者。肛门虽固结，而肠中不全干也。柯韵伯

《金匮》云：谷气不消，胃中苦浊。浊气下流，小便不通，身体尽黄，名曰谷疸。柯韵伯

疸者，黄也。以其发于谷气之热，故名谷疸。成无己

邪热客于肺，上焦有热，其人必饮水。水停心下，则肺为之浮。肺主于咳，水气乘之，故咳嗽。《病源》

须知阳明亦有手足厥者，以胃主四肢故也。然头必苦痛，而咳自与阴寒但厥者异。林澜

胃气上通于肺，咽为胃腑之门。此时咽痛，非少阴证。程郊倩

冬，阳明潮热，当行黄芩汤。朱肱

发热而渴不恶寒者，阳明也。成无己

伤寒发汗已则身凉。若发汗已而灼热者，为风温。同上

温风之病，脉阴阳俱浮，汗出体重，其息必鼾，其形状不仁，嘿嘿但欲眠。《千金方》

凡感温气而病者，皆可名为温病，不必各立名色。只要知其病原之所以不同，而辛温、辛凉之所以异治，则生矣。庞安常

惟风伤卫，惟温伤气，惟辛凉解表为佳。许知可

麻黄、桂枝为即病之伤寒设，无与温热。赵养葵

温病无阴阳之分，故病必有阳而无阴，药必用寒而远热。周禹载

凡病伤寒而成温者，虽由于冬时之伤寒，而根实种于其人之郁火。柯韵伯

肝胆为发温之源，阳明为成温之薮。同上

温病虽异伤寒，然热虽甚不死。以其病即伤寒中传之病，而温病以之为初传。程郊倩

风寒之邪始中太阳者十八九②，温病

---

① 杀：消耗。
② 十八九：十分里有八九分。

之邪直行中道而起阳明者十八九。陈素中、杨栗山同

伤寒自表传里，里证皆表证侵入于内也。温病由里达表，表证皆里证浮越于外也。同上

伤寒以发表为先，温病以清里为主。同上

温病之脉，多在肌肉之分而不甚浮，且右手反大于左手者，由怫郁在内故也。同上

温病与伤寒虽曰不同，而或清或攻后一节，治法原无大异。惟初病散表前一节，治法则有天渊之别。同上

温病发在春夏，误用辛温解表，是为抱薪救火。惟用辛凉开其里热，里热除则表热自解。同上

伤寒一发汗而外邪即解，温病一发汗而里邪愈炽。麻、桂、青龙，用治伤寒未有不生者，用治温病未有不死者。同上

仲景两条治法：于伤寒则用温散，于温病则用泻热。同上

表间有邪，故身体重，是阳明之带表者。当从胸部达之，以胸为阳明里中之表也。王朴庄

太阳、少阳、少阴皆有身重，然非三经主证，故专列于阳明。沈芊绿

自汗出而身重，异于无汗而体痛。多眠睡，则热胜而神昏。息鼾语言难，则气壅而凑肺。是当以辛散风，以凉胜温。尤在泾

太阳病，桂枝证，宜以桂枝解肌。而反下之，利遂不止，是误下而协表热陷入于里也。《医宗金鉴》

促脉，来去数，时一止复来。《脉经》

促为阳盛之脉，知表未解，此表乃阳明经病也。喘汗为里热气逆，已见腑病。故当解阳明之表邪，清胃腑之里热。汪苓友

喘汗脉促属热。方中行

下利不止，脉促有力，喘而汗出，表虽未解而不恶寒，是热已陷阳明，当从葛根黄芩黄连汤主治。《医宗金鉴》

风邪初中，病为在表。一入于里，则变为热。治表必以葛根之辛，治里必以芩、连之苦。盖其病为表里并受之病，故其法亦表里两解之法。尤在泾

病有汗出而喘者，谓因汗而有喘，是邪热外盛所致。若喘而汗出，谓因喘而有汗，是里热气逆所致。成无己

误下虚其阳，胃为热所乘，遂利不止。此非肠胃虚证，乃胃有邪热，下通于肠而作泻也。汪苓友

太阳之邪虽已陷内，亦可乘机而施升发，即经所谓"内者外之，陷者举之"之妙。使由外而入者，仍可由内而出。陈修园

《金匮》治诸呕吐谷不下，小半夏汤、小半夏加茯苓汤、小半夏加橘皮汤皆可选用。王朴庄

汗出，不恶寒，反热，身重，四者皆阳明之见证。喻嘉言

心中懊憹，即是阳气内陷。成无己

懊憹者，郁闷不舒之貌。黄仲理

凡邪气在表，舌则无苔，及其传里而舌苔生。邪之未深，其苔不黑不涩。若阳邪传里，则其苔不滑而涩。至舌上苔黄且焦黑者，胃腑有邪热也。甚则黑苔而生芒刺，热更深矣。张介宾

头者诸阳之会。邪搏诸阳，津液上凑，则汗见于头。刘守真

身无汗则热不得越，而上蒸阳分，故但头汗出。张介宾

病仍带表者，既不可下。病已入里者，又不可汗。故栀豉汤为表里兼治。魏荔彤

阳明栀豉汤，犹太阳桂枝汤，既可驱

邪，亦可救误。吴绶

三阳合病，是阳明热证在经者。以三阳统于阳明也。徐洄溪

三阳合病，腹满者，阳明经病于前也。身重者，太阳经病合于后也。难以转侧者，少阳经病合于侧也。陈修园

三阳合病，证虽属于三阳，而热则聚于胃，故当从阳明证治。白虎汤大清胃热，急救津液以存其阴也。《医宗金鉴》

邪气在表发热者，外热里不热也，宜温散之。邪气在里发热者，里热甚而达于外也，宜清之。张介宾

寒中之药所以清火，何以亦能解表？盖阳亢阴衰者，即火盛而水涸，何能作汗？譬之干锅赤烈，润自何来？故必以水济火，而用寒凉，则始能解表也。同上

大热之气，得辛凉而解。犹之暑暍之气，得金风而爽。故清凉之剂以白虎名之。程知

白虎汤专治阳明内蒸之热，非治阳明外见之热。张路玉

经曰：壮火食气。白虎汤所以泻火，即所以生气也。徐洄溪

白虎一法，乃仲景专于滋养肺胃之阴气，以复津液。同上

承气苦寒，逐热荡实，为热而且实者设。白虎甘寒，逐热生津，为热而未实者设。尤在泾

有里热炽盛而外反恶风者，必直撤其热，使表里俱和，而恶风乃止。此非解表所能愈。吕橗村

白虎所治皆阳明燥证，故当揭[①] 为阳明主方。加人参者，泻胃火而扶元阴，全不涉汗吐下三法。柯韵伯

白虎证，即将来之大承气证而里热未实、从前之大青龙证而表寒已解者也。表寒已解，故不用麻、桂。里热未实，故不用硝、黄。黄坤载

谵妄之证，轻者睡中有言重者，不睡亦语言错乱，且有独语者，有其言必乱者，有语言不休者。因热有轻重故也。寇宗奭

凡热盛烦呕，呻吟错语，不得眠，皆当服黄连解毒汤，此直解热毒，除酷热。传语诸人，用之极效。《外台秘要》

凡得时气病五、六日，渴欲饮水七、八日，大渴欲饮水，而忽然汗出者，愈也。《千金方》

渴欲饮水者，中焦热也。成无己

渴欲饮水，邪不在上而在中，故必以白虎清胃热滋胃阴。经所谓：热淫于内，治之以寒者是也。尤在泾

胃口津液枯竭，内火如焚，每欲饮水自救。徐洄溪

滑脉，往来前却流利，展转替替然。与数相似。《脉经》

经文"寒"字当"邪"字解，亦热也。故里有寒用白虎汤。王三阳

表有热里有寒，谓表有标热，里有本寒。经所谓：伤于寒，则为病热者是也。陈修园

伤寒之邪本是寒，"因里有寒"，指热之所以然者言也。周禹载

脉微而厥为寒厥，脉滑而厥为热厥。柯韵伯

阳热在里，阴气被格，阳反在内，阴反在外，其热不除，其厥不已。故主白虎汤，以清里而除热。尤在泾

邪热客于上焦，虚烦，与栀子汤。邪热不客于上焦而客于中焦，干燥烦渴，与白虎汤。邪热客于下焦，为三焦俱热，与猪苓汤。成无己

麻黄连轺一法，虽曰在里，必因邪在表时有失解散，故虽发黄仍宜兼从汗解。

———————————

① 揭：举。

林澜

　　身热发黄，设有无汗之表，宜用麻黄汗之。若有成实之里，宜用茵陈蒿汤下之。今外无可汗之表，内无可下之里，宜用栀子黄柏清之。《医宗金鉴》

　　胃和则邪当还表而解，不解于卫，则解于营。汗出而解者，从卫解也。衄血而解者，从营解也。同上

　　六经病解各从六气王时，可见经传不是病传。张隐庵

卷四·《伤寒论》阳明病释四

阳明腑病集释

正阳明腑病者，由表而传里，由经而入腑也。张介宾

太阳经病多于腑病，阳明则腑病多于经病。以经邪不能久留，而腑邪常聚而不行也。尤在泾

脾约轻于大便难，大便难轻于胃家实。盖脾约便难，每因津液素亏或施治失宜所致。若胃实则其人阳气素盛，胃有宿食，即未经汗下，而亦入胃成实也。《医宗金鉴》

已经汗下者，为夺血致燥之阳明，以滋燥为主。未经汗下者，为热盛致燥之阳明，以攻热为急。同上

古人登厕必更衣。不更衣者，通为不大便。成无己

大便许攻，小便不许利，何也？攻大便则内热除，利小便则津液伤。王宇泰

十日不更衣而不用攻伐，何也？以此非结热，虽不大便而无潮热谵语，当须审慎，勿以日数久而辄为攻下也。张兼善

转属阳明者，有内外之不同。太阳发汗不彻而转属阳明，其病在外。不因发汗，反自汗出而转属阳明，其病在内，则知阳明之转属有内外表里之异。张隐庵

如疟者，发作有时，或日再发，或日二三发，邪气微也。成无己

涩脉，细而迟，往来难且散，或一止复来。《脉经》

脾主为胃行津液者也。脾不能为胃行其津液，故约其食物如一二弹丸。程知

潮热属阳明，必于日晡时发，乃为潮热。若日三、五发者，则是发热，非潮热也。刘守真

申酉戌间独热，余时不热者为潮热。方中行

舌者，心之苗，本红而泽。伤寒三、四日，舌上有膜白滑如苔，甚者或燥、或涩、或黄、或黑，是数者热气浅深之谓也。成无己

邪在表者，舌尚无苔。热邪传里，津液搏结，则舌生苔矣。同上

舌上白苔者，热未入胃也。若舌生黄苔，则热已入胃。甚则苔黑或生芒刺，是肾水克心火，此热已极矣。张云岐

舌上苔黄，热气客于胃中。舌上苔白，热气客于胸中，同上

肺为水母而主气。肺燥则气之留于胃者，少输于膀胱者多。肺气浃于胃，则胃中津液还入于胃，而大便通矣。王朴庄

阳气绝于里，则津液竭。热结于内，故大便牢而不通。《病源》

阳绝于里者，胃中阳热亢甚，脾无阴气以和之，孤阳无偶，不至燔灼竭绝不止也。赵以德

表阳隔绝于里，不能外出，即太阳阳热之气入于地中，故阴津消亡而成便硬。张隐庵

阳绝，即亡津液之互辞。故仲景于亡津液悉名无阳。喻嘉言

芤脉，浮大而软，按之中央空两边实。《脉经》

病人不大便五、六日，则热邪在里。绕脐痛者，入于胃，下近于大肠也。张隐庵

脐者，腹之中央，内居大肠。绕脐而痛，乃燥屎结于肠中欲出不出之状。张令韶

躁者，烦之极，即卧不安之貌。阳明内实，亦令如是。不必泥定躁属少阴也。同上

阳明病，若发汗则躁，并此烦躁发作有时，皆不宜汗而宜下者。吕榛村

烦者懊憹不眠，躁则扬手掷足。烦轻而躁重。黄仲理

燥屎者，胃中宿食。因胃热而肠结，燥丸之屎也。魏荔彤

燥屎之为害滋大。同上

表虚里实，是外邪尽入于胃。方中行

表虚里实者，即表和里病之意。尤在泾

发汗是胃燥之因，便难是谵语之根。柯韵伯

蒸蒸发热者，言热自内腾达于外，犹炊蒸然①。方中行

蒸蒸发热者，热聚于内而气蒸于外，与太阳邪郁于外而热盛于表者不同。故彼宜解外，而此宜清里。尤在泾

诸病皆因于气。秽物之不去，由气之不顺也。故攻坚之剂必用气分之药，因以承气名汤。柯韵伯

葛根芩连汤主阳明之表，三承气汤主阳明之里。《医宗金鉴》

下法皆为救阴而设。程郊倩

大黄荡涤蕴热，伤寒中要药也。许知可

大烦者，邪在表也。微烦者，邪在里也。成无己

胃中糟粕为邪所壅，留滞于内，其未成硬者或时得下，其已成硬者终不得出。所以有下利者，必知其仍有燥屎，而仍当下也。汪苓友

仲景书中有单言潮热者，有单言谵语者。至潮热谵语并见，是热之极重者矣。是当另列一款，不仅与单言一款者同。沈芊绿

胃司纳，胃满则不能容谷。肠司输，肠满则不能化谷。若肠虽满而胃尚虚，则又能食。张令韶

二阳并病者，太阳病气俱已归并于阳明，无复有恶寒头痛之表证也。陈修园

四肢为诸阳之本，津液足而热蒸之，则周身汗出。津液不足而热蒸之，则手足濈然。成无己

四肢者，诸阳之本。热聚于胃，则津液溢于手足。陶节庵

胃实诸证以手足汗出为可据，而观其潮热尤为亲切，以其为阳明主时也。柯韵伯

表和里病，汗之则死，下之则愈。里和表病，下之则死，汗之则愈。《外台秘要》引王叔和语。《千金》作"阳虚阴盛"、"阳盛阴虚"，意同。

阳明病，已离太阳八、九，而尚有一、二在，则犹当以下之太早为戒，而防结胸与痞也。沈芊绿

风木之邪干于中土，风燥而非热燥，故须待风邪尽归胃中，并于燥粪，乃可下之。张令韶

大便为燥所壅塞，其未坚结者或有时而并出，故乍易。其极坚结者终滞于大肠之中，故乍难。汪苓友

身大热者，表热也。身微热者，里热也。成无己

———————

① 犹炊蒸然：像炊烟和蒸汽那样。

喘冒至不能卧，则有燥屎已的。林澜

被下后，六、七日不大便，其烦不解，腹满而痛，此为胃内有干粪挟宿食故也。或先患寒癖，因有宿食，又感于寒热，气相搏，故宿食不消。《病源》

太阳少阳合病，下利半表半里居多，故以黄芩汤和之。太阳阳明合病，下利表证居多，故以葛根汤发之。阳明少阳合病，下利里证居多，故以大承气攻之。《医宗金鉴》

凡合病皆有下利，各从外证以为分别。张兼善

大承气证非惟不大便者宜之，即下利之证，亦有宜从下夺者，此通因通用之法，不可不知。吕榛村

其脉不负者，阳明土金之脉不为少阳木火所克。张隐庵

负者，土受木克、金被火刑也。若脉滑而数，内有宿食，则戊土有余，少阳初生之甲木郁于土中，不得畅达，故当下之，以平土中之敦阜，而助初生之甲木。张令韶

翕，奄沈名曰滑。阴阳和合，故令脉滑。今脉滑而数，则非阴阳和合之比，必胃腑实热而有宿食也。张隐庵

阳明脉大，少阳脉弦。脉得大弦，是为本脉，宜黄芩汤。今脉不大不弦而滑且数，则和非木土之为害，而为宿食之热利也。故不用黄芩汤，而用大承气。张兼善

承气治脉滑数有宿食一证，非并治上负、不负两证也。林澜

独语如见鬼状，便是狂。沈芊绿

独语如见鬼状，则心主之神气虚，而病合于少阴也。少阴之神机枢转时出时入，发则神气昏愦而不识人。张隐庵

胃之支脉上络于心，才有壅闭，即堵其神气出入之窍，故不识人。赵以德

试将颈间两人迎脉按住，气即壅遏不

识人。人迎者，胃脉也。故《金匮》云：邪入于腑，即不识人。徐忠可

病人循衣缝，谵言者，不可治。撺衣掇空，妄言者，死。《脉经》

不识人，循衣摸床，心欲绝也。动惕不安，肝欲绝也。微喘，肺欲绝也。直视，肾欲绝也。程知

脉滑者通，涩者塞。凡物理[1] 皆以通为生，塞为死。赵嗣真

微者，无以上之剧证，而但发热谵语，则尚可救，故以大承气汤主之。止后服者，不必尽剂。盖用之当，则大承气可以养阴。用之不当，则大承气亦可亡阴也。可不慎软？张令韶

汗多则津液外渗，加以发热，则津液尽随热势蒸蒸腾达于外。更无他法以止其汗，惟有急下一法，引热从大肠出，庶津液不至尽越于外耳。喻嘉言

里热炽盛，蒸腾胃中津液尽越于外，非急夺其邪，将何以救津液于顷刻间耶？沈明宗

急下者，急引大热从大肠出，庶津液不致尽劫。王朴庄

发汗不解，知汗已误。腹仍满痛，知下已急。同上

凡病至危，必察两目。经云：视其目色，以知病之存亡也。同上

目中不了了者，乃悍热之气循眼系而上走空窍，是空窍不虚而热邪上实也。张令韶、张隐庵同

睛不和者，脑为髓海，髓之精为瞳子，悍热之气入络于脑故也。张隐庵

无表里证，何故可下？以外不恶寒、内无谵语，而但七八日发热，烁其津液，正是阳盛阴虚之时。苟不攻之，其热不已，而变生焉。张元素

---

① 物理：事物的道理。

三急下证，乃悍热之气，而非仅肠胃之燥实。后人谓痞、满、燥、实、坚悉具然后可下，嗟嗟，当急下者，病在气分，譬如救火，缓则焚矣。何可与痞、满、燥、实、坚之证同类而语耶？高士宗

邪至三阴，二、三日即口燥咽干者，必其人胃火素盛，肾水素亏。是当急泻胃火以救肾水。若复迁延时日，一到肾水告竭，虽下无及。《医宗金鉴》

此时少缓，须臾瓮干杯罄。喻嘉言

少阴邪热已转属于腑，胃腑实热消灼肾水，故口燥咽干。用大承气以泻腑，而实热自除。盖泻土乃所以救水也。成无己

水干则土燥，土燥则水愈干，所以急于下也。方中行

腹胀不大便者，阳气素盛，胃有宿食可知。所以复转阳明而成胃实。《医宗金鉴》

阳邪热结，口必干燥。设系阴邪，则口中和而不干燥矣。故宜急下之，以伐阳即以救阴也。程知

自利清水，谓所下无糟粕也。色纯青，谓所下皆污水也。此属少阴实热，所以心下必痛，为少阴急下之证无疑。《医宗金鉴》

少阴急下三证，皆刻不容缓之时。与阳明急下三法同源而异派。张路玉

少阴自利最多。如虚寒则下利清谷，虚热则下利脓血，温热病则自利烦渴，及此传经热邪则自利纯清水。并宜下夺清热。盖其邪热转归阳明，而为胃实之证，乃挟热而下利，非完谷而不化者比也。同上

伤寒热邪入里，因而作利者，谓之热利。盖热邪下注，虽利而不得出也。尤在泾

自利不渴者，为脏有寒。太阴自受之寒邪也。下利欲饮水者，为里有热。传经

之邪厥阴受之也。同上

哕而腹满者，原有伏热在胃，复为水寒相搏。陈延之所谓变成壮热大哕者，毋泥于胃中寒冷四字，专仗丁香柿蒂也。王朴庄

哕之一证，大抵皆因失下而生。便软惟宜泻心汤，便硬则宜大承气。王海藏

经曰：在下者，引而竭之。故当视其前后二阴，知其何部不利而分利之，则病从下出，气不上逆，而腹满与哕俱除。尤在泾

胃土，万物所归，无所复传。自太、少传入者，众所共知。而于三阴传入者，鲜或能识。惟能熟视其微，则知三阴急下之证亦多矣。成无己

阳明病，湿热相黩，最易发黄。张令韶

身无汗则热不得越，小便不利则热不得降。韩祗和

头者，诸阳之会。邪搏诸阳，津液上凑，则汗见于头。刘守真

茵陈主治热结黄疸。茵陈蒿汤先煮茵陈，则大黄从小便出，此是秘法。故仲景云：尿如皂角汁，色正赤，一宿腹满减，病从小便去也。徐洄溪

阳明之热与太阴之湿相窨成黄，故如橘色之明亮。张隐庵

燥热乃肠胃之实，故当从大便而出。湿热成黄，乃阳明中见太阴之湿，故当从小便而出。同上

一腹之中，上下邪气俱盛，其脉常沉伏，不可生疑畏，惟下之而脉自渐出也。吴人驹

诸紧为痛。得之沉者，热入心。《中藏经》

结胸为阳邪内陷而里未成实，既不得从汗外泄，亦不得从溺下出，势必夹痰杂食固结不解，故燥粪在肠，必藉推荡之

力，而须朴、枳。若水食在胃者，又必兼破饮之长，而用甘遂。同一大黄，而用法各异。尤在泾

小结胸按之则痛，不似结胸之痛不可近也。其脉浮滑，不似结胸之脉沉而紧也。是以黄连之下热轻于大黄，半夏之破饮缓于甘遂，瓜蒌之润利减于芒硝。同上

汤有大小之别，证有轻重之殊。今人多以小陷胸汤治大结胸证，皆致不救。张令韶

喜忘即善忘，必兼有如狂之状。此当与太阳经所言参看。尤在泾

大便以褐色为重，深褐色者愈重，黑色者尤重。色之变也，以火燥也。如羊血在日中须臾变褐色，久则渐变黑色。王进之

太阳畜血在膀胱，故验其小便之利与不利。阳明畜血在肠胃，故验其大便之黑与不黑。张隐庵

太阳经少血，阳明经多血。所以阳明畜血宜用抵当汤峻攻之。郑在辛

血菀[1]于上而吐血者，谓之薄厥。血留于下而瘀积者，谓之畜血。成无己

冲脉为血海，即血室也。男女皆有之。王宇泰

血室，肝也。肝之热者，必移其热于心，而不能作汗。故但头汗出而不遍及于身也。朱彦修

血室二字，或主于冲，或主于肝。一就源头言之，一就藏聚处言之。两说虽异，其理则同。沈芊绿

热入血室，或阳明被火，及水结胸，皆但头汗出。俱是热郁于内而不得越者。或吐或下，皆所以除其热耳。刘守真

妇人经水适来适断，表邪乘血之虚入于血室。若昼日谵语，为邪客于腑，与阳争也。此昼日明了，暮则谵语，如见鬼状，是邪不入腑，而入于血室与阴争也。成无己

血室有热，遂令谵语，非胃家实也。仲景恐人作胃实攻之，故曰无犯胃气。朱肱

芍药地黄汤，疗伤寒及温病应发汗而不发汗之内有畜血者。及鼻衄吐血不尽，内有瘀血、面黄、大便黑者，此主消化淤血。《外台秘要》引陈延之《小品方》，即犀角、地黄、牡丹、芍药四味。

郑声即谵语之声，非谵语之外别有一种郑声也。张令韶

郑声、谵语略同，胃热不实则神明不至甚乱，而口语亦不甚糊涂。但说了又说，繁言絮语，失其常度耳。魏荔彤

大抵伤寒必先观两目。目中不了了，尚为可治之候。直视则为不治之疾。成无己

喘满为气上脱，下利为气下脱。皆主死。成无己

脉来往短者死。《脉经》

三焦之气和，则内外和。《中藏经》

论中言先硬后溏者四，或言小便不利，或言小便少。知仲景测大便处，皆以小便觇[2]之。许知可

今人但知不大便、大便难、大便硬者为阳明病，亦知小便难、小便不利、小便数少或不尿者皆阳明病乎？柯韵伯

必有潮热，乃为里证已具。故其热不潮，便非必下之证。林澜

转失气，则知肠胃燥热之甚，故气不外宣，待转而下。若不转失气，则肠胃虽热，而渗孔未至于燥。汪苓友

胃中干燥则欲饮水，水入胃中，虚寒相搏，气逆则哕。其后却发热者，则热气乘虚还复，聚于胃中也。成无己

---

① 菀（yùn，音运）：通"蕴"。

② 觇（chān，音掺）：看。

大便利后脉微涩者，止为里虚，犹可治也。此不曾大便脉反微涩，是正气内衰，为邪所胜，故云难治。同上

呕者，热在上焦，未全入腑，故不可下。同上

合，通也。阳明病面色通赤者，热在经也。不可下之。同上

心下硬满，则邪气尚浅，未全入腑，不可便下。同上

下后心中懊侬而烦者，虚烦也。可与栀子豉汤。若胃中有燥屎者，非虚烦也。可用大承气汤。其腹微满，初硬后溏，是无燥屎，此热不在胃而在上，故不可攻。同上

小便不利者，湿热蒸淤而发黄，以胃中原无燥气也。小便自利者，胃干便硬而成实，以胃中本有燥气也。程郊倩

小便自利，津液内竭，不可攻之。当待津液还胃，自欲大便，燥屎已至直肠，难出肛门之时，则于诸引导法择而用之可也。《医宗金鉴》

小便自利，津液未还入胃，内竭而硬，亦有自欲大便者，但苦不能出耳。若但有此光景时，方可但从外导法。程郊倩

附：阳明余论

得病二三日，心胸烦闷，此为有痰实者。便宜取吐。《病源》

寒多热少可吐者，此属痰多也。同上

仲景所谓胸有寒当吐之者，寒者，痰也。内蕴之痰壅塞膈间也。所谓病人有寒冒中冷者，冷亦痰也，有形之痰结于一处也。所谓邪结在胸中当须吐之者，可见痰之结在胸也。合三条总见痰证，可吐不可汗。宜遵《内经》高者越之之旨。余故于三阳经后特立痰证一门。喻嘉言

伤寒病证在表，或未发汗或经发汗未解，或吐下后热不除，此毒气盛故也。毒既未散而表已虚，热毒乘虚出于皮肤，所以发斑疮隐轸[1] 如锦也。重者喉口身体皆成疮。《病源》

热微者，赤斑出。剧者，黑斑出。赤斑出者五死一生，黑斑出者十死一生。病者过日不以时下之，热不得泄，胃烂斑出。《外台秘要》

热毒在外，未入于胃，而先下之，热乘虚入，即烂胃也。然热入胃要须除下之，不可留于胃中。胃虚热入亦烂胃。《千金方》

伤寒发斑，全由胃热。冬温夏热，发斑之类，皆是其形焮肿，如蚊蚤所咂，或成片如锦纹。加味升麻汤、升麻葛根汤、黄连解毒汤、人参白虎汤选用。胃烂，犀角解毒汤。沈芊绿

《金匮》云：背反张，卧不着席，脚挛急，必齘齿，卒口噤，此为燥，即痉

也。亦阳明之所有事也。王朴庄

大便闭结，大肠胶闭，协热下利，热结旁流四者，总之邪在里也。其证不同，在乎通塞之间耳。吴又可

大便闭结者，温邪传里，内热壅郁，宿垢不行，蒸而为结，渐至坚硬。下之，结粪一行，淤热自除，诸证悉去。同上

大肠胶闭者，其人平素大便不实，温邪传里，但蒸作极臭如胶黏，至死不结。但愈蒸愈闭，以致胃气不能下行，温毒无路可出，不下即死。但得黏胶一去，下证自除，霍然而愈。同上

协热下利者，其人大便素不调，温邪忽乘于胃，宜小承气汤。撤其邪而利自止。二三日仍如前证，此伏邪未尽，复传到胃也。治法如前。同上

热结旁流者，温邪传里，将粪结住不下，只能于粪旁流出臭水并所进汤药，全然无粪。宜大承气汤。得结粪而利自止，不得结粪邪仍在也，病必不减，宜更下之。吴又可、刘松峰同

愈后大便数日不行，别无他证，乃足三阴不足，大肠虚燥。此不可攻。饮食渐加，津液流通，自能润下也。同上

大病瘥后，血气必虚。凡费心费力，过喜过怒，多言多动，皆可因劳而复病也。因劳而动，其既虚之血气生其未尽之余热，热邪退而病差，热邪生而病复，凡病皆然。魏荔彤

————

[1] 轸：通"疹"。

病后虚赢少气，仍是为热，所伤之阴未能遽复，故仲景取用石膏。王朴庄

病后强食则有遗热。经曰：食入于阴，长气于阳，故夺其食则已。仲景亦曰：损谷则愈。同上

凡病新瘥，只宜先进白稀粥，次进浓者，又次进糜粥，亦须少少与之，不得过吃肉食。庞安常

跋

　　昔人有言：十年读书，天下无不可治之病；十年治病，天下更无可读之书。此非治病多者不能道，亦非善读书者不敢道也。轸自通籍①后，从事于斯有年所矣。泛览各家之书，非食古不化即师心自用，迨持以临证，恒苦龃龉②难合，几疑此事已成绝学。既而从吾师游，得读《世补斋书》，知神明变化不越轩岐仲景之言。每见吾师用药，必先分经辨证，而于阳明病尤应手立效。常谓轸曰：阳明无死证。而不解世人之病何以多死于阳明。既自作《阳明病释》二卷，又集前人之释阳明者亦二卷，益以见先路之导重赖前贤，惟善读者引申触类，则片义单词具存妙用，特无人焉汇而辑之，则散见各书者，病家每苦于不知耳。夫医学自宋元以来荒芜秽杂，人自为书。其书愈多，其道愈晦。得吾师起而廓清之，庶晓然于微言未绝斯道，大有传人。苏子谵称昌黎③文起八代之衰，轸于吾师之所以论医者亦云。

　　　　　　　　光绪十年岁次甲申仲夏望日，受业年愚侄方连轸谨跋

---

① 通籍：指进士初及第。
② 龃龉（jǔ yú，音举于）：抵触，不和。
③ 昌黎：韩愈。

《内经》运气病释九卷
附:《内经》遗篇病释一卷

《内经》运气病释自序

　　《素问》自"天元纪"以下七篇，皆言五运六气，天时民病。同异生化之原，正反逆从之治。而先于"六节脏象篇"发其端。凡在天人气交之病，非此不能知也。夫治病不外乎五行，五行又不外乎阴阳。而言五行者，不知言合化之五行。言阴阳者，又不知言过、不及之阴阳。则阴阳非此阴阳，五行亦非此五行矣。况并阴阳五行之不言，乌知所谓气交者哉？爰就《内经》之言运气者，首列经文民病于上，即以气交之旨隐括①而疏通之，并以宋人陈无择三因十六方、国朝江阴缪问芳远氏十六方解附焉。或有疑而诘之者曰：人病之来也何有常？而子独以运气为言，岂能于人身之病定相合耶？然而余之意本不为是也。经曰：善言天者必应于人，善言古者必验于今。人身一小天地，天地之生长收藏备于人身，人身之盛衰虚实同于天地。论司天固足以明天道，即不论司天而人在气交之中，即因气交而为病。于古如是，于今如是。即仲景论伤寒所以撰用《素问》者，亦无不如是。盖非是则不知病之所以为治，并不知人之所以为病。乃自有马元素、程德斋之徒，索隐行怪，流入异端，而人不解《内经》大义，遂继之以不信于是，而凡六经之病之生于气交者，无人能道。曷怪其谓《内经》运气若无与于六经病，而且谓仲景之论亦无与于《内经》运气乎。故莫若揭此七篇病因治法，以求六经病所由来，而六经之何由而病，病之何由而治，即可以《内经》之言明仲景之法，并可以知今人之病无一不出于《内经》之言。此"天元纪"以下七篇所以不可废也，岂必拘泥乎运气哉。是编也，余于同治乙丙岁来往吴淞峰泖间所作，藏之箧衍② 二十年矣。今命子润庠重加编次，将以授诸梓人。乃自述其作书之意如此。

光绪十年甲申人日，陆懋修书于邸舍之双娱堂

---

① 隐括：就原有文章的内容、情节，加以裁剪或修改。
② 箧衍：箱子。

弁　言

　　吾友陆九芝封公，为凤石中盾尊人①。凤石供奉内廷，君就养京邸。生平以著述自娱，而尤邃于医学。尝语余曰：《淮南子》有言，所以贵扁鹊者，知病之所从生也。所以贵圣人者，知乱之所由起也。此以治病喻已乱，与《内经》之以已乱喻治病者意别。而所以知病所从生，则尽在"天元纪"七篇阴阳五行中。自医者不读此七篇，而百病之始生，皆不知其所自。此余《内经病释》所由独举此七篇而作也。夫病之生也，岂能外阴阳五行之理？故即《内经》他篇所言病亦无不可由此以推。君所释虽止七篇，直不啻通一部《内经》而尽释之，厥功伟矣。若以为此七篇者本言运气，即谓此书专为运气发，是岂君志哉？君与余同里闬②，回首少年名场角逐，忽忽若前日事。今者见君书之成，非第为病者幸，实当为斯道幸也。君书凡三十三卷，皆医学中不可少之作。此尤其蚤③岁所独得，而今亦不肯终秘焉。因乞一言，以弁简端。时余奉命视学两浙，行有日矣。倚装书此，愿以告后之读君书者。

光绪十年甲申春三月，吴刘廷枚

---

① 中盾：官名。亦称"中允"。尊人，父亲。
② 闬（hàn，音汗）：巷门。
③ 蚤：通"早"。

目　　录

《内经》运气病释一①···············（179）

六节脏象论篇　释六条 ···········（179）

天元纪大论篇　释五条 ···········（179）

五运行大论篇　释一条 ···········（179）

六微旨大论篇　释二条 ···········（180）

气交变大论篇　释五十八条 ·····（180）

《内经》运气病释二 ···············（183）

五常政大论篇　释四十一条 ·····（183）

《内经》运气病释三 ···············（186）

六元正纪大论篇　释一百十条 ···（186）

《内经》运气病释四 ···············（192）

至真要大论篇　释四十九条 ·····（192）

《内经》运气病释五 ···············（196）

至真要大论篇　释五十四条 ·····（196）

《内经》运气病释六 ···············（200）

至真要大论篇　释七十五条 ·····（200）

《内经》运气病释七 ···············（204）

至真要大论篇　释二十条 ·······（204）

《内经》运气病释八 ···············（206）

气交篇陈氏十方、缪氏十方解　释

十条 ·······························（206）

《内经》运气病释九 ···············（210）

六元篇陈氏六方、缪氏六方解　释

六条 ·······························（210）

附：《内经》遗篇病释一卷　释十九

条 ·································（214）

---

① 《内经》运气病释一：原书作"释一"。据正文加
入"《内经》运气病"五字，下同此。

《内经》运气病释一

六节脏象论篇

天以六六之节以成一岁。

此言日六竟而周甲，甲六复而终岁，三百六十日法也。

五日谓之候，三候谓之气，六气谓之时，四时谓之岁。

此言一岁之日，各从五行之气而主治也。

五运相袭，而皆治之终期之日。周而复始，时立气布，如环无端。故曰：不知年之所加气之盛衰虚实，不可以为工矣。

此言五运统岁，岁立四时，时布六气。工不可不知也。

太过不及，各有所胜。求其至也，皆归始春。

此言春为四时之长，故凡候气者，皆当始于立春日也。

未至而至，此为太过，则薄①所不胜而乘所胜也。至而不至，此为不及，则所胜妄行而所生受病，所不胜薄之也。

此言民病之所由作也。

天食人以五气，地食人以五味。

此言治法之所由出也。

天元纪大论篇

天有五行御五位，以生寒、暑、燥、湿、风；人有五脏化五气，以生喜、怒、思、忧、恐。

此言人之五脏本于天之五行也。

神在天为风，在地为木；在天为热，在地为火；在天为湿，在地为土；在天为燥，在地为金；在天为寒，在地为水。

此言在天为气即在地成形，上下相召，而损益彰也。

甲己之岁，土运统之。乙庚之岁，金运统之。丙辛之岁，水运统之。丁壬之岁，木运统之。戊癸之岁，火运统之。

此言天之十干以合化而成五运也。

子午之岁，上见少阴。丑未之岁，上见太阴。寅申之岁，上见少阳。卯酉之岁，上见阳明。辰戌之岁，上见太阳。巳亥之岁，上见厥阴。

此言地之十二支以正化、对化而成六气也。

厥阴之上，风气主之。少阴之上，热气主之。太阴之上，湿气主之。少阳之上，相火主之。阳明之上，燥气主之。太阳之上，寒气主之。

此言三阴三阳之本是为六元，亦即所谓天元也。

五运行大论篇

气有余，则制己所胜而侮所不胜；其不及，则己所不胜侮而乘之，己所胜轻而侮之。侮反受邪，侮而受邪，寡于

─────────
① 薄：反侮。

畏也。

此言己不务德或所胜妄行，有胜必有复，复则己反受邪。亦民病所由作，而治法所从出也。

六微旨大论篇

亢则害，承乃制，制则生化。

此言亢必受制，而亦非制不生也。病如是，治亦如是。

言天者求之本，言地者求之位，言人者求之气交。气交之中，人之居也。气交之分，人气从之，万物由之。

此言民病在于气交，治亦当于气交求之。工不可不知也。

气交变大论篇

岁土太过，雨湿流行，肾水受邪。

此言六甲阳年太宫运，土胜水，水受克，水之子木来复也。

民病腹痛，清厥，意不乐，体重，烦冤。

此土邪伤肾既脾志不舒，而心肾亦不交也。

甚则肌肉萎，足痿不收，行善瘛，脚下痛。

此土邪有余，脾经自病，发为痿痹也。脾司肌肉者也。

饮发，中满食减，四肢不举。

此土气太过而水气不行也。饮，痰饮也。

腹满，溏泄，肠鸣。

此土盛水衰，水气伏而土气独行也。

反下甚。

此水为土克，而水之子木以风气复之也。木复而土病，始则有余而侮，继则侮反受邪，故土自病而利不止。

太谿绝者不治。

此肾脉也。土亢则肾气绝，敦阜之纪有之。

岁土不及，风乃盛行，化气不令。

此言六己阴年少宫运土不及。木胜土，土之子金来复也。

民病飧泄，霍乱，体重，腹痛，筋骨繇复[①]，肌肉𥆧酸，善怒。

此土不及而木乘之，皆脾弱肝强之病也。

咸病寒中。

此土气不及，寒水无畏，水气独行而火土并衰也。惟己巳、己亥年相火在泉，民得无病。

复则胸胁暴痛，下引少腹，善太息。

此土衰木亢，而土之子金以燥气复之，肝胆同病也。土不足不生金，金失荫亦来复。后凡不及之年皆仿此。

气客于脾，食少失味。

此以土不及则脾不磨谷，运化不速也。

土不及，其病内舍心腹，外在肌肉四肢。

此亦土衰之病，卑监之纪有之。

岁金不及，炎火乃行，生气乃用，长气专胜。

此言六乙阴年少商运金不及，火胜金，金之子水来复也。

民病肩背瞀重，鼽嚏，血便，注下。

此金受火邪，而金之母土亦病也。胜金之火为木火，金不及则木寡于畏，所胜妄行也。木妄行则土受其克，所生受病也。后皆仿此。

复则头脑户痛，延及脑顶，发热，口疮，甚则心痛。

此金衰火亢，而金之子水以寒气复之

───────
① 繇：通"摇"。

也。寒甚于下，则格阳于上。

金不及，其病内舍膺胁肩背，外在皮毛。

此亦金衰之病，从革之纪有之。

岁金太过，燥气流行，肝木受邪。

此言六庚阳年太商运，金胜木，木受克，木之子火来复也。

民病两胁下少腹痛，目赤痛，眦疡，耳无所闻，体重，胸病引背。

此金制其所胜之木，肝脏既伤，而胆腑亦病也。

甚则喘咳逆气，肩背痛，尻、阴、股、膝、髀、腨、胻、足皆病。此金燥过甚，肺金自病，金不生水，而水脏亦病也。

反暴痛，胠①胁不可反侧，咳逆甚而血溢。

此金盛伤肝，而木之子火以热气复之，金反自病也。

太冲绝者不治。

此肝脉也。金亢则肝气绝，坚成之纪有之。

岁水太过，寒气流行，邪害心火。

此言六丙阳年太羽运，水胜火，火受克，火之子土来复也。

民病身热烦心，躁悸，阴厥，上下中寒，谵妄，心痛。

此水盛火衰，心脏受邪而神气内虚也。上谓手，下谓足。

甚则腹大，胫②肿，喘咳，寝汗出，憎风。

此水邪有余，土不能制，水气妄行，肾脏自病也。于丙辰、丙戌天符之岁尤甚。

反腹满，肠鸣溏泄，食不化，渴而妄冒。

此水邪侮火，而火之子土以湿气复之。心气不舒也。

神门绝者不治。

此心脉也。水亢则心气绝。流衍之纪有之。

岁水不及，湿乃盛行，长气反用。

此言六辛阴年少羽运，水不及，土胜水，水之子木来复也。

民病腹满身重，濡泄，寒疡流水，腰股痛发，腘腨股膝不便，烦冤，足痿，清厥，脚下痛，甚则跗肿。

此土邪伤肾，关节不利，火郁而湿亦不行也。

寒疾于下，甚则腹满浮肿。

此土湿太过，阳光不治，而大寒在下，肾气伤也。于辛丑、辛未寒水在泉之年尤甚。

复则面色时变，筋骨并辟，肉瞤瘛，目视䀮䀮，肌肉胗发，气并鬲中，痛于心腹。

此水衰土亢，而水之子木以风气复之。中土亦病也。

水不及，其病内舍腰脊骨髓，外在谿谷踹膝。

此亦水衰之病，涸流之纪有之。

岁木不及，燥乃盛行，生气失应。

此言六丁阴年少角运，木不及，金胜木，木之子火来复也。

民病中清，胠胁痛，少腹痛。

此金邪乘木，而肝虚之为病也。

肠鸣溏泄。

此清气在中，而木不生火，脾之寒也。于丁卯、丁酉两年以金遇金尤甚。

复则病寒热，疮疡，痱胗痈痤，咳而鼽。

此木衰土亢，而木之子火以热气复之。病在肺之合也。

---

① 胠（qū，音区）：胁。
② 胫：小腿。

木不及，其病内舍胠胁，外在关节。

此亦木衰之病，委和之纪有之。

岁木太过，风气流行，脾土受邪。

此言六壬阳年太角运，木胜土，土受克，土之子金来复也。

民病飧泄，食减，体重，烦冤，肠鸣，腹支满。

此木郁土中，脾土受病而水谷不化也。

甚则忽忽善怒，眩冒巅疾。

此木胜肝强，厥阴之脉随督脉会于巅，而火上逆也。

反胁痛而吐甚。

此土为木克，而土之子金以燥气复之也。侮反受邪，故肝病而胆亦病。

冲阳绝者不治。

此胃脉也。木亢则胃气绝。发生之纪有之。

岁火太过，炎暑流行，金肺受邪。

此言六戊阳年太徵运，火胜金，金受克，金之子水来复也。

民病疟，少气咳喘，血溢血泄，注下。

此火乘肺金，其性急速，而肺与大肠又相表里，故逼血妄行于上下也。

嗌燥耳聋。

此水不上升，则少阳之火又行身之侧也。

中热，肩背热。

此火不下降，而燔灼于中，且游行于上也。

甚则胸中痛，胁支满，两胁痛，膺背肩胛间痛，两臂内痛。

此皆手心主所行之处火盛，故包络代君受邪而为病也。

身热骨痛而为浸淫。

此火气浮越于外，热伤皮络而为浸淫疮也。于子午、寅申、四戊年上临君相二

火，其热尤甚。

反谵妄狂越，咳喘息鸣，下甚血溢，泄不止。

此火盛金衰，而金之子水以寒气复之也。复则心反受邪，故诸病同于首条而加甚。

太渊绝者不治。

此肺脉也。火亢则肺气绝。赫曦之纪有之。

岁火不及，寒乃盛行，长政不用。

此言六癸阴年少徵运，火不及，水胜火，火之子土来复也。

民病胸中痛，胁支满，两胁痛，膺背肩胛间及两臂内痛。

此火不足，则阴邪盛而心气伤也。六戊岁火太过，六癸岁火不及，其病相同，而一热一寒即分于徵运之刚柔。

郁冒蒙昧，心痛暴瘖。

此水制其火，心气寒而不舒也。

胸腹大，胁下与腰背相引而痛甚，则屈不能伸，髋髀如别①。

此火虚而水逆，阴寒凝滞，阳气不行也。

复则病鹜溏腹满，食饮不下，寒中肠鸣，泄注腹痛。

此火衰水亢，而火之子土以湿气复之，反侵水脏，而水之为害益甚，病在内也。

暴挛痿痹，足不任身。

此土制其水，而水气不行，病在外也。

火不及，其病内舍膺胁，外在经络。

此亦火衰之病，伏明之纪有之。

凡此气交所变之病，以甲己、乙庚、丙辛、丁壬、戊癸年为序者，所以明合化之义。而中运五音之太少，亦因此而见也。

---

① 刖：古代一种把脚砍掉的酷刑。

《内经》运气病释二

五常政大论篇

敷和之纪，其病里急支满。

此言中运风木之平气，其病宜在筋也。肝主筋也，凡人当运气中应有之证，得助得制即可无病，病亦不甚，故曰平气。后凡言平气者仿此。

升明之纪，其病腘瘈。

此言中运二火之平气，其病宜在脉也。血脉生于心也。

备化之纪，其病否①。

此言中运湿土之平气，其病宜在肉也。脾司肌肉者也。

审平之纪，其病咳。

此言中运燥金之平气，其病宜在皮毛也。皮毛，肺之合也。

静顺之纪，其病厥。

此言中运寒水之平气，其病宜在骨也。肾主骨也。

委和之纪，其病动摇注恐。又病肢废、痈肿疮疡。

此言中运木不及而从金化，金又刑木，木生火也。

伏明之纪，其病昏惑悲忘。

此言中运火不及而从水化，心阳为阴所遏也。

卑监之纪，其病留满否塞。又病飧泄。

此言中运土不及而从木化，风又胜之，是为肠风也。

从革之纪，其病嚏咳鼽衄。

此言中运金不及而从火化，肺家每有风热也。

涸流之纪，其病痿厥坚下。又病癃闭。

此言中运水不及而从土化，土邪又归于肾也。

发生之纪，其病怒。又病吐利。

此言中运木太过而又克土，故上吐下泻也。

赫曦之纪，其病笑，疟，疮，血流，狂妄，目赤。又病痓。按："痓"字当作"痉"。

此言中运火太过而又克金，故病燥也。

敦阜之纪，其病腹满、四肢不举。

此言中运土太过而本经自病。脾主四肢也。

坚成之纪，其病喘喝胸凭② 仰息。又其病咳。

此言中运金太过而本经自病。肺为诸气长，故病有声也。

流衍之纪，其病胀。

此言中运水太过而长气不化，火不生土也。

厥阴司天，风气下临，脾气上从。

此以巳亥岁半以上风化于天，岁半以下火行于地言也。

---

① 否（pǐ，音匹）：否塞，阻塞。
② 胸凭：胸满。

民病体重，肌肉萎，食减口爽。

此风气临下，土之所畏，故脾气从而病也。食减口爽，即损谷则愈之谓。

目转耳鸣。

此言肝胆同见风木之病。以上皆天气所生病也。

赤沃下。

此火行于地而见尿血，为地气所生病也。

少阳在泉，其治苦酸。按：此当云酸苦。

是年上木则下火，风热交加。酸属木，以治其上；苦属火，以治其下。不兼间味者，与□□司天同也。义见后。

少阴司天，热气下临，肺气上从。

此以子午岁半以上热化于天，岁半以下燥行于地言也。

民病喘呕，寒热，嚏鼽衄，鼻窒，甚则疮疡燔灼。

此火气临下，金之所畏，故肺气从之，而逆天气所生病也。

胁痛善太息。

此燥行于地，甲木受伤，为地气所生病也。

阳明在泉，其治辛苦甘。按：此当云苦辛甘。

是年上火则下金，燥热交结。苦属火，以治其上；辛属金，以治其下。必兼甘者，火金之间味也。甘属土，为火之子，为金之母，故能调和于火金之间。

太阴司天，湿气下临，肾气上从。

此以丑未岁半以上湿化于天，岁半以下水行于地言也。

民病胸中不利，阴痿，气大衰。

此湿气临下，水之所畏，故肾气亦从而不用也。

反腰脽[①]痛，厥逆。

此以土王之时，肾病尤甚，转摇不

便，皆天气所生病也。

心下否痛，少腹痛。

此水行于地，心火受制，火不生土而时害于食。皆地气所生病也。

太阳在泉，其治淡咸。

是年上土则下水，寒湿内蕴。淡属土，即土之薄味，以治其上；咸属水，为水之正味，以治其下。水土既平，故不兼间味也。

少阳司天，火气下临，肺气上从。

此以寅申岁半以上火化于天，岁半以下木行于地言也。

民病咳嚏鼽衄，鼻窒口疡，寒热胕肿。

此火气临下，金之所畏，故肺气亦从而上逆，与少阴司天略同，皆天气所生病也。

心痛，胃脘痛，厥逆，鬲不通。

此风行于地，肝木自王，为地气所生病也。

厥阴在泉，其治酸苦。按：此当云苦酸。

是年上火则下木，风热为灾。苦属火，以治其上；酸属木，以治其下。木火合德，故不兼间味。

阳明司天，燥气下临，肝气上从。

此以卯酉岁半以上燥化于天，岁半以下火行于地言也。

民病胁痛、目赤、掉振、鼓栗、筋痿不能久立。

此燥气临下，木之所畏，故肝气亦从而上逆也。肝窍在目而主风主筋，己所胜者，轻而侮之，皆天气所生病也。

小便变，寒热如疟，甚则心痛。

此热行于地，而病肺心，火在阴分，郁而不伸，为地气所生病也。

---

① 脽（shuí，音谁）：臀部。

少阴在泉，其治辛苦甘。

是年上金则下火，燥热交侵。辛属金，以治其上；苦属火，以治其下；甘味义见前。

太阳司天，寒气下临，心气上从。

此以辰戌岁半以上寒化于天，岁半以下土行于地言也。

民病心热，烦，嗌干，善渴，鼽嚏，喜悲，数欠，善忘，甚则心痛。

此寒气临下，火之所畏，故心气从而上逆也。水胜为寒，火郁为热，热气妄行，寒又复之，皆天气所生病也。

水饮内蓄，中满不食，皮痛肉苛，筋脉不利，甚则胕肿、身后痈。

此湿行于地，病在肌肉，为地气所生病也。以其人癏痹久卧，故身后上背下臀为此痈疮。

太阴在泉，其治甘咸。按：此当云咸甘。

是年上水则下土，寒湿相合。咸属水，以治其上；甘属土，以治其下。

按：此六治者，前人亦以六气之化言之，然经文明言其治，疑当以治法为言，正与后文上取、下取、内取、外取，以求其过者合也。

《内经》运气病释三

六元正纪大论篇

厥阴司天之政，气化运行后天。

此言巳亥十年，气后天时而至也。按：经文先后之说，皆就正月朔日寅时言之。

民热病行于下，风病行于上，风燥胜复形于中。

此以风甚则燥胜而热复，故胜复更作，上下之气相形而见于中也。

初之气，民病寒于右之下。

此以燥金加于风木，初气为地左间即天右间之下也。上年太阳寒水或未退位，故寒病复见于此。

二之气，民病热于中。

此以寒水加于君火，故热为寒郁，即伤寒成温之候也。

三之气，民病泣出，耳鸣，掉眩。

此以三气即司天风木用事，风火交煽，有风必有火也。

四之气，民病黄瘅，而为胕肿，溽暑湿热相薄，争于左之上。

此以少阴暑热与太阴湿土相争，而为湿热之病也。本年少阴君火在天之左间。

五之气，寒气及体。

此以客湿土主燥金，燥湿更胜，而为沉阴之病也。

终之气，其病温厉①。

此以终气即司地相火用事。相火者，

畏火也。畏火司令，时寒气热，故病温厉，即冬温而民皆病者也。

岁宜以辛调上，以咸调下，畏火之气无妄犯之。

此言辛从金化，以调上之风木；咸从水化，以调下之相火。然相火易虚易实，不比君火之有常，调之非易，故宜慎也。

少阴司天之政，气化运行先天。

此言子午十年，气先天时而至也。

民病咳喘，血溢，血泄，鼽嚏，目赤眦疡，寒厥入胃，心痛，腰痛，腹大，嗌干，肿上。

此以上火下金，火热而金清，故热病见上，清病见下也。

初之气，民病关节禁固，腰脽痛，中外疮疡。

此寒水为病，而以二之气炎暑将临，故又病热也。

二之气，民病淋，目瞑目赤，气郁于上而热。

此为木火相生，民气当和，而火郁亦不能不为病也。

三之气，民病气厥心痛，寒热更作，咳喘，目赤。

此言三气，即司天君火用事，二火交煽，故病热也。

四之气，民病寒热，嗌干，黄瘅，鼽衄，饮发。

———————

① 厉：通"疠"。

此以客主气皆湿土，而又承君相二火之后，故病湿热也。

五之气，民病温。

此以阳随收令，惟火沴金，时寒气热，阳邪之胜，为病正多也。

终之气，民病肿于上，咳喘，甚则血溢，病生皮腠，内舍于胁下，连少腹，而作寒中。

此以终气即司地燥金用事。金性收，故五气之余火内格；金气清，故本气之新寒又作也。

岁宜咸以软之而调其上，甚则以苦发之、以酸收之而安其下，甚则以苦泄之。

此以咸从水化，故能调在上之君火。金以酸补，故能安在下之燥金。甚则以苦发之者，上热甚则非用苦之阳不能发越也。以苦泄之者，下热甚则非用苦之阴不能涌泄也。同一苦味，而有从阳从阴之别，即有苦寒、苦热之殊。余所以谓药借病用，即由此悟入耳。

太阴司天之政，气化运行后天。

此言丑未十年，气后天时而至也。

民病寒湿腹满，身䐜愤胕肿，痞逆，寒厥，拘急。

此以阴凝于上，寒积于下，故所病皆寒湿也。

初之气，民病血溢，筋络拘强，关节不利，身重筋痿。

此以客主气皆风木，而太阴以湿土司天，风湿相搏，风病筋而湿病肉，血溢为木火之逆，而亦寒湿所郁也。

二之气，民病温厉盛行，远近咸若。

此以客主气皆君火，其气当和，而以湿热交蒸，故作温厉。

三之气，民病身重胕肿，胸腹满。

此以三气即司天湿土用事，而主气又为畏火，故病湿热。

四之气，发病腠理热，血暴溢，疟，心腹满热，胕①胀，甚则胕肿。

此以客火主湿，而热甚于湿，故病加甚。

五之气，民病皮腠。

此以客主气皆燥金，故病及肺金之合，同类相从也。

终之气，民病关节禁固，腰脽痛。

此以终气即司地寒水用事，故病见于太阳所经之路。

岁宜以苦燥之、温之，甚者发之、泄之。

此言湿宜于燥，寒宜于温，味必用苦者。苦从火化，正用苦之阳也。而及其湿寒既化为热，又必有以发泄之。

少阳司天之政，气化运行先天。

此言寅申十年，气先天时而至也。

民病寒热、外发疮疡，内为泄满。

此火盛于外，而寒郁于中，故为外热内寒之证也。

往复之作，民病寒热，疟，泄，聋，瞑，呕吐，上怫②，肿色变。

此以木盛则阳明受伤，甲木之气陵③犯胃土，故为诸病。

初之气，温病乃起，其病气怫于上，血溢，目赤，咳逆，头痛，血崩，胁满，肤腠中疮。按：经凡言皮腠疮疡者，即今人病中斑疹之类。

此以君火用事于相火司上之年，二火合气，故其病温也。

二之气，民病热郁于上，咳逆，呕吐，疮发于中，胸嗌不利，头痛身热，昏愦脓疮。

此以湿土用事于君火主气之时，故为湿热之病也。

———————————————

① 胕：腹。
② 怫：郁闷，郁滞。
③ 陵：通"凌"。

三之气，民病热中，聋瞑，血溢，脓疮，咳呕，衄血，渴，嚏欠，喉痹，目赤，善暴死。

此以三气即司天相火用事，客主之火皆炽，故热甚也。

四之气，民病满身重。

此以客燥主湿，燥胜而肺自病，湿胜而脾自病也。

五之气，民避寒邪。

此以水寒金冷，示民当知所避也。

终之气，民病关闭不禁，心痛，阳气不藏而咳。

此以终气即司地风木用事，以风加寒。风为阳邪，而其气主乎动也。

岁宜咸、宜辛、宜酸，渗之、泄之、渍之、发之。

此言咸从水化，能胜火也；辛从金化，能平木也；酸从木化，能顺木火之性。凡风火之相煽，尤赖酸以收之也。渗之是利小便，泄之是通大便，渍之、发之是解肌出汗。经所谓洁净府、去菀陈莝、开发腠理，皆所以致津液而通气也。

阳明司天之政，气化运行后天。

此言卯酉十年，气后天时而至也。

民病咳，嗌塞，寒热，发暴振栗，癃闭。

此皆金燥火热之病，肺与小肠受之也。

初之气，民病中热，胀，面目浮肿，善眠，衄血，嚏欠，呕，小便黄赤，甚则淋。

此以客气湿主气风，风为阳邪，湿为阴邪，风湿相搏，脾肾交病也。

二之气，厉大至，民善暴死。

此以客相火主君火，似乎二火合德，而以臣位君则大逆也。

三之气，民病寒热。

此以三气即司天燥金用事，以阳盛之时而行大凉之气，故病在皮毛也。

四之气，民病暴仆，振栗，谵妄，少气，嗌干引饮，及为心痛，痈肿疮疡，疟寒之疾，骨痿，血便。

此以四气之后为司地君火所主，而太阳以寒水临之，水火相逆，故心肾同病也。

五之气，民气和。

此以风木用事，而得司地君火之温故也。

终之气，民病温。

此以终气即司地君火用事，以温加寒，民气当平。而温从火化，病则多热也。

岁宜以咸、以苦、以辛，汗之、清之、散之。

此以咸之从水化者，治司地之君火；苦之从火化者，治司天之燥金；辛之从金化者，治本气之不及。而火来乘之者，于上下求得其平也。岁半以下气过于热，故宜清；岁半以上气过于敛，故宜散。

太阳司天之政，气化运行先天。

此言辰戌十年，气先天时而至也。

民病寒湿，发肌肉萎，足痿不收，濡泻，血溢。

此皆寒湿使然。而惟血溢为木火之郁，寒甚必化热也。

初之气，民乃厉，温病乃作，身热，头痛，呕吐，肌腠疮疡。

此以上年终气君火与本年初气相火，为二火之交，重以主气风木，又为风火相薄，故见诸病。

二之气，民病气郁中满。

此以清燥之气固结于中，而阳郁也。阳郁则必伤其阴也。

三之气，民病寒，反热中，痈疽注下，心热瞀闷，不治者死。

此以三气即司天寒水用事，以寒化

火，故病寒反热。所以太阳之寒传入阳明即成温也，不戢①则燎原矣。

四之气，民病大热，少气，肌肉萎，足痿，注下赤白。

此为以客胜主，湿土受风木之制，而阳明反燥也。

五之气，民乃舒。

此以岁半之后地气主之，以湿土而得君火之助故也。

终之气，民乃惨凄，反者孕乃死。

此以终气即司地太阴用事，再加于寒水之位故也。

岁宜苦以燥之、温之。

此言凡遇湿土、寒水之年，湿宜燥之，寒宜温之。味必用苦者，苦从火化，治寒以热正用苦之阳也。太阴岁宜与此略同。不言发泄者，义已见于前也。

凡此司天所生之病，以巳亥、子午、丑未、寅申、卯酉、辰戌年为序者，所以明厥、少、太、少、阳、太之六气，而于巳亥起厥之诀，亦可推而知也。

壬子、壬午，其病支满。按：经文于《六元正纪》中，惟子午、寅申、辰戌载有民病，余三纪无之。

此以中运太角木太过而克土也。

戊子、戊午，其病上热血溢。

此以中运太徵火太过而伤阴也。

甲子、甲午，其病中满身重。

此以中运太宫土太过而脾自病也。

庚子、庚午，其病下清。

此以中运太商金太过而致燥病也。

丙子、丙午，其病寒下。

此以中运太羽水太过而见寒病也。

壬寅、壬申，其病掉眩，支胁惊骇。

此以中运太角木太过而肝为病也。

戊寅、戊申，其病上热郁，血溢，血泄，心痛。

此以中运太徵火太过而心为病也。

甲寅、甲申，其病体重，胕肿，痞，饮。

此以中运太宫土太过而脾为病也。

庚寅、庚申，其病肩背胸中。

此以中运太商金太过而肺为病也。

丙寅、丙申，其病寒，浮肿。

此以中运太羽水太过而肾为病也。

壬辰、壬戌，其病眩掉目瞑。

此以中运太角木太过而见风病也。

戊辰、戊戌，其病热郁。

此以中运太徵火太过而见热病也。

甲辰、甲戌，其病湿下重。

此以中运太宫土太过而见湿病也。

庚辰、庚戌，其病燥，背督胸满。

此以中运太商金太过而见燥病也。

丙辰、丙戌，其病大寒留于豀谷。

此以中运太羽水太过而见寒病也。

厥阴所至为里急，为支痛，为软戾，为胁痛呕泄。

此巳亥十年初、终六气之病，为病之常也。按：此以春夏秋冬四时为言。

少阴所至为疡疹，身热，为惊惑，恶寒，战栗，谵妄，为悲妄，衄衊，为语笑。

此子午十年初、终六气之病，为病之常也。

太阴所至为积饮否隔，为蓄满，为中满霍乱吐下，为重胕肿。

此丑未十年初、终六气之病，为病之常也。

少阳所至为嚏，呕，疮疡，为惊躁，瞀昧，暴病，为喉痹，耳鸣，呕涌，为暴注，瞤瘛，暴死。

此寅申十年初、终六气之病，为病之常也。

阳明所至为浮虚，为𪐗、尻、阴、

————————

① 戢（jí，音及）：止息。

股、膝、髀、腨、骱、足病，为皴揭，为
䐃噎。

此卯酉十年初、终六气之病，为病之
常也。

太阳所至为屈伸不利，为腰痛，为寝
汗，痉，为流泄禁止。按：此条"寝汗
痉"亦当作"寝汗痉"。

此辰戌十年初、终六气之病，为病之
常也。

木郁之发。

此言金胜制木，而木郁之，待时而发
也。

民病胃脘当心而痛，上支两胁，鬲咽
不通，食饮不下。

此木淫土虚之病也。

甚则耳鸣眩转，目不识人，善暴僵
仆。

此风淫而本经自病也。

木之发，其气无常。

此言其发无常期也。风善行而数变，
故发亦无定。经曰：木发无时。

木郁达之。

达，畅达也。木喜条达。凡在表者，
当疏其经；在里者，当疏其脏。但使气得
通行皆谓之达。

火郁之发。

此言水胜制火，而火郁之待时而发
也。

民病少气，疮疡痈肿，胁、腹、胸、
背、面首、四肢膜愤胕胀，疡痱，呕逆。

此火湿之上冲于肺胃也。

瘛疭，骨痛，节乃有动。

此火湿之内淫于筋骨也。

注下，温疟，腹中暴痛，血溢，流
注，精液乃少。

此火湿下上流行，经络受伤，而动血
耗精也。

目赤，心热，甚则瞀闷，懊憹，善暴

死。

此肝心二经之火湿并行于内，而其性
急速也。

刻终大温，汗濡元府。

此即火欲发之征也。凡一气主六十日
八十七刻半，火之发在四气，则三气刻数
将终，即有大温之候。

火之发，其气四。

四之气为太阴，火郁之发，独在湿土
王时，故其气必兼乎湿也。

火郁发之。

发，发越也。凡火之所居，其有结聚
敛伏者，不宜蔽遏，故当因其势而解散
之、升扬之也。凡病于阳虚、阳盛二者之
外，另有阳为阴遏之证，皆当用升阳散火
之法，即此之谓。

土郁之发。

此言木胜制土，而土郁之待时而发
也。

民病心腹胀，肠鸣而为数后。

此湿行于上中下三焦，必治其中而上
下始安也。

甚则心痛胁䐜。

此心为湿乘，肝为侮也。

呕吐霍乱。

此湿上下行，而或呕或吐，或吐利交
作。病每见于中也。

饮发注下，胕肿身重。

此水饮发而大便暴泄，脾伤而肌肉见
病。皆土发湿邪之证也。

土之发也，以其四气。

四气为土之王时，故土之发也以四
气。

土郁夺之。

夺，直取也。土畏滞，凡滞在上者可
吐；滞在下者可泻。而皆不外直取其中，
以安其上下也。

金郁之发。

此言火胜制金，而金郁之待时而发也。

民病咳逆，嗌干，面尘色恶。

此燥气胜而肺病也。

心胁满引少腹，善暴痛不可反侧。

此金气胜而伤肝也。

金之发也，其气五。

五气为阳明王时，故其发也以五气。

金郁泄之。

泄，疏利也。金郁之病，为咳，为闭，为燥，为寒，凡解表，利气，通便，皆谓之泄。

水郁之发。

此言土胜制水，而水郁之待时而发也。

民病寒客心痛，腰脽痛，大关节不利，屈伸不便。

此皆寒水为病，于太阳经行之路也。

善厥逆，痞坚腹满。

此阴胜而阳气不伸，遂成阳为阴遏之病也。

水之发也，其气二火前后。

君火为二之气，相火为三之气。君火之后、相火之前，六十日之内乃水郁之所发也。水王于冬，而发于火令之时，阴乘阳也。经曰：水随火。

水郁折之。

折，抑制也。水郁之病为寒、为水，其性善流。凡养肺金、实脾土、利膀胱、壮命火，皆谓之折。

民病犯寒而不远寒，则寒至。寒至则坚否腹满，痛急下利之病生矣。

此言应远寒药，而仍用寒，则病即因寒药之误而甚也。

民病犯热而不远热，则热至。热至则身热，吐下霍乱，痈疽疮疡，瞀郁注下，瞤瘛肿胀，呕，鼽衄，头痛，骨节变，肉痛，血溢血泄，淋闭之病生矣。

此言应远热药，而仍用热，则病即因热药之误而甚也。

大积大聚，其可犯也。衰其大半而止，过者死。

此言积聚之病必当攻之使去，而正乃得安。特攻之不可过甚耳。此正教人以宜攻之病，不可畏虚而留病也。

妇人重身①，毒②之何如？有故无殒，亦无殒也。

此言病苟有当去者，虽在有娠之妇，亦不可畏虚而留病也。

---

① 重身：妊娠。
② 毒：用药物治疗。

《内经》运气病释四

至真要大论篇

厥阴司天，风淫所胜。

此以巳亥岁半以上，风化于天而言也。

民病胃脘当心而痛，上支两胁膈咽不通，饮食不下，舌本强，食则呕，冷泄，腹胀，溏泄，瘕，水闭，病本于脾。

此以肝邪乘脾，故诸病皆见于己土也。

风淫所胜，平以辛凉，佐以苦甘。以甘缓之，以酸泻之。

此以风为木气，惟金能胜，故治以辛凉。辛从金化，凉为金气也。而过于辛则反伤其气，故佐以苦甘。苦以温金，甘以益气也。经曰：肝苦急，急食甘以缓之。又曰：以酸泻之。

风化于天，清反胜之。治以酸温，佐以甘苦。

此以风木之化，而反为金之清气胜之也。酸为木之同气，温以制清也，甘以缓肝之急，苦以温金之清。

厥阴在泉，风淫所胜。

此言寅申岁半以下风司于地，为火风之气也。

民病洒洒振寒，善呻数欠，心痛支满，两胁里急，饮食不下，膈咽不通，食则呕，腹胀善噫，得后与气则快然，如衰身体皆重。

此以木邪淫胜，而脾胃受伤为病也。

风淫于内，治以辛凉，佐以苦甘，以甘缓之，以辛散之。

此以金能胜木，故治以辛凉。然辛胜恐伤其气，故必佐以苦甘。苦胜辛，甘益气也。经曰：肝苦急，急食甘以缓之。肝欲散，急食辛以散之。

风司于地，清反胜之，治以酸温，佐以苦甘，以辛平之。

此以木不胜土，而反为金气之清者胜之也。以酸之与木同气者，用温以制金之清；即以苦之从火而化者，佐甘以缓木之急。凡木之正味，其补以辛。金之正味，其泻以辛。故可两平之。

少阴司天，热淫所胜。

此以子午岁半以上，热化于天而言也。

民病胸中烦热，嗌干，右胠满，皮肤痛，寒热，咳喘，唾血，血泄，鼽衄嚏呕，溺色变，甚则疮疡胕肿，肩背臂臑及缺盆中痛，心痛，肺䐜，腹大满膨膨而喘咳，病本于肺。

此以金受火伤，故诸病皆见于肺也。

热淫所胜，平以咸寒，佐以苦甘，以酸收之。

此以热为火气，惟水能胜，故治以咸寒，咸从水化也。其佐苦甘者，苦能泄热，甘能泻火也，热越不敛，故以酸收。经曰：心苦缓，急食酸以收之。

热化于天，寒反胜之，治以甘温，佐以苦酸辛。

此以君火之化，而反为水之寒气所胜

也。甘能制水，热能制寒，故治以甘热。寒得苦而温，亦得辛而散，故佐以苦辛。火为水胜则心苦缓，故宜酸以收之。

少阴在泉，热淫所胜。

此言卯酉岁半以下热司于地，为燥火之气也。

民病腹中常鸣，气上冲胸，喘，不能久立，寒热，皮肤痛，目暝齿痛颀肿，恶寒发热如疟，少腹中痛，腹大。

此火气奔动于中，乘肺及胃，金水受伤，阴阳争胜而上中下三焦俱病也。

热淫于内，治以咸寒，佐以甘苦，以酸收之，以苦发之。

此以水能制火，故治以咸寒也。甘胜咸，所以防咸之过。苦能泄，所以去热之实也。热越而不能敛，则以酸收之。热郁而不能散，则以苦发之。

热司于地，寒反胜之，治以甘热，佐以苦辛，以咸平之。

此以火不胜金，而反为水气之寒者胜之也。甘胜水，热制寒，而又佐以苦辛。寒得苦而温，亦得辛而散也。火之正味，其补以咸。水之正味，其泻以咸。故可两平之。

太阴司天，湿淫所胜。

此以丑未岁半以上，湿化于天而言也。

民病胕肿，骨痛，阴痹。阴痹者，按之不得。腰脊头项痛，时眩，大便难，阴气不用，饥不欲食，咳唾则有血，心如悬。病本于肾。

此以水为土克，故诸病皆见于肾也。

湿淫所胜，平以苦热，佐以酸辛，以苦燥之，以淡泄之。

此以湿为土气，惟燥能胜，故治以苦热。酸从木化，用以制土。而必酸辛并用者，辛胜酸，所以防酸之过也。苦从火化，火能助燥。经曰：脾苦湿，急食苦以

燥之。淡渗者，利窍以去湿也。

湿上甚而热，治以苦温，佐以甘辛，以汗为故而止。

此湿郁于上而成热也。治以苦温者，欲其燥。佐以甘辛者，取其汗。适复其故即止，戒过汗也。

湿化于天，热反胜之，治以苦寒，佐以苦酸。

此以湿土之化，而反为火之热气胜之也。苦寒以祛湿热，苦酸以泻木火。酸为木之正味，木位之主其泻以酸，木平则热亦散矣。

太阴在泉，湿淫所胜。

此言辰戌岁半以下，湿司于地，为寒湿之气也。

民病饮积心痛，耳聋，浑浑焞焞①，嗌肿喉痹，阴病血见，少腹痛肿，不得小便，病冲头痛，目似脱，项似拔，腰如折，髀不可以回，腘如结，腨如别。

此以寒湿乘心，又土邪淫胜克水，而三焦及肾、膀胱俱为水脏，故皆病也。

湿淫于内，治以苦热，佐以酸淡，以苦燥之，以淡泄之。

此以燥能胜湿，故治以苦热也。酸从木化，所以制土；淡与甘同，所以益土，故佐以酸淡。又必苦燥淡泄者，除湿而使湿有去路也。

湿司于地，热反胜之，治以苦冷，佐以咸甘，以苦平之。

此以土不胜水，而反为火之热气胜之也。故以苦冷者抑木火之邪，而即佐咸以除已甚之热，甘以补已衰之土。平之以苦者，苦从火化，亦能温土，故可两平之。

少阳司天，火淫所胜。

此以寅申岁半以上，火化于天而言

————————
① 焞焞：光暗弱貌。

也。

民病头痛，发热恶寒而疟。热上皮肤痛，色变黄赤。传而为水，身面胕肿，腹满仰息，泄注赤白，疮疡，咳唾血，烦心胸中热，甚则鼽衄，病本于肺。

此金受火邪，水不能制，故诸病皆见于肺也。当与子午年诸病参看。

火淫所胜，平以酸冷、佐以苦甘，以酸收之，以苦发之，以酸复之。

此以火即热气，惟水能胜，与热淫同，故平以酸冷。酸能收逆气，寒能胜热气也。其佐甘苦者，甘以缓火之急，苦以泻火之实也。火盛则越，以酸收之；火郁则伏，以苦发之。而又必以酸复之者，恐发之过而未免伤气也。上文热淫所胜，当参观之。

火化于天，寒反胜之，治以甘热，佐以苦辛。

此以相火之化，而反为水之寒气胜之也。治以甘热，甘能胜水，热能制寒也。佐以苦辛，寒得苦而温，亦得辛而散也。

少阳在泉，火淫所胜。

此言巳亥岁半以下，火司于地，为风火之气也。

民病注泄赤白，少腹痛，溺赤，甚则血便。

此以热在下焦，故气血两见伤也。余与少阴在泉同候。

火淫于内，治以咸冷，佐以苦辛，以酸收之，以苦发之。

此以水气制火，故治以咸冷，与热淫同。苦能泄火，辛能散火，故以为佐。酸收苦发者，热越则敛之，热郁则散之也。

火司于地，寒反胜之，治以甘热，佐以苦辛，以咸平之。

此以火不胜金，而反为水气之寒者胜之也。甘胜水，热胜寒。寒得苦而温，得

辛而散。火之正味其补以咸，水之正味其泻以咸，故可两平之。

阳明司天，燥淫所胜。

此以卯酉岁半以上，燥化于天而言也。

民病左胠胁痛，寒清于中，感而疟，咳，腹中鸣，注泄鹜溏，心胁暴痛，不可反侧，嗌干，面尘，腰痛，丈夫癩疝，妇人少腹痛，目昧眦疡，疮痤痈。病本于肝。

此以木受金伤，故诸病皆见于肝也。

燥淫所胜，平以苦温，佐以酸辛，以苦下之。

此以燥为金气，惟火能胜，故平以苦温，苦从火化也。佐以酸辛者，以酸泻木而补金，即以辛泻金而补木也。苦下，专指肠胃燥结而言。

燥化于天，热反胜之，治以辛寒，佐以苦甘。

此以燥金之化，而反为火之热气胜之也。辛寒所以泄热，苦甘所以泻火。

阳明在泉，燥淫所胜。

此言子午岁半以下，燥司于地，为火燥之气也。

民病喜呕，呕有苦，善太息，心胁痛不能反侧，甚则嗌干，面尘，身无膏泽，足外反热。

此以金邪淫胜，甲木受伤，故所见皆肝胆之病。

燥淫于内，治以苦温，佐以甘辛，以苦下之。

此以苦能降逆，故治以苦温。经曰：肺苦气上逆，急食苦以泄之是也。木受金伤，佐以甘缓辛，则木补金泻，两得之矣。肠胃燥结，非下不可；急下之法，非苦不可。

燥司于地，热反胜之，治以平寒，佐以苦甘，以酸平之，以和为利。

此以金不胜木，而反为火气之热者胜之也。燥金之性恶热而畏寒，故用平寒者以泻火。而佐以苦，即佐以甘，以甘能除大热也。金衰故用酸以补金位之弱，即用酸以收浮越之火，故可两平之。以和为利者，言不可过也。

太阳司天，寒淫所胜。

此以辰戌岁半以上，寒化于天而言也。

民病血变于中，发为痈疡，厥心痛，呕血，血泄，鼽衄，善悲，时眩仆，胸腹满，手热，肘挛，腋肿，心澹澹大动，胸胁胃脘不宁，面赤目黄，善噫，嗌干，甚则色炱①，渴而欲饮。病本于心。

此寒水胜而邪乘，心火受寒伤，故诸病皆见于心也。

寒淫所胜，平以辛热，佐以甘苦，以咸泻之。

此以寒为水气，惟热能胜，热从火化也。然阴病恶燥，故必兼以辛润，辛从金化，水之母也。经曰：肾苦燥，急食辛以润之。肾欲坚，急食苦以坚之。用苦补之，咸泻之。

寒化于天，热反胜之，治以咸冷，佐以苦辛。

此以寒水之化，而反为火之热气胜之也。咸冷以抑火，而又佐苦以泄火，辛以散火。

太阳在泉，寒淫所胜。

此言丑未岁半以下，寒司于地，为湿寒之气也。

民病少腹控睾引腰脊，上冲心痛，血见，嗌痛，颔肿。

此以寒淫于下，肾、膀胱自伤其类，而水邪且上侮火府也。

寒淫于内，治以甘热，佐以苦辛，以咸泻之，以辛润之，以苦坚之。

此以土能胜水，热能胜寒，故治以甘热。甘从土化，热从火化也。经曰：肾苦燥，急食辛以润之。肾欲坚，急食苦以坚之。用苦补之、咸泻之。

寒司于地，热反胜之，治以咸冷，佐以甘辛，以苦平之。

此以水不胜火，而反为湿气之热者胜之也。咸冷以抑火，甘以泻火，辛以散火也。苦从火化，而又为水之正味，故可两平之。

① 炱（tái，音台）：色黑如烟尘。

《内经》运气病释五

至真要大论篇

厥阴司天。

此以巳亥岁半以上，客主之气有胜无复言也。

客胜则耳鸣掉眩，甚则咳。

此言客初气燥金胜，客二气寒水胜，客三气风木胜也。风胜则耳目病，燥胜、寒胜皆能致咳。

主胜则胸胁痛、舌难以言。

此言主时三气木火胜客也。木胜则胸胁痛，肝与胆为表里也。火胜则舌难言，心开窍于舌也。

厥阴之客，以辛补之，以酸泻之，以甘缓之。

辛补酸泻，与主气同。甘缓者，经曰：肝苦急，急食甘以缓之也。

木位之主，其泻以酸，其补以辛。

木性升，酸则反其性而敛之，故曰泻木喜达。辛则助其气而发之，故曰补。经曰：肝欲散，急食辛以散之。用辛补之，酸泻之。

厥阴在泉。

此以寅申岁半以下，客主之气有胜无复言也。

客胜则大关节不利，内为痉强拘瘛，外为不便。

此言客四气燥金胜，客五气寒水胜，客终气风木胜也。寒胜则太阳经病，风燥胜则血不荣筋。

主胜则筋骨繇，并腰腹时痛。

此言主时土金水三气胜客也。金燥胜则木病，故风动而拘急；水寒胜则太阳经病；土湿胜则太阴经病。

厥阴之客。

辛补，酸泻，甘缓，治与巳亥厥阴司天同。

木位之主。

酸泻、辛补，治亦同巳亥司天。

少阴司天。

此以子午岁半以上，客主之气有胜无复言也。

客胜则鼽嚏，颈项强，肩背瞀热，头痛，少气，发热，耳聋目瞑，甚则胕肿，血溢，疮疡，咳喘。

此言客初气寒水胜，客二气风木胜，客三气君火热胜也。寒胜则太阳所经之处皆病，而兼见咳喘；风胜则聋瞑，胕肿；热胜则血溢、疮疡。

主胜则心热烦躁，甚则胁痛支满。

此言主时三气木火胜客也。火胜则烦躁，木胜则胁痛满。

少阴之客，以咸补之，以甘泻之，以酸收之。

咸补、甘泻，与主气同。酸收者，经曰：心苦缓，急食酸以收之也。

火位之主，其泻以甘，其补以咸。

火性速，甘则反其性而缓之，故曰泻火欲软。咸则顺其气而软之，故曰补。经曰：心欲软，急食咸以软之。用咸补之，甘泻之。

少阴在泉。

此以卯酉岁半以下，客主之气有胜无复言也。

客胜则腰痛，尻、股、膝、髀、腨、胻、足病，瞀热以酸，胕肿不能久立，溲便变。

此言客四气寒水胜，客五气风木胜，客终气君火胜也。寒胜则太阳经病；木胜则筋酸胕肿，火胜则溲便为之变，以火居阴分也。

主胜则厥气上行，心痛，发热，鬲中众皆作，发于胠胁，魄汗不藏，四逆而起。

此言土金水三气胜客也。君火受制于群阴，故厥逆痛痹。阴汗，肢冷，为阴气有余也。

少阴之客。

咸补、甘泻、酸收，治与子午少阴司天同。

火位之主。

甘泻、咸补，治亦同子午司天。

太阴司天。

此以丑未岁半以上，客主之气有胜无复言也。

客胜则首面胕肿，呼吸气喘。

此言客初气风木胜，客二气火热胜，客三气湿土胜也。皆风湿热为病。

主胜则胸腹满，食已而瞀。

此言主时三气木火胜客也。主客初二气相和，故惟三气湿土为病。

太阴之客，以甘补之，以苦泻之，以甘缓之。

甘补、苦泻，与主气同。甘缓者，经曰：脾欲缓，急食甘以缓之。

土位之主，其泻以苦，其补以甘。

土性湿，苦则反其性而燥之，故曰泻。土欲缓，甘则顺其气而缓之，故曰补。经曰：脾欲缓，急食甘以缓之。用苦

泻之，甘补之。

太阴在泉。

此以辰戌岁半以下，客主之气有胜无复言也。

客胜则足痿下重，便溲不时。湿客下焦，发而濡泻，及为肿，阴曲之疾。

此言客四气风木胜，客五气君火胜，客终气湿土胜也。风湿热俱胜，故为诸病。

主胜则寒气逆满，食饮不下，甚则为疝。

此言主时土金水三气胜客也。金寒水冷，客之木火足以敌之，故惟见土湿之病。

太阴之客。

甘补，苦泻，甘缓，治与丑未厥阴司天同。

土位之主。

苦泻、甘补，治亦同丑未司天。

少阳司天。

此以寅申岁半以上，客主之气有胜无复言也。

客胜则丹疹外发、及为丹熛疮疡①，呕逆、喉痹、头痛、嗌肿、耳聋、血溢，内为瘈疭。

此言客初气君火胜，客二气湿土胜，客三气相火胜也。所见皆湿热病，而热甚于湿。

主胜则胸满，咳，仰息，甚而有血，手热。

此言主时三气木火胜客也。风胜则气逆，热胜则营伤。

少阳之客，以咸补之，以甘泻之，以咸软之。

咸补，甘泻，与子午少阴司天同。咸软者，经曰：心欲软，急食咸以软之。君

————

① 熛（biāo，音标）：赤色。

相皆火，故其治同也。

火位之主。

甘泻、咸补，治亦同子午司天。

少阳在泉。

此以巳亥岁半以下，客主之气有胜无复言也。

客胜则腰腹痛而反恶寒，甚则下白，溺白。

此言客四气君火胜，客五气湿土胜，客终气相火胜也。火居阴分，湿亦化热，故诸见湿热之病。

主胜则热反上行而客于心，心痛，发热，格中而呕。少阴同候。

此言主时土金水三气胜客也。此与少阴同为阴盛格阳。

少阳之客。

咸补，甘泻，治与子午少阴司天同。咸软，治与寅申少阳司天同。

火位之主。

甘泻，咸补，治亦同子午司天。

阳明司天。

此以卯酉岁半以上，客主之气无胜无复言也。

清复内余，则咳衄，嗌塞，心鬲中热，咳不止而白血出者死。

此独不言客主之胜者，以燥金之客加于木火之主，金居火位，客不胜主。而清气郁极必发，益以木火热邪充斥，肺津大伤。白涎、白液，皆为白血。营气衰而血不及化，故主死也。三气即司天之位，故清气有余，与太阳之在泉同。

阳明在泉。

此以子午岁半以下，客主之气有胜无复言也。

客胜则清气动下，少腹坚满而数便泻。

此言客四气湿土胜，客五气相火胜，客终气燥金胜也。湿胜则便泄；火胜则便

数；燥胜则腹坚满。终气在泉之位，故清气下动。

主胜则腰重腹痛，少腹生寒，下为鹜溏，则寒厥于肠，上冲胸中，甚则喘不能久立。

此言主时土金水三气胜客也。水湿胜则腰重腹痛便溏；金胜则下病肠腑，上病肺经也。

阳明之客，以酸补之，以辛泻之，以苦泄之。

酸补、辛泻，与主气同。苦泄者，经曰：肺苦气上逆，急食苦以泄之。肺本金脏，阳明为燥金，故治略同。

金位之主，其泻以辛，其补以酸。

金性收，辛则反其性而散之，故曰泻。金欲收，酸则顺其气而收之，故曰补。经曰：肺欲收，急食酸以收之。用酸补之，辛泻之。卯酉年阳明司天，客主之气无胜无复，故阳明之治，系于是年在泉条下。

太阳司天。

此以辰戌岁半以上，客主之气有胜无复言也。

客胜则胸中不利，出清涕，感寒则咳。

此言客初气相火胜，客二气燥金胜，客三气寒水胜也。火胜则胸中不利；燥胜则鼻中不利；寒胜则喉中不利。

主胜则喉嗌中鸣。

此言主时木火三气胜客也。主客惟火同气，而火因寒覆，故阳气欲达而喉嗌中作水声。

太阳之客，以苦补之，以咸泻之，以苦坚之，以辛润之。

苦补、咸泻，与主气同。辛润者，经曰：肾苦燥，急食辛以润之。肾本水脏，太阳为寒水，故治略同。

水位之主，其泻以咸，其补以苦。

水性凝，咸则反其性而软之，故曰泻。水欲坚，苦则顺其气而坚之，故曰补。经曰：肾欲坚，急食苦以坚之。用苦补之，咸泻之。太阳在泉，无胜无复，故经无治法。

太阳在泉。

此以丑未岁半以下，客主之气无胜无复言也。

寒复内余，则腰、尻痛，屈伸不利，股、胫、足、膝中痛。

此独不言客主之胜者，以水居水位，两不相胜也。然以寒水之客而加于土金之主，重阴气盛，故寒气有余于内也。

《内经》运气病释六

至真要大论篇

厥阴之胜。

此言风木气胜，而土受制也。

民病耳鸣，头眩，愦愦①欲吐，胃鬲如寒。

此风木之动，木邪伤胃，胃虚如寒，非真寒也，乃水饮也。

胠胁气并，化而为热，小便黄赤。

此肝邪盛而化热，侵及小肠也。

胃脘当心而痛，上支两胁，甚则呕吐，鬲咽不通。

此木胜克土，而胃病也。

肠鸣飧泄，少腹痛，注下赤白。

此以胃、大肠皆属阳明，足经病而手经亦病也。

厥阴之胜，治以甘清，佐以苦辛，以酸泻之。

甘为土味，清为金气。土金相生，则木有制而土不受克矣。佐以苦辛，苦为火味以生土，辛为金味以制木。木性条达，反其性而敛之，故为泻。

厥阴之复。

此言木气先受金制，而既乃复也。

民病少腹坚满，里急暴痛。

此肝邪盛而气急也。

厥心痛，汗发。

此肝邪乘胃，上陵于心，而阳气泄也。

呕吐，饮食不入，入而复出，甚则入脾，食痹而吐。

此脾受肝伤，故食入不化，或入而气闭不通，吐出乃已也。

筋骨掉眩，清厥。

此风气盛而头目颤运②，手足逆冷也。

厥阴之复，治以酸寒，佐以甘辛，以酸泻之，以甘缓之。

酸为木味，寒为水气。木之正味其泻以酸。木火相生，宜清以寒也。佐以甘辛者，木盛土衰，以甘补土。辛从金化，以辛制木也。酸泻甘缓，皆木之正味，而为正治。

少阴之胜。

此言君火气胜，而金受制也。

民病心下热，善饥，脐下反动。

此以少阴之脉起心中，出属心系，下络小肠，而热乘之也。

气游三焦，呕逆，躁烦，腹满痛，溏泄，传为赤沃。

此以热盛包络，包络之脉历络三焦，而上中下俱病也。赤沃，便血也。

少阴之胜，治以辛寒，佐以苦咸，以甘泻之。

辛为金味，寒为水气。金水相生，则火有制，而金不伤。佐以苦咸，苦从火化，以助其辛；咸从水化，以助其寒也。火性急速，故以甘缓为泻。

————————

① 愦愦：昏乱不安。

② 运：通"晕"。

少阴之复。

此言君火先受水制，而既乃复也。

民病㿠热内作，烦躁，鼽衄嚏，嗌燥，少腹绞痛，分注时止。

此火炎上而在喉，火陷下而居肾。大肠分小便之水津，而时止时作也。

气动于左，上行于右，咳，暴瘖，皮肤痛。

此以肺主音声、外合皮毛，而受火之伤也。

心痛郁冒不知人，乃洒淅恶寒，振栗谵妄。

此心邪自实，神明内乱，热极则生寒，非真寒也。

寒已而热，渴而欲饮，少气，骨痿，隔肠不便，浮肿，哕噫。

此寒已，而复见真热也。谵妄甚，故少气。振栗甚，故骨痿。阴阳水火不交会于中土，故气阻而外内交病。

痱、疹、疮、疡、痈、疽、痤、痔，甚则入肺，咳而鼻渊。

此热甚伤肺，不外越于皮毛，即内入于肺经也。

少阴之复，治以咸寒，佐以苦辛，以甘泻之，以酸收之，辛苦发之，以咸软之。

咸为水味，寒为水气，制以其所不胜也。佐以苦辛，发不远热也。甘酸以泻火而敛浮热，苦咸以散火而解热结。

太阴之胜。

此言湿土气胜，而水受制也。

民病火气内郁，疮疡于中，流散于外。

此以寒湿外甚，则心火内郁，从中以达于皮肤之外也。

病在胠胁，甚则心痛。

此谓其疮疡在胠胁之皮肤，若不流散于外，则毒归于内。以心脉出于腋下，而

起于心中也。

热格，头痛，喉痹，项强。

此谓热胜而格于上也。

独胜则湿气内郁，寒迫下焦，痛留顶，互引眉间，头重，腰脽重强。

此谓无热而湿独胜也。无热则为寒湿，而下与太阳寒水气合，故其所病皆为太阳经脉所行之路。

胃满，少腹满，内不便，善注泻，足下温，足胫胕肿。饮发于中，胕肿于上。

此则寒湿合病，而滞于中下也。饮发则水又于湿合，而上行矣。

太阴之胜，治以咸热，佐以辛甘，以苦泻之。

咸为水味，热为火气。湿热则以咸化之，寒湿则以热治之。湿胜则土寒，辛能温土，甘能补土，故佐以辛甘。若湿胜而土实，则以苦泻之。土之正味，其泻以苦也。

太阴之复。

此言土气先受木制，而既乃复也。

民病体重，中满，食饮不化。

此土邪盛而自伤同气也。

胸中不便，饮发于中，咳喘有声。

此阴气上逆，脾湿侵肺也。

头顶痛重，而掉瘈尤甚。

此湿在三阳，筋脉濡软也。

呕而密默，唾吐清液。

此寒湿内动也。

甚则入肾窍，泻无度。

此土邪传肾，肾开窍于二阴，而门户不要①，水泉不藏也。

太阴之复，治以苦热，佐以酸辛，以苦泻之、燥之、泄之。

苦为火味，热为火气。苦泻土，热燥湿也。佐以酸辛者，惟木生火，火不足则

————————

① 要：约束。

佐以酸；惟金生水，火太过则佐以辛也。土位之主，其泻以苦，泻以夺其实。燥以胜其湿，泻以利其水也。

少阳之胜。

此言相火气胜，而金受制也。

民病热客于胃，烦心，心痛，目赤，欲呕，呕酸，耳痛。

此客热行于上焦，故所见病多在上也。

善饥，善惊，谵妄。

此客热行于中焦，而火盛伤阴也。

少腹痛，溺赤，下沃赤白。

此客热行于下焦也。赤白有气血之分，大便曰利，小便曰浊。

少阳之胜，治以辛寒，佐以甘咸，以甘泻之。

辛为金味，寒为水气。金水相生，则火有制而金不伤。佐以甘咸，甘能泻火，咸能泄热也。以甘泻之者，甘能除大热也。

少阳之复。

此言相火先受水制，而既乃复也。

民病惊瘛，咳衄，心热烦躁，便数，憎风。

此火乘心肺，表里交热也。

面如浮埃，目乃瞤瘛，上为口糜，呕逆，血溢，血泄。

此厥气上行，火气内发，故形色变，而逼血妄行也。

发而为疟，恶寒鼓栗，嗌络焦槁，渴引水浆，少气脉萎。

此风火相薄，阴阳相并，寒极而热，津液涸，气血伤也。

色变黄赤，化而为水，传为胕肿。

此气蒸热化，水道不通，故溺色变而浮肿如泥也。

甚则入肺，咳而血泄。

此以火盛克金，而血溢于肺也。

少阳之复，治以咸冷，佐以苦辛，以咸软之，以酸收之，辛苦发之。

咸为水味，冷为水气，制以所不胜也。佐以苦辛，发散其热。苦从火化，火气虚则佐以苦。辛从金化，火气盛则佐以辛。而又必咸软以解热之结，酸收以敛热之浮。辛苦发之，所以申发不远热，毋犯寒凉之意也。当与少阴参看。

阳明之胜。

此言燥金气胜，而木受制也。

民病清，发于中，左胠胁痛，溏泄。

此金盛木郁，而清邪陷于下也。

内为嗌塞，外发癫疝。

此肝木受病，而清气上下行也。

胸中不便，嗌塞而咳。

此以燥胜则肺气敛，而失其治节也。胸中，肺之所居。

阳明之胜，治以酸温，佐以辛甘，以苦泄之。

酸为木味，温为火气。木火相生，则金有制，而木不伤。阳明有燥金之气，有清金之气。燥气而有余，则辛以散之；清气而不足，则甘以滋之。苦从火化，能泄其燥邪也。

阳明之复。

此言金气先受火制，而既乃复也。

民病生胠胁气归于左，善太息。

此金气盛而肝伤，则木为之郁，肝阳不升，胆亦病也。

甚则心痛否满，腹胀而泄，呕，苦咳哕，烦心，病在鬲中。

此清气太过，阳明气逆心胃，生寒而皆病也。

头痛，甚则入肝，惊骇筋挛。

此金气乘肝也。厥阴肝脉上额，与督脉会于巅。

阴明之复，治以辛温，佐以苦甘，以苦泄之，以苦下之，以酸补之。

辛为金味，温为火气。泻金以辛，胜清以温也。苦以制金，甘以生金，故佐以苦甘。而又苦泄以开燥结，酸补以敛津液。下亦泄也。

太阳之胜。

此言寒水气胜，而心受制也。

民病痔、疟发。

此以太阳经脉贯臀，故痔发。以邪正分争而寒热互作，故疟发。皆寒胜火郁之病也。

寒厥入胃，内生心痛。

此寒入胃，胃脘当心而痛。胃脘在心下，故曰心痛。

阴中乃疡，隐曲不利，互引阴股。

此以太阳之脉络肾、属膀胱故也。

筋肉拘苛，血脉凝泣，络满色变，或为血泄。

此筋肉血脉得寒而痹，经虚则络满，血凝则下泄也。

皮肤否肿，腹满食减。

此水病之内外分见者也。

热反上行，头项囟顶脑户中痛，目如脱。寒入下焦，传为濡泻。

此水病之上下分见者也。

太阳之胜，治以甘热，佐以辛酸，以咸泻之。

甘为土味，热为火气。火土相生，则水有制而火不散。佐以辛酸，辛散寒邪之实，酸收心气之伤也。水之正味，其泻以咸。

太阳之复。

此言水气先受土制，而既乃复也。

民病心胃生寒，胸膈不利，心痛否满。

此寒在膈间，而上下之气不得通利也。

头痛，善悲，时眩仆，食减。

此寒并于上，而阳神虚，清阳失守，不能熟腐水谷也。

腰脽反痛，屈伸不便。

此寒归水脏，而太阳经脉自病也。

少腹控睾引腰脊，上冲心。

此寒客三阴，而上侵君火也。

唾出清水，及为哕噫。

此寒水侮土，胃脘无阳也。

甚则入心，善忘善悲。

此寒甚乘心，心藏神而神不足也。

太阳之复，治以咸热，佐以甘辛，以苦坚之。

咸为水味，热为火气。泻水以咸，治寒以热也。佐以甘辛，甘以制水，辛能散寒也。经曰：肾欲坚，急食苦以坚之。

《内经》运气病释七

至真要大论篇

诸风掉眩，皆属于肝。

此言肝之标为足厥阴，而其本风也。

诸暴强直，皆属于风。

此言足厥阴肝经之病，风气通于肝也。

诸痛痒疮，皆属于心。

此言心之标为手少阴，而其本热也。

诸热瞀瘛，皆属于火。

此言手少阴心经之病，热气通于心也。心，君火也。

诸湿肿满，皆属于脾。

此言脾之标为足太阴，而其本湿也。

诸胀腹大，皆属于热。

此言足太阴脾经之病，湿气通于脾，而化为热也。

诸气膹郁，皆属于肺。

此言肺之标为手阴，而其本燥也。

诸病有声，鼓之如鼓，皆属于热。

此言手太阴肺经之病，诸气通于肺也。有声者，咳喘之类。

诸寒收引，皆属于肾。

此言肾之标为足少阴，其本寒也。

诸病水液澄澈清冷，皆属于寒。

此言足少阴肾经之病，寒气通于肾也。

诸痉项强，皆属于湿。

此言足太阳膀胱之病也。膀胱为水湿之腑，故属于湿。

诸躁狂越，皆属于火。

此言足阳明胃经腑之病也。胃经胃腑，皆为燥金，热甚则胃阴亡，故亦属火。

诸呕吐酸，暴注下迫，皆属于热。

此言足少阳胆经之病也。少阳为相火，故属于热。

诸转反戾，水液浑浊，皆属于热。

此言手太阳小肠之病也。太阳本寒，而标则阳，故亦属热。

诸病胕肿，疼酸惊骇，皆属于火。

此言手阳明大肠之病也。大肠为胃腑经热入腑，遂为火证，故属于火。

诸痿喘呕，皆属于上。

诸厥固泄，皆属于下。

此言手少阳三焦之病也。三焦之气游行上下，而治必取诸中焦，中安而上下皆安也。痿属心肺，厥属肝肾。

诸禁鼓栗，如丧神守，皆属于火。

此亦三焦之火独盛于中，即阳明所见真热之病，亦即厥阴所见假寒之病。所以口噤肢栗，似属于寒，而实皆属于火也。

诸逆冲上，皆属于火。

此言手厥阴心包络之病也。心包代君受邪，故亦属火。

故大要曰：谨守病机，各司其属。有者求之，无者求之，盛者责之，虚者责之。必先五胜，疏其地气，令其调达，而致和平，此之谓也。

此引古经大要之言，以明十九条之病机各有所属也。经何以言有者求之、无者求之？有、无皆以证言，人但知有是证之为病，而不知无是证之为病，或隐伏也。故即于有者求之，尤当于无者求之也。经何以言盛者责之、虚者责之？盛谓邪已实，邪而实，不可不知；虚谓邪未实，邪未实尤不可不知也。故既曰盛者责之，而又必曰虚者责之也。虚曰责之，不曰补之，谓必审其为实，而后可泻耳。

辛甘发散为阳，酸苦涌泄为阴。咸味涌泄为阴，淡味渗泄为阳。六者或收、或散，或缓、或急，或燥、或润，或软、或坚，以所利而行之，调其气使其平也。

此言十九条之病机，总以调之使平为治。凡宜发散则用辛甘，宜涌泄则用酸苦，宜涌泄、宜渗泄则用咸与淡者，皆治也，皆所以疏其气使调达而致和平也。以见不疏其气，即不调达而不和平也。治病之法，宜何从乎？而谓病机可不审乎？

经何以于十九条内独不言燥？以燥本属寒，而毗于寒则为寒，毗于火即为火，《易》所以谓"火就燥"也。况诸暴强直，风亦致燥；诸痉项强，湿亦化燥。燥无定也。则凡十九条皆可以求燥也。岂是独遗燥耶？

《内经》运气病释八

陈无择《三因方》附子山萸汤[①]。病见前《气交篇》，今不再出。

此以六甲年太宫运，岁土太过，雨湿流行，土胜木复，而民病焉。故宜以此方治之。

附子片炮　山茱萸　乌梅肉　木瓜　肉豆蔻　姜半夏　丁香　木香　生姜　大枣

缪问解此方曰：敦阜之纪，雨湿流行，肾中真气被遏，则火之为用不宣，脾土转失温煦，此先后天交病之会也。经谓：湿淫于内，治以苦热。故以附子大热纯阳之品，直达坎阳，以消阴翳，回厥逆而鼓少火，治肾而兼治脾。但附子性殊走窜，必赖维持之力而用始神，有如真武汤之于白芍，地黄饮之于五味是也。此而不佐以萸肉之酸收，安必其入肾而无劫液之虑？不偕以乌梅之静镇，难必其归土而无烁肺之忧。得此佐治，非徒阳弱者赖以见功，即阴虚者亦投之中綮[②]矣。然腹满溏泄，为风所复，土转受戕，则治肝亦宜急也。脏宜补，既有萸肉以培乙木；腑宜泻，更用木瓜以泄甲木。所以安甲乙者，即所以资戊己也。肉、果辛温助土，有止泻之功，兼散皮外络下诸气，治肉痿所必需。再复以半夏之利湿，丁、木香之治胃，木瓜、乌梅之疗痿，生姜、大枣之和中，眼光四射矣。风气来复，有味酸群药补之、泻之，尚何顾虑之有哉。

陈无择《三因方》白术厚朴汤

此以六己年少宫运，岁土不及，风乃盛行，木胜金复，而民病焉。故宜以此方治之。

白术　厚朴　桂心　青皮　甘草炙　藿香　干姜炮　半夏

缪问解此方曰：岁土不及，寒水无畏，风乃大行。民病飧泄、霍乱等证，皆土虚所见端。但土虚则木必乘之，是补太阴必兼泄厥阴也。夫脾为阴土，所恶者湿，所畏者肝，其取资则本于胃。古人治脾必及胃者，恐胃气不得下降，则脾气不得上升，胃不能游溢精气，脾即无所取资。故君以白术，甘苦入脾。燥湿即佐以厚朴，苦温平胃理气，是补脏通腑之法也。肝为将军之官，乘土不足而陵犯中州，是宜泄之。桂心辛甘，泄肝之气；青皮苦酸，泄肝之血。辛酸相合，足以化肝。复以甘草缓肝之急，监制过泄之品，毋令过侵脏气。再合藿香之辛芬，横入脾络；炮姜之苦辛，上行脾经；半夏之辛润，下宣脾气。其种种顾虑，总不外乎奠安中土使脾气固密，自不畏乎风气之流行矣。金气来复，又得厚朴、半夏，泻肺气之有余，不用苦寒戕土，即《内经》以平为期，不可太过之义也。是方不用姜、枣，以脾之气分受邪，无藉大枣入营之

[①] "陈无择"句：陆懋修以下所选方剂均出自宋·陈无择《三因方》，对方剂的解释则选取了清·缪问之论。但方解中论述的药物与原方所载药物有时有出入。下同。

[②] 綮（qìng，音庆）：筋骨结合处。此喻关键之处。

品，且畏姜之峻补肝阳。锦心妙谛，岂语言所能推赞哉。

陈无择《三因方》柴菀汤

此以六乙年少商运，岁金不及，炎火乃行，火胜水复，而民病焉。故宜以此方治之。

紫菀茸　桑白皮　人参　黄芪　地骨皮　杏仁　白芍药　甘草　生姜　大枣

缪问解此方曰：凡岁金不及之年，补肺即当泻火，以折其炎上之势。若肺金自馁，火乘其敝，民病肩背痛，瞀重，鼽嚏，便血，注下，不救其根本可乎哉？盖肩背为云门中腑之会，肺脉所循，鼻为肺窍，肺伤则鼽嚏。肺与大肠为表里，气不下摄，则为便血、注下。脏病而腑亦病，此时惟有清火止泄一法，急补肺金，斯为得耳。紫菀苦温，下气和血，寒热咸治。桑皮甘寒，补血益气，吐畜所需。而尤赖参、芪固无形之气，即以摄走泄之阴也。气交之火必潜伏金中，地骨皮甘平微苦，能泻肺中伏火，止其血之沸腾。又肺苦气上逆，泄之以杏仁之苦。肺欲收，敛之以白芍之酸。合之甘草补土生金，姜、枣调和营卫，缓诸药于至高之分，而参、芪得收指臂之功。为水所复，不用别药，盖补土可以生金，而实土即以御水也。

陈无择《三因方》牛膝木瓜汤

此以六庚年太商运，岁金太过，燥气流行，金胜火复，而民病焉。故宜以此方治之。

牛膝　木瓜　白芍药　杜仲　黄松节　菟丝子　枸杞子　天麻　生姜　大枣　甘草

缪问解此方曰：此治岁金太过，肝木受邪之方也。夫金性至刚，害必陵木，民病两胁与少腹痛，目赤痛，肩背至胻足皆痛。是非肝为金遏，郁而不舒，胡上下诸

痛悉见耶？盖肝藏血，而所畏惟金。肺气逆行，不独上蒙清窍，且无以荣养百骸，缘见诸痛。及其火复阴伤，更致气血交病，用药之例，补肝血者可以从酸，补肝气者必不得从辛矣。何则？酸可育肝之阴，辛则劫肝之血也。故方用牛膝酸平下达为君，木瓜酸温舒筋为臣。而即佐以白芍，和厥阴之阴，且制肺金之横。杜仲养风木之气，自无辛烈之偏。同为气血交补，义仍重取肝阴，最为有见至。松节利血中之湿，且治关节之痛。菟丝子入三阴之经，专助筋脉之力。复以枸杞甘平润肺，合之天麻辛温息风，紧安而木亦平，此则柔克之道也。顾虑周密，虽有火气来复，喘咳气逆等证，亦可无忧矣。

陈无择《三因方》黄连茯苓汤

此以六丙年太羽运，岁水太过，寒气流行，水胜土复，而民病焉。故宜以此方治之。

黄连　黄芩　赤茯苓　半夏　通草　车前子　甘草　远志　麦冬　生姜　大枣

缪问解此方曰：岁水太过，寒气流行，邪害心火。此而不以辛热益心之阳，何耶？按：六丙之岁，太阳在上，泽无阳焰，火发待时。少阴在上，寒热陵犯，气争于中。少阳在上，炎火乃流。阴行阳化，皆寒盛火郁之会也。故病见身热，烦躁，谵妄，胫肿，腹满等证，种种俱水湿郁热见端。投以辛热，正速毙耳。丙为阳刚之水，故宗《内经》气寒气凉，治以寒凉立方，妙在不理心阳而专利水清热。以黄连之可升可降，寒能胜热者，平其上下之热。更以黄芩之可左可右，逐水湿清表里热者，泄其内外之邪。茯苓、半夏通利阳明。通草性轻，专疗浮肿。车前色黑，功达水源。甘草为九土之精，实堤御水，使水不上陵于心，而心自安也。心为君主，义不受邪，仅以远志之辛，祛其谵

妄，游刃有余。心脾道近，治以奇法也。但苦味皆从火化，恐燥则伤其娇脏，故佐以麦冬养液保金，且以麦冬合车前，可已湿痹，具见导水功能。土气来复，即借半夏之辛温以疏土。实用药之妙，岂思议所可及哉。

陈无择《三因方》五味子汤

此以六辛年少羽运，岁水不及，湿乃盛行。土胜木复，而民病焉。故宜以此方治之。

五味子　附子片　熟地黄　巴戟天
鹿茸　杜仲炒　山茱萸　生姜　盐

缪问解此方曰：辛年主病，身重，濡泄，寒疡，足痿，清厥等证，皆涸流之纪，肾虚受湿也。然而淡渗逐湿则伤阴，风药胜湿益耗气，二者均犯虚虚之戒矣。盖肾中之阳弱，少火乏生化之权则濡泄，肌肉失温煦之运则湿不行，因而入气分则为身重，入分血则为寒疡。肾中之阴弱，则痿痛而烦冤，即《内经》所称内舍腰膝，外舍谿谷。皆湿之为害也。故君以五味子之酸收，收阴阳二气于坎中。臣以直入坎宫之附子，急助肾阳，遍走经络，逐阴霾，破竹之势有非他药可及者。再佐以熟地甘苦悦下之味，填补肾阴，助五味子固护封蛰。治肾之法，无遗蕴矣。巴戟甘温入阴，除痹有效。鹿茸咸温补血，益髓称神。精不足者，补之以味是也。为木所复，目视𥉉𥉉，筋骨痿楚，肝虚可知。肝欲辛，补以杜仲之辛。肝喜酸，与之以萸肉之酸。况二药并行，能除湿痹而利关节，补肝即所以益肾，又子能令母实之意，非独治其来复也。

陈无择《三因方》苁蓉牛膝汤

此以六丁年少角运，岁木不及，燥乃盛行，金胜火复，而民病焉。故宜以此方治之。

苁蓉　熟地黄　牛膝　当归　白芍药

木瓜　甘草　乌梅　鹿角　生姜　大枣

缪问解此方曰：此与六庚年之牛膝汤同为补肝之剂，而补之之法大有径庭[①]矣。民病胠胁少腹痛，厥阴之经下络少腹，肝虚则阳下陷而为痛，木动则风内攻而为肠鸣鹜溏。是年风燥火热，多阳少阴，不资液以救焚，则熇熇之势遂致燎原，是当藉天一之水以制其阳焰者也。但肾为肝母，徒益其阴，则木无气以升，遂失春生之性；仅补其阳，则木乏水以溉，保无陨落之忧？故必水火双调，庶合虚则补母之义。苁蓉咸能润下，温不劫津，坎中之阳所必需。熟地苦能坚肾，润以滋燥，肾中之阴尤有赖。阴阳平补，不致有偏胜之虞矣。合之牛膝酸平达下，再复归、芍辛酸化阴，直走厥阴之脏，血燥可以无忧。但为火所复，而为寒热、疮疡，则一从少阳始，一从少阴来也。木瓜之酸泄少阳，甘草之甘泻少阴，乌梅止溏泄，鹿角主疮疡，姜、枣和营卫。同一补肝，而法有不同如此。

陈无择《三因》茯苓汤

此以六壬年太角运，岁木太过，风气流行，木胜金复，而民病焉。故宜以此方治之。

白茯苓　白术　甘草　草果　厚朴
半夏　干姜炮　青皮　生姜　大枣

缪问解此方曰：发生之纪，风气流行，木旺肝强，脾土受邪之会也。民病飧泄，食减，体重，烦冤，肠鸣，腹满，甚则忽忽善怒，肝木乘脾极矣。是当用肝病实脾法以为根本之地。夫风淫所胜，治以苦甘，而治脏必先通腑。故君以茯苓，通利脾家之湿。而即臣以白术、甘草，一苦一甘，补脾之体。佐以草果、厚朴，辛香导滞，宣脾之用。健运不愆，脏腑有交赖

---

① 径庭：不同。

矣。半夏助辛淡之用，炮姜资焦苦之功，治脾之法已尽乎此。而风淫所胜，平之宜急，加以青皮之酸，合之甘草之甘，所谓以酸泻之、以甘缓之是也。金气来复，胁痛而吐，木益病矣。泻之、缓之，已备具于诸药之中。使以姜枣调营益卫，为治中所必需。信乎！治病之必求于本也。

陈无择《三因方》麦门冬汤

此以六戊年太徵运，岁火太过，炎暑流行，火胜水复，而民病焉。故宜以此方治之。

麦门冬　人参　桑白皮　紫菀茸　半夏　甘草　白芷　竹叶　生姜　大枣

缪问解此方曰：岁火太过，炎暑流行，热甚则燥，肺金受其侮矣。民病疟，少气，血溢泄等证，肺脏被烁可知。此而不阴阳并补，则金败水竭，火无所畏，多将熇熇矣。麦冬养肺之阴，人参益肺之气。张洁古谓参味苦甘，甘能泻火，麦冬味苦兼泄心阳，且救金，且抑火，一用而两擅其长，肺之欲有不遂者乎？然肺为多气之脏，益之而无以开之亦不可也。桑皮甘寒，紫菀微辛，开其膹郁，藉以为止血之功。再用半夏、甘草以益脾土，虚则补其母也。白芷辛芬，能散肺家风热，治胁痛称神。竹叶性升，引药上达。补肺之法，无余蕴矣。水气来复，实土即可御水，又何烦多赘乎？要知此方之妙，不犯泻心苦寒之品最为特识。盖岁气之火属在气交，与外淫之火有间，设用苦寒，土气被戕，肺之化源绝矣。是方也，惟肺脉微弱者可用。若沉数有力及浮洪而滑疾者，均非所宜。此中消息[1]，愿后贤会之。

陈无择《三因方》黄芪茯神汤

此以六癸年少徵运，岁火不及，寒乃盛行，水胜土复，而民病焉。故宜以此方治之。

生黄芪　茯神　紫河车　远志　酸枣仁　生姜　大枣

缪问解此方曰：六癸之水，其脏为心，其发为痛。揆厥病情，无一非心血不足见端。盖心为生血之脏，血足则荣养百骸，不足则病多傍见，如胸胁膺背诸痛，甚则屈不能伸。而肩臂之络如青灵、少海诸穴，咸系于心。则止痛必专补血，从可知矣。方用黄芪走表止痛于外。茯神入心，益气于中。而即以河车，血肉有情补其心血。远志挈离入坎，育其心神。药物无多，简而该[2]，切而当矣。土气来复，反侵水脏，亦足妨心。佐以苡米，甘淡悦脾，即有治痿之功，而又借以交通心肾。盖婴儿姹女，必媒合于黄婆。此治心肾者，所以必兼治脾也。要之，气交之病，多属脏气侵陵，非如六腑之可泻。即偶用以佐治，亦不可以太过。天干十方，具本此义。特为拈出，可为世之操刃者顶门下一针矣。

---

① 消息：斟酌变化。
② 该：通"赅"，包括，完备。

《内经》运气病释九

陈无择《三因方》敷和汤　病见前《六元篇》，今不再出。

此以巳亥十年，厥阴司天，少阳在泉，风燥火热之气见于气交，而民病焉。故宜以此方治之。

半夏　茯苓　酸枣仁生　甘草炙　五味子　干姜炮　枳实　青皮　诃子　大枣

初之气，阳明加临厥阴，本方加牛蒡子。

二之气，太阳加临少阴，本方加麦冬、山药。

三之气，厥阴加临少阳，本方加紫菀。

四之气，少阴加临太阴，本方加泽泻。

五之气，太阴加临阳明，依本方。

终之气，少阴加临太阳，依本方。

缪问解此方曰：风木主岁，经谓热病行于下，风病行于上，风燥胜复形于中，湿化乃行。治宜辛以调其上，咸以调其下。盖辛从金化能制厥阴，咸从水化能平相火。揆厥病机，或为寒，或为热，或为温厉。病非一端，气原庞杂，用药非具卓识，又何从而措手哉？此方配合气味尤妙，论其气则寒热兼施，论其味则辛酸咸合用。有补虚，有泻实，其大要不过泻火平木而已。半夏辛能润下，合茯苓之淡渗，祛湿除黄。枣仁生用，能泻相火。甘草炙用，能缓厥阴。《别录》载五味子除热有专功，故风在上以甘酸泄之，而火在下以咸温制之也。再加炮姜以温上年未退

之寒，枳实以泄本年中之湿。青皮、诃子，协大枣醒胃悦脾，无邪不治矣。初之气，加牛蒡之辛平，导炮姜之辛温以散寒。二之气，病反中热，加麦冬以清金，山药以益土。三之气，木邪内肆，加紫菀佐金平木。四之气，湿热交甚，加泽泻以逐湿，山栀以清湿中之热。五气、终气，并从本方。药味无多，丝丝入扣。世谓司天板方，不可为训，岂其然哉。按：缪氏于"初气民病寒于右"之下，解作"右胁"，因谓炮姜能温右胁之寒，此误也，故改之。

陈无择《三因方》正阳汤　按：陈氏以平气升阳二字归诸少阳相火，故于少阴君火之年以正阳名其方。

此以子午十年，少阴司天，阳明在泉，水火寒热之气见于气交，而民病焉。故宜以此方治之。

当归　川芎　元参　旋覆花　白薇　白芍药　桑白皮　甘草　生姜

初之气，太阳加临厥阴，本方加升麻、枣仁。

二之气，厥阴加临少阴，本方加车前子、白茯苓。

三之气，少阴加临少阳，本方加麻仁、杏仁。

四之气，太阴加临太阴，本方加荆芥、茵陈。

五之气，少阳加临阳明，依本方。

终之气，阳明加临太阳，本方加苏子。

缪问解此方曰：少阴司天之岁，经谓热病生于上，清病生于下，寒热固结而争于中。病咳喘，血溢泄，及目赤心痛等证，寒热交争之岁也。夫热为火性，寒属金体，用药之权，当辛温以和其寒，酸苦以泄其热，不致偏寒偏热，斯为得耳。君当归，味苦气温，可升可降，止诸血之妄行，除咳定痛，以补少阴之阴。川芎味辛气温，主一切血，治风痰饮发有神功。元参味苦咸，色走肾，而味入心，偕旋覆之咸能软坚、白薇之咸以泄热者，合《内经》咸以调其上之法也。白芍酸苦微寒，主邪气而除血痹，偕桑皮之泻肺火而散瘀血者，合《内经》酸以安其下之义也。诸药既有维持上下之功，复加甘草、生姜，一和一散，上热下清之疾胥蠲①矣。初之气加升麻之升清阳，酸枣之除烦渴，以利其气郁。气利则诸痛自止。二之气加车前以明目，茯苓以通淋。三之气加麻、杏二味，一以润燥，一以开肺。四之气加荆芥，入木泄火，止妄行之血。茵陈入土除湿，去淤热之黄。陈氏藏器谓荆芥搜肝风，治劳渴、嗌干、饮发均为专药。五之气依正方。终之气加苏子以下气。传曰：刚克柔克，真斯道之权衡也。

陈无择《三因方》备化汤

此以丑未十年，太阴司天，太阳在泉，湿寒之气见于气交，而民病焉。故宜以此方治之。

附子片炮　生地黄　茯苓　覆盆子
牛膝　木瓜　生姜　甘草

初之气，厥阴加临厥阴，依本方。

二之气，少阴加临少阴，本方去附子，加防风、天麻。

三之气，太阴加临少阳，本方加泽泻。

四之气，少阳加临太阴，依本方。

五之气，阳明加临阳明，依本方。

终之气，太阳加临太阳，依本方。

缪问解此方曰：丑未之岁，阴专其令，阳气退避，民病腹胀，胕肿，痞逆，拘急，其为寒湿合邪可知。夫寒则太阳之气不行，湿则太阴之气不运。君以附子大热之品，通行上下，逐湿祛寒。但阴极则阳为所抑，湿中之火亦能逼血上行，佐以生地凉沸腾之势，并以制辛烈之雄。茯苓、覆盆，一渗一敛。牛膝、木瓜，通利关节。加辛温之生姜，兼疏地黄之腻膈。甘温之甘草，并缓附子之妨阴，谓非有制之师耶？二之气热甚于湿，故加防风走表以散邪，天麻息风以御火。三之气湿甚于热，故加泽泻以利三焦决渎之道。余气并依正方。抑其太过，扶其不及，相时而动，按气以推。非深明于阴阳之递嬗②、药饵之功用者，乌足以语于斯？

陈无择《三因方》升明汤

此以寅申十年，少阳司天，厥阴在泉，风热之气见于气交，而民病焉。故宜以此方治之。

酸枣仁生、熟各半　车前　紫檀香
蔷薇　青皮　半夏　生姜　甘草

初之气，少阴加临厥阴，本方加白薇、元参。

二之气，太阴加临少阴，本方加丁香。

三之气，少阳加临少阳，本方加赤芍、漏芦、升麻。

四之气，阳明加临太阴，本方加茯苓。

五之气，太阳加临阳明，依本方。

终之气，厥阴加临太阳，本方加五味子。

缪问解此方曰：是岁上为相火，下属

---

① 胥蠲：全部消除。
② 递嬗：递进，更替。

风木。正民病火淫风胜之会也。枣仁味酸平，《本经》称其治心腹寒热邪结。熟用则补肝阴，生用则清胆热，故君之以泄少阳之火。佐车前之甘寒，以泻肝家之热。司天在泉，一火一风，咸赖乎此。紫檀为东南间色，寒能胜火，咸足柔肝，又上下维持之圣药也。风木主令，害及阳明，呕吐、疟、泄，俱肝邪犯胃所致。蔷薇为阳明专药，味苦性冷，除风热而散疮疡，兼清五脏客热。合之青皮、半夏、生姜，平肝和胃，散逆止呕。甘草缓肝之急，能泻诸火。平平数药，无微不入，理法兼备之方也。初之气加白薇，苦咸以清血分之邪。元参苦寒，以除气分之热。二之气加丁香，醒脾止吐。三之气加赤芍之酸寒，以清血分之热。漏芦之咸寒，以清气分之邪。盖漏芦能通小肠、消热毒。且升麻升散火邪，以治目赤。四之气加茯苓，利湿泄满。五之气依正方。终之气加五味子之酸以收之。

陈无择《三因方》审平汤

此以卯酉十年，阳明司天，少阴在泉，清热之气见于气交，而民病焉。故宜以此方治之。

天门冬　山茱萸　白芍药　远志　紫檀香　白术　生姜　甘草

初之气，太阴加临厥阴，本方加茯苓、半夏、紫苏。

二初气，少阳加临少阴，本方加白薇、元参。

三之气，阳明加临少阳，本方去萸肉、远志、白术，加丹参、车前。

四之气，太阳加临太阴，本方加枣仁、车前。

五之气，厥阴加临阳明，依本方。

终之气，少阴加临太阳，依本方。

缪问解此方曰：阳明司天，少阴在泉，民见诸病，莫非金燥火烈见端。治宜咸与苦与辛。咸以抑火，辛苦以助金。故君以天冬，苦平濡润，化燥抑阳，古人称其治血妄行，能利小便，为肺家专药，有通上彻下之功。金不务德，则肝必受戕，萸肉补肝阳也，白芍益肝阴也。但火位乎下，势必炎上助燥，滋虐为害尤烈。妙在远志辛以益肾，能导君火下行。紫檀咸以养营，且制阳光上僭。又佐白术以致津，合生姜以散火，甘草润肺泻心。运气交赖其配合气味之妙如此。凡水火不调等证，有不立愈者哉！初之气加茯、半利水和脾，紫苏补中益气。二之气加白薇之苦咸，以治寒热。元参之苦寒，以泄浮火。三之气燥热相合，故去萸肉之酸收，远志之苦泄，白术之香燥，加丹参生血和营，佐车前益肾导火。四之气加枣仁入心以育神，车前入肾以治痿。五气、终气皆不用加减。成法可稽，而无不可见活法之妙也。

陈无择《三因方》静顺汤

此以辰戌十年，太阳司天，太阴在泉，寒湿之气见于气交，而民病焉。故宜以此方治之。

附子片炮　干姜炮　茯苓　牛膝　甘草　防风　诃子　木瓜

初之气，少阳加临厥阴，本方去附子，加枸杞。

二之气，阳明加临少阴，本方仍加附子。

三之气，太阳加临少阳，本方去姜、附、木瓜，加人参、地榆、枸杞、白芷。

四之气，厥阴加临太阴，本方加石榴皮。

五之气，少阴加临阳明，依本方。

终之气，太阴加临太阳，本方去牛膝，加当归、白芍药、阿胶。

缪问解此方曰：太阳司天之岁，寒临太虚，阳气不令，正民病寒湿之会也。君附子，以温太阳之经。臣炮姜，以煦太阴之阳。茯苓、牛膝，导附子专达下焦。甘草、防风，引炮姜上行脾土。复以诃子酸能醒胃，木瓜酸可入脾，且赖敛摄肺金，恐辛热之僭上而无制也。防风、附子，皆通行十二经，合用之，而且表里寒湿均除矣。初之气风火交煽，故去附子之辛热，且加枸杞以养阴。二之气大凉反至，故仍加附子以御寒也。三之气病寒反热，不宜酸温益火，故去姜、附、木瓜。热伤气，加人参以助气；热伤血，加地榆以凉血。再以枸杞养营益阴，白芷消散外疡。四之气风湿交争，加石榴皮甘酸温涩，且治筋骨腰脚挛痛，并主注下赤白。五之气无有他害，故依正方。终之气一阳内伏，津液为伤，故去牛膝破血之品，而加归、芍入肝以致津，阿胶入肾以致液焉。

附：《内经》遗篇病释一卷

《内经》遗篇小引

《素问》不见"疫"字，以"刺法"、"本病"二篇之遗也。"六元正纪"初、终之气有病温疠者，固即《内经》之论疫。然疫之一字，则独见于"刺法"、"本病"论中。自二篇之遗，而疫字遂不见于《内经》。后人之不识何病是疫，且竟以温热病为疫者，盖即因此二篇之遗故耳。余于运气之病既逐篇尽释之，而以此二篇所论五疫之大小相似，正与"六元纪"之远近咸若互相发明，真是论疫之原，不可不并为之释意。固不仅为天地五星呆诠升降，故不为之表，而但论而存之，以贻世之欲明疫病非温热，即可以知温热之治，必当求诸仲景伤寒之论。是则余所望于后之君子矣。

《内经》遗篇病释

"刺法"、"本病"二篇

此二篇皆言疫疠之由，与"六元正纪"五郁证相表里也。

巳亥年，火金二郁证。

民病伏阳，内生烦热，心神惊悸，寒热间作。久郁暴热，化作温疠火疫，皆烦而燥渴渴甚。治之以泄之可止。

此巳亥继辰戌之后，厥阴当正太阳之位以司天，其间气少阴君火居辰戌之泉右者，必先升巳亥之天左，然后司天厥阴得

以迁正。而火所畏者，天蓬水星也，胜之则升而不前。凡丑、卯、巳、未、酉、亥，六支皆属阴年，即皆不及。巳亥以不及之支，厥阴未及迁正，其升天左之君火本未当位，而又遇辛巳、辛亥年干中运，并以水胜少阴之火，故巳亥支中独于二辛水干，每见火郁之证也。

民皆昏倦，夜卧不安，咽干引饮，懊热内烦，久而掉眩，手足直而不仁，两胁作痛，满目忙忙①。

此巳亥继辰戌之后，厥阴当正太阳之位以司天，其间气阳明燥金居辰戌之天右者，必先降巳亥之泉左，然后司天厥阴得以迁正。而金所畏者，地彤火星也，胜之则降而不入。凡子、寅、辰、午、申、戌六支，皆属阳年，即皆有余。上阳支辰戌司天，太阳以有余而不退位，则天右阳明本未当位，而又遇癸巳、癸亥年干中运，并以火胜阳明之金，故巳亥支中独于二癸火干，每见金郁之证也。

巳亥年，太阳不退位，则厥阴不迁正。

民病原阙。按：是年经文原阙"民病"，而以上年太阳未即退位之义推之，当即可以"巳亥初气，民病寒于右之下"一语补之。

又病喜怒，目系转，转筋，淋溲小便赤。按：前病是因不退位，后病是因不迁正。下仿此。

————

① 忙忙：通"茫茫"。视物不清的样子。

此以巳亥之年，犹行辰戌之令，寒气布天，风化不行也。

子午年，土水二郁证。

民病风厥涎潮，偏痹不随，胀满，久而伏郁化疫，夭亡，睑肢腑黄疸，满闭。

此子午继巳亥之后，少阴当正厥阴之位以司天。其间气太阴湿土居巳亥之泉右者，必先升子午之天左，然后司天少阴得以迁正。而土所畏者，天冲木星也。胜之则升而不前，凡他子午支火、土、金、水运，太阴土均无所畏。而惟壬子、壬午木运之年，刚木干太过之气先天而至，中运之木随之胜土，而巳亥泉右之土斯郁。故子午支中独于二壬木干，每见土郁之证也。

民病大厥，四肢重怠，阴痿少力。

此子午继巳亥之后，少阴当正厥阴之位以司天。其间气太阳寒水居巳亥之天右者，必先降子午之泉左，然后司天少阴得以迁正。而水所畏者，地阜土星也，胜之则降而不入。凡他子午支木、火、金、水之运，太阳寒水均无所畏，而惟甲子、甲午土运之年，刚土干太过之气先天而至，中运之土随之胜水，巳亥天右之水斯郁。故子午支中独于二甲土干，每见水郁之证也。

子午年，厥阴不退位，则少阴不迁正。

民病温疫，疵废① 风生，皆肢节痛，头目痛，伏热内烦，咽喉干引饮。又病寒热，四肢烦痛，腰脊强直。

此以子午之年犹行巳亥之令，热化不行，风反为灾也。

丑未年，火木二郁证。

民病伏阳在内，烦热生中，心神惊骇，寒热间争。久郁而化，伏热内烦，痹而生厥，甚则血溢。

此丑未继子午之后，太阴当正少阴之

位以司天，其间气少阳相火居子午之泉右者，必先升丑未之天左，然后司天太阴得以迁正。而火所畏者，天蓬水星也，胜之则升而不前。凡丑、卯、巳、未、酉、亥六支，皆属阴年，即皆不及。丑未以不及之支，太阴未及迁正，其应升天左之少阳本未当位，而又遇辛丑、辛未年干中运，并以水胜少阳之火，故丑未支中独于二辛水干，每见火郁之证也。

民皆风燥相伏，惧清伤脏。

此丑未继子午之后，太阴当正少阴之位以司天，其间气厥阴风木居子午之天右者，必先降丑未之泉左，然后司天太阴得以迁正。而木所畏者，地晶金星也，胜之则降而不入。凡子、寅、辰、午、申、戌六支，皆属阳年，即皆有余。上阳支子午司天，少阴以有余而不退位，则右间厥阴本未当位，而又遇乙丑、乙未年干中运，并以金胜厥阴之木，故丑未支中独于二乙金干，每见木郁之证也。

丑未年，少阴不退位，则太阴不迁正。

民病膈热，咽干，血溢，惊骇，小便赤涩，丹瘤，疹，疮疡留毒。又病手足肢节肿满、大腹水肿、填臆不食、飧泄、胁满、四肢不举。

此以丑未之年犹行子午之令，雨化不行，热气尚治也。

寅申年，金火二郁证。

民病上热，喘嗽，血溢。久郁而化，胁满悲伤，寒鼽嚏，嗌干，手拆②，皮肤燥。

此以寅申继丑未之后，少阳当正太阴之位以司天，其间气阳明燥金居丑未之泉右者，必先升寅申之天左，然后司天少阳

———————————

① 疵废：灾害疫病。

② 拆：通"坼"，裂开。

得以迁正。而金所畏者，天英火星也，胜之则升而不前。凡他寅申支木、土、金、水之运，阳明金均无所畏，而惟戊寅、戊申火运之年刚火干，太过之气先天而至，中运之火随之胜金，丑未泉右之金斯郁。故寅申支中独于二戊火干，每见金郁之证也。

民病面赤心烦，头痛目眩，温病欲作。

此以寅申继丑未之后，少阳当正太阴之位以司天，其间气少阴君火居丑未之天右者，必先降寅申之泉左，然后司天少阳得以迁正。而火所畏者，地元水星也，胜之则降而不入。凡他寅申支木、火、土、金之运，少阴火均无所畏，而惟丙寅、丙申水运之年刚水干，太过之气先天而至，中运之水随之胜火，丑未天右之火斯郁。故寅申支中独于二丙水干，每见火郁之证也。

寅申年，太阴不退位，则少阳不迁正。

民病四肢少力，食饮不下，足胫寒，阴痿闭塞，失溺小便数，泄注淋漓。又病疟疾，骨热，心悸惊骇，甚时血溢。

此以寅申之年犹行丑未之令，火气不行，湿乃布天也。

卯酉年，水土二郁证。

民病注下，食不及化，久而成郁，厥逆而哕，热生于内，气痹于外，足胫疲冷，反生心悸懊热，暴烦复厥。

此以卯酉继寅申之后，阳明当正少阳之位以司天，其间气太阳寒水居寅申之泉右者，必先升卯酉之天左，然后司天阳明得以迁正。而水所畏者，天芮土星也，胜之则升而不前。凡丑、卯、巳、未、酉、亥六支，皆属阴年，即皆不及。卯酉以不及之支，阳明未及迁正，其应升天左之太阳本未当位，而又遇巳卯、巳酉年干中

运，并以土胜太阳之水，故卯酉支中独于二巳土干，每见水郁之证也。

民病四肢不举，昏眩，肢节痛，腹满填臆。

此以卯酉继寅申之后，阳明当正少阳之位以司天，其间气太阴湿土居寅申之天右者，必先降卯酉之泉左，然后司天阳明得以迁正。而土所畏者，地苍木星也，胜之则降而不入。凡子、寅、辰、午、申、戌六支，皆属阳年，即皆有余。上阳支寅申司天，少阳以有余而不退位，则右间厥阴本未当位，而又遇丁卯、丁酉年干中运，并以木胜太阴之土，故卯酉支中独于二丁木干，每见土郁之证也。

卯酉年，少阳不退位，则阳明不迁正。

民病少气，寒热更作，便血，上热，小腹坚满，小便赤沃，甚则血溢。又病寒热衄嚏，皮毛折，爪甲枯焦，甚则喘嗽息高，悲伤不乐。

此以卯酉之年犹行寅申之令，火尚布天，金化不行也。

辰戌年，木火二郁证。

民病温疫早发，咽嗌干，四肢满，肢节皆痛，郁久而发卒中偏痹，手足不仁。

此以辰戌继卯酉之后，太阳当正阳明之位以司天，其间气厥阴风木居卯酉之泉右者，必先升辰戌之天左，然后司天太阳得以迁正。而木所畏者，天柱金星也，胜之则升而不前。凡他辰戌支木、火、土、水之运，太阳水均无所畏，而惟庚辰、庚戌金运之年刚金干，太过之气先天而至，中运之金随之胜木，卯酉泉右之木斯郁。故辰戌支中独于二庚金干，每见木郁之证也。

民病面赤心烦，头痛目眩，热病欲作。

此以辰戌继卯酉之后，太阳当正阳明

之位以司天，其间气少阳相火居卯酉之天右者，必先降辰戌之泉左，然后司天太阳得以迁正。而火所畏者，地元水星也，胜之则降而不入。凡他辰戌支木、火、土、金之运，少阳火均无所畏。而惟丙辰、丙戌水运之年刚水干，太过之气先天而至，中运之水随之胜火，卯酉天右之火斯郁。故辰戌支中独于二丙水干，每见火郁之证也。

辰戌年，阳明不退位，则太阳不迁正。

民病呕吐，暴注，食饮不下，大便干燥，四肢不举，目瞑掉眩。又病温疠，喉闭，嗌干，烦躁而渴，喘息有音。

此以辰戌之年犹行卯酉之令，燥尚布天，寒化不行也。

按：此则《内经》遗篇所言疫疠者，方是后世所谓瘟疫之病。特因古无"瘟"字，概作"温"字，故误以温热病为即瘟疫耳。

巳亥阴年，火欲升，而天蓬之水抑之。当刺包络之荥劳宫穴。

巳亥阴年，金欲降，而地彤之火窒之。当刺心包络之所出中冲穴、手少阳之所入天井穴。

子午阳年，土欲升，而天冲之木抑之。当刺足太阴之俞太白穴。

子午阳年，水欲降，而地阜之土窒之。当刺足太阴之所出隐白穴、足阳明之所入三里穴。

丑未阴年，火欲升，而天蓬之水抑之。当刺包络之荥劳宫穴。

丑未阴年，木欲降，而地晶之金窒之。当刺手太阴之所出少商穴、手阳明之所入曲池穴。

寅申阳年，金欲升，而天英之火抑之。当刺手太阴之经经渠穴，先左后右。

寅申阳年，火欲降，而地元之水窒之。当刺足少阴之所出涌泉穴、足太阳之所入委中穴，先左后右。

卯酉阴年，水欲升，而天芮之土抑之。当刺足少阴之合阴谷穴，先左后右。

卯酉阴年，土欲降，而地苍之木窒之。当刺足厥阴之所出大敦穴、足少阳之所入阳陵泉穴。

辰戌阳年，木欲升，而天柱之金抑之。当刺足厥阴之井大敦穴。

辰戌阳年，火欲降，而地元之水窒之。当刺足少阴之所出涌泉穴、足太阳之所入委中穴。

凡天气之病曰疫，地气之病曰疠。疫以气言，疠以形言也。

凡治升之法，木郁治木，金郁治金，治其本经是也。

凡治降之法，当折其所胜，如木郁治金，金郁治火是也。

凡经言刺法宜在何经，即可为药食之准，故并载之。

木疫解

壬与丁合为木运，上壬则下丁。壬午、壬子，刚木之年，少阴主政，其在泉则阳明。丁酉、丁卯，柔木也，中运天冲木星抑其上年，地右湿土不得升为本年之天左。湿土不升，则上年司天之厥阴不退位，而本年司天之少阴亦不得迁正。在下丁木之柔，不得上合壬木之刚，而反以辛水之司天临丁木之在泉，则上辛下丁不和。木运虚，金胜木，火又复金，不独壬失守，丁亦失守，后三年化成木疫。甚则甲申、甲寅，微则乙酉、乙卯，木疫至矣。若更遇上年在泉之丙申、丙寅不退位，则丁酉、丁卯柔木之化不正于下，有壬无丁，刚干孤立，亦为金胜火复，三年后必作木疠。

火疫解

戊与癸合为火运，上戊则下癸。戊申、戊寅，刚火之年，少阳主政，其在泉则厥阴。癸亥、癸巳，柔火也，中运天英火星抑其上年，地右燥金不得升为本年之天左。燥金不升，则上年司天之太阴不退位，而本年司天之少阳亦未得迁正。在下癸火之柔不得上合戊火之刚，而反以丁木之司天临癸火之在泉，则上丁下癸不和。火运虚，水胜火，土又复水。不独戊失守，癸亦失守，后三年化成火疫。甚则庚戌、庚辰，微则辛亥、辛巳，火疫至矣。若更遇上年在泉之壬戌、壬辰不退位，则癸亥、癸巳柔火之化不正于下，有戊无癸，刚干孤立，亦为水胜土复，三年后必作火疠。

土疫解

甲与巳① 合为土运，上甲则下己。甲子、甲午，刚土之年，少阴主政，其在泉则阳明。己卯、己酉，柔土也。中运地阜土星抑其上年，天右寒水不得升为本年之地左。寒水不降，则上年司天之厥阴不退位，而本年司天之少阴亦未得迁正。在下己土之柔不得上合甲土之刚，而反以癸火之司天临己土之在泉，则上癸下己不和。土运虚，木胜土，金又复木。不独甲失守，己亦失守，后三年化成土疫。甚则丙寅、丙申，微则丁卯、丁酉，土疫至矣。若更遇上年在泉之戊寅、戊申不退位，则己卯、己酉柔土之化不正于下，有甲无己，刚干孤立，亦为木胜金习，三年后必作土疠。

金疫解

庚与乙合为金运，上庚则下乙。庚辰、庚戌，刚金之年，太阳主政，其在泉则太阴。乙未、乙丑，柔金也。中运天柱金星抑其上年，地右风木不得升为本年之天左。风木不升，则上年司天之阳明不退位，而本年司天之太阳亦未得迁正。在下乙金之柔不得上合庚金之刚，而反以己土之司天临乙金之在泉，则上己下乙不和。金运虚，火胜金，水又复火。不独庚失守，乙亦失守，后三年化成金疫。甚则壬午、壬子，微则癸未、癸丑，金疫至矣。若更遇上年在泉之甲午、甲子不退位，则乙未、乙丑柔金之化不正于下，有庚无乙，刚干孤立，亦为火胜水复，三年后必作金疠。

水疫解

丙与辛合为水运，上丙则下辛。丙寅、丙申，刚水之年，少阳主政，其在泉则厥阴。辛巳、辛亥，柔水也。中运地元水星抑其上年，天右君火不得降为本年之地左。君火不降，则上年司天之太阴不退位，而本年司天之少阳亦未得迁正。在下辛水之柔不得上合丙水之刚，而反以乙金之司天临辛水之在泉，则上乙下辛不和。水运虚，土胜水，木又复土。不独丙失守，辛亦失守，后三年化成水疫。甚则戊辰、戊戌，微则己巳、己亥，水疫至矣。若更遇上年在泉之庚辰、庚戌不退位，则辛巳、辛亥柔水之化不正于下，有丙无辛，刚干孤立，亦为土胜木复，三年后必作水疠。

按：《内经·素问》为篇八十有一，原有"刺法论"、"本病论"二篇，在"六元正纪"篇后。《新校正》谓此二篇亡② 在王氏之前，故林亿等所见全元起

---

① 巳：诸本均作"巳"。据上下文意，疑为"己"字之讹。
② 亡：散佚，丢失。

本亦无之，则此二篇之散佚固已久矣。惟宋元符时刘温舒，谓《素问》运气为治病之要，而以答问纷糅①，文辞古奥，读者难知。因为论三十篇上于朝，末附"刺法"、"本病论"，题曰《黄帝内经素问遗篇》，其篇难未入正本，而犹在今《道藏》中。明马仲化，谓不知何代为人窃出，私传不转。赖有此私传者，而尚得别存乎。至吴鹤皋，又不解此篇本是论疫，本不是论寻常温热，遂目以为诞而毁弃之。然考此二篇所言阴阳上下、逐年升降、民病所由，正与运气七篇大有准对，必非后人所能假托。余于同治乙丙间亦曾为之释，今特附刊于病释七篇之后，以明欲辨瘟疫者，亦甚赖有此二篇也。

甲申春正月，江左下工录毕并记

①　纷糅：多且混杂。

《内经》运气表一卷

目　录

五气经天表第一 ……………………（225）

五行化为六气表第二 …………（225）

五运合五音太少相生表第三 ……（226）

司天在泉左右间气表第四 ………（226）

阴阳五行中运年表第五 …………（227）

六政六纪上中下年表第六 ………（227）

客气加临主气年表第七 …………（228）

五运齐化兼化表第八 ……………（229）

天符岁会年表第九 ………………（230）

运气中上顺逆年表第十 …………（230）

六元本标中气治法表第十一 ……（231）

五行胜复表第十二 ………………（232）

司天在泉胜复补泻合表第十三 …（232）

《内经》运气表

运气之学，非图不明。前人注《内经》者，每于义难晓处，间辅以图。宋刘温舒《素问入式运气论奥》为图二十有九。明张介宾分经为类，谓之《类经》，为图四十有八，附以论说，致为详赡。惟图说愈伙，卒业愈难，且有不能图而宜于表者。余故易图为表，但期于民病之因乎气交，及气交之所以为治，便于检查而止。故不取多焉，作十三表。

册》文，五气之经天，以著五行之合化。盖谓上有五色之分，下临十干之地，而合十化五，以各司其年者，即此合化之五行，非泛论五行之本气。不达乎此，则知甲乙之为木，而不知其为土与金。知丙丁之为火，而不知其为水与木。知壬癸之为水，而不知其为木与火。知戊与辛之为土为金，而不知其为火与水。况十干之分阴分阳者，且逐年而递嬗耶？故欲明五行之为运，必先推五运之所自焉。

五气经天表第一

《内经·五运行大论》引《太始天元

黅天之气，经于心尾己分。黅天之色黄，其气土。心尾在甲度，而经中土己分，故甲己合而化土。甲，阳土也；己，阴土也。其在五音则为太宫、少宫也。	素天之气，经于亢氐昴毕。素天之色白，其气金。亢氐在乙度，而经昴毕庚度，故乙庚合而化金。乙，阴金也；庚，阳金也。其在五音则为少商、太商也。	元天之气，经于张翼娄胃。元天之色黑，其气水。张翼在丙度，而经娄胃辛度，故丙辛合而化水。丙，阳水也；辛，阴水也。其在五音则为太羽、少羽也。	苍天之气，经于危室柳鬼。苍天之色青，其气木。危室在壬度，而经柳鬼丁度，故丁壬合而化木。丁，阴木也；壬，阳木也。其在五音则为少角、太角也。	丹天之气，经于牛女戊分。丹天之色赤，其气火。牛女在癸度，而经中土戊分，故戊癸合而化火。戊，阳火也；癸，阴火也。其在五音则为太徵、少徵也。

五行化为六气表第二

五行，木、火、土、金、水也。六气，风、热、湿、火、燥、寒，为六经之本气也。天之五气加临地之五行。五气在天，暑分火、热而为六；五行在地，

火分君、相亦为六。人在气交之中，不能离此六气。气得其常，谓之经气；有变眚则为病。风、湿、燥、寒，各居其一，而惟火有二，故病亦因火者多，此人身不可有之火，即人身不可无之火也。然不可无之火不病也，火而变为病人之火，则所以治此火者，自有道矣。苟不

言六经之本气，而但言手足之六经，几何不以病始太阳者，谓其病独在于膀胱、小肠乎？经曰：治病必求于本，此之谓也。而与《灵枢》"经脉"、"经别"、"经水"三篇有不同也。

木	火	土	火	金	水
为风气。厥阴风木应之。入通于肝、包络。	为暑气，又为热。少阴君火应之。入通于心。	为湿气。太阴湿土应之。入通于脾。	为火气。少阳相火应之。入通于胆、三焦。	为燥气。阳明燥金应之。入通于肺、胃、大肠。	为寒气。太阳寒水应之。入通于肾、膀胱、小肠。

五运合五音太少相生表第三

凡数，以少羽为一，少徵为二，少角为三，少商为四，少宫为五，太羽为六，太徵为七，太角为八，太商为九，此五音太少之原也。而以之论五行之化运，则以宫、商、羽、角、徵为次，如土为宫，金为商，水为羽、木为角，火为徵是也。以之论五运之阴阳，则以角、徵、宫、商、羽为次，如阳木为太角，阴木为少角，阳火为太徵，阴火为少徵，阳土为太宫，阴土为少宫，阳金为太商，阴金为少商，阳水为太羽，阴水为少羽是也。以之论五行之中运，则亦以宫、商、羽、角、徵为次，如甲己土之皆为宫，乙庚金之皆为商，丙辛水之皆为羽，丁壬木之皆为角，戊癸火之皆为徵是也。以之论年年不动之主运，则亦以角、徵、宫、商、羽为次，如阳年太角为初运，少徵为二运，太宫为三运，少商为四运，太羽为终运。阴年少角为初运，太徵为二运，少宫为三运，太商为四运，少羽为终运是也。以之论逐年加临之客运，则即以当年之中运为初运，而仍以主运之太、少为次，如初运太角，二运少徵，三运太宫，四运少商，终运太羽。又如初运太徵，二运少宫，三运太商，四运少羽，终运则不为太角而为少角者是也。此五运司年，及初、终五步主客之大概也。

六甲阳土	六乙阴金	六丙阳水	六丁阴木	六戊阳火	六己阴土	六庚阳金	六辛阴水	六壬阳木	六癸阴火
以甲太宫生乙少商	以乙少商生丙太羽	以丙太羽生丁少角	以丁少角生戊太徵	以戊太徵生己少宫	以己少宫生庚太商	以庚太商生辛少羽	以辛少羽生壬太角	以壬太角生癸少徵	以癸少徵又生甲太宫

司天在泉左右间气表第四

六气者，厥阴风木、少阴君火、太阴湿土、少阳相火、阳明燥金、太阳寒水之气也。司天在上，在泉在下。岁半以上司天主之，岁半以下在泉主之。六年而一周遍，实三年而一环转。故于六年见风火，而三年又见火风。于六年见火燥，而三年又见燥火。于六年见湿寒，而三年又见寒湿。遂以成风、热、湿、火、燥、寒之六气焉。间气者，左右之道路。天左间居地右之上，天右间居地左之上。泉左间居天右之下，泉右间居天左之下，而初、终六气随之。故"六元正纪"曰：厥阴之政，初气阳明为右之下，四气少阴为左之上

也。欲知上下左右之位，而以掌指轮之，则中指尖为司天，根为在泉。食指尖为天左，根为地右。无名指尖为天右，根为地左者，其如示诸斯乎。

厥阴司天 左少阴，右太阳 少阳在泉 左阳明，右太阴是为风火司 巳亥十年	少阴司天 左太阴，右厥阴 阳明在泉 左太阳，右少阳 是为火燥司 子午十年	太阴司天 左少阳，右少阴 太阳在泉 左厥阴，右阳明 是为湿寒司 丑未十年	少阳司天 左阳明，右太阴 厥阴在泉 左少阴，右太阳 是为火风司 寅申十年	阳明司天 左太阳，右少阳 少阴在泉 左太阴，右厥阴 是为燥火司 卯酉十年	太阳司天 左厥阴，右阳明 太阴在泉 左少阳，右少阴 是为寒湿司 辰戌十年

阴阳五行中运年表第五

六十年之中运，以合化之五行为纪，而以在天之十干分阴阳焉，又以五音之太、少分有余不足焉。经曰：有余而往，不足随之；不足而往，有余从之，而太过、不及分焉。甲、丙、戊、庚、壬，阳年为太过；乙、丁、己、辛、癸，阴年为不及。而太过、不及仍以五行之合化者分

焉。土太过曰敦阜，不及曰卑监。金太过曰坚成，不及曰从革。水太过曰漫衍，不及曰涸流。木太过曰发生，不及曰委和。火太过曰赫曦，不及曰伏明。其于中运之太过而得天地之制，不及而得天地之助，则宫为正宫，商为正商，羽为正羽，角为正角，徵为正徵。而曰备化、曰审平、曰敷和、曰升明、曰静顺者，是无过不及，而为平气也。

中运 太宫 阳土	中运 少商 阴金	中运 太羽 阳水	中运 少角 阴木	中运 太徵 阳火	中运 少宫 阴土	中运 太商 阳金	中运 少羽 阴水	中运 太角 阳木	中运 少徵 阴火
甲子	乙丑	丙寅	丁卯	戊辰	己巳	庚午	辛未	壬申	癸酉
甲戌	乙亥	丙子	丁丑	戊寅	己卯	庚辰	辛巳	壬午	癸未
甲申	乙酉	丙戌	丁亥	戊子	己丑	庚寅	辛卯	壬辰	癸巳
甲午	乙未	丙申	丁酉	戊戌	己亥	庚子	辛丑	壬寅	癸卯
甲辰	乙巳	丙午	丁未	戊申	己酉	庚戌	辛亥	壬辰	癸丑
甲寅	乙卯	丙辰	丁巳	戊午	己未	庚申	辛酉	壬戌	癸亥

六政六纪上中下年表第六

每年司天主天令，位在上。司地主地化，位在下。而以岁运运行乎其中，故曰中运以司天论之。君火、相火、寒水，常

为阳年司天。风木、湿土、燥金，常为阴年司天。而中运之阴阳随之，故但记逐年之司天，即可知逐年之中运焉。逐年司天曰厥、少、太、少、阳、太，前人每就地盘定位。以掌指轮之，于四指之根左行亥、子、丑、寅，四指之尖右行巳、午、

未、申，而卯、辰上行于寅巳之指，酉戌下行于申亥之指，以定三阴于亥位为厥，子位为少，丑位为太。三阳于寅位为少，

卯位为阳，辰位为太。从巳至戌，重见如前。故但以巳亥起厥，四言为诀，而逐年司天之位，一指其掌而了如矣。

厥阴政	少阴政	太阴政	少阳政	阳明政	太阳政
巳亥纪	子午纪	丑未纪	寅申纪	卯酉纪	辰戌纪
丁巳丁亥	壬子壬午	丁丑丁未	壬寅壬申	丁卯丁酉	壬辰壬戌
上厥阴风木	上少阴君火	上太阴湿土	上少阳相火	上阳明燥金	上太阳寒水
中少角阴木	中太角阳木	中少角阴木	中太角阳木	中少角阴木	中太角阳木
下少阳相火	下阳明燥金	下太阳寒水	下厥阴风木	下少阴君火	下太阴湿土
癸巳癸亥	戊子戊午	癸丑癸未	戊寅戊申	癸卯癸酉	戊辰戊戌
上厥阴风木	上少阴君火	上太阴湿土	上少阳相火	上阳明燥金	上太阳寒水
中少徵阴火	中太徵阳火	中少徵阴火	中太徵阳火	中少徵阴火	中太徵阳火
下少阳相火	下阳明燥金	下太阳寒水	下厥阴风木	下少阴君火	下太阴湿土
己巳己亥	甲子甲午	己丑己未	甲寅甲申	己卯己酉	甲辰甲戌
上厥阴风木	上少阴君火	上太阴湿土	上少阳相火	上阳明燥金	上太阳寒水
中少宫阴土	中太宫阳土	中少宫阴土	中太宫阳土	中少宫阴土	中太宫阳土
下少阳相火	下阳明燥金	下太阳寒水	下厥阴风木	下少阴君火	下太阴湿土
乙巳乙亥	庚子庚午	乙丑乙未	庚寅庚申	乙卯乙酉	庚辰庚戌
上厥阴风木	上少阴君火	上太阴湿土	上少阳相火	上阳明燥金	上太阳寒水
中少商阴金	中太商阳金	中少商阴金	中太商阳金	中少商阴金	中太商阳金
下少阳相火	下阳明燥金	下太阳寒水	下厥阴风木	下少阴君火	下太阴湿土
辛巳辛亥	丙子丙午	辛丑辛未	丙寅丙申	辛卯辛酉	丙辰丙戌
上厥阴风木	上少阴君火	上太阴湿土	上少阳相火	上阳明燥金	上太阳寒水
中少羽阴水	中太羽阳水	中少羽阴水	中太羽阳水	中少羽阴水	中太羽阳水
下少阳相火	下阳明燥金	下太阳寒水	下厥阴风木	下少阴君火	下太阴湿土

客气加临主气年表第七

客气以厥、少、太、少、阳、太为步，逐年递迁者也。主气以厥、少、少、太、阳、太为步，常年不动者也。客主之初气，皆始于地左，惟主气常年以厥阴为初气，而客气则以逐年司天之前二位为初气，此客主之所以有加临也。若六步之位而亦以指掌轮之，则中指尖为三气，根为终气，即司天在泉之位也。无名指根为初气，尖为二气，即泉左天右之位也。食指尖为四气，根为五气，即天左泉右之位也。以初气起地之左间一语为诀，而客主

六步皆可推矣。向之言初终六气者，每以大寒为始，从二分、二至前后析之。惟是疏解《内经》之义，当即证以《内经》之文。考"六元正纪"本篇，帝问六气主时，客气加临之应，而岐伯对以行有次、止有位，常以正月朔日平旦视之，睹其位而知其所在，则客主之气皆当以正月之朔为始，而以一年十二月分之为最合。钱塘高士宗世栻尝言之，是可从也。或以为司天之交替与六气之初终，即以二十四气论之，亦当始于立春，必不始于大寒，则揆诸"六节脏象"篇所云：及其至也，皆归始春之旨，说亦可从。至有谓当从历元，始于冬至子之半者，则其言似太迂矣。

巳亥年	子午年	丑未年	寅申年	卯酉年	辰戌年
上厥阴	上少阴	上太阴	上少阳	上阳明	上太阳
下少阳	下阳明	下太阳	下厥阴	下少阴	下太阴
初之气	初之气	初之气	初之气	初之气	初之气
客阳明	客太阳	客厥阴	客少阴	客太阴	客少阳
主厥阴	主厥阴	主厥阴	主厥阴	主厥阴	主厥阴
二之气	二之气	二之气	二之气	二之气	二之气
客太阳	客厥阴	客少阴	客太阴	客少阳	客阳明
主少阴	主少阴	主少阴	主少阴	主少阴	主少阴
三之气	三之气	三之气	三之气	三之气	三之气
客厥阴	客少阴	客太阴	客少阳	客阳明	客太阳
主少阳	主少阳	主少阳	主少阳	主少阳	主少阳
四之气	四之气	四之气	四之气	四之气	四之气
客少阴	客太阴	客少阳	客太阳	客太阳	客厥阴
主太阴	主太阴	主太阴	主太阴	主太阴	主太阴
五之气	五之气	五之气	五之气	五之气	五之气
客太阴	客少阳	客阳明	客太阳	客厥阴	客少阴
主阳明	主阳明	主阳明	主阳明	主阳明	主阳明
终之气	终之气	终之气	终之气	终之气	终之气
客少阳	客阳明	客太阳	客厥阴	客少阴	客太阴
主太阳	主太阳	主太阳	主太阳	主太阳	主太阳

五运齐化兼化表第八

凡阳年以中运五太为太过，阴年以中运五少为不及。其太过也，则为我旺，我旺则胜我者畏我之盛，而反齐其化矣。如太宫土运，胜土之木反齐土化。太商金运，胜金之火反齐金化。太羽水运，胜水之土反齐水化。太角木运，胜木之金反齐木化。太徵火运，胜火之水反齐火化。此即经所谓：畏其旺，反同其化也。其不及，则为我弱，我弱则胜我者乘我之衰而来兼其化矣。如少宫土运，胜土之木来兼土化。少商金运，胜金之火来兼金化。少羽水运，胜水之土来兼水化。少宫土运，胜土之木来兼土化。少角木运，胜木之金来兼木化。少徵火运，胜火之水来兼火化。此即经所谓：乘其弱，来同其化也。齐，谓以我化彼，兼谓以彼化我也。

宫土运	商金运	羽水运	角木运	徵火运	宫土运	商金运	羽水运	角木运	徵火运
甲太宫	乙少商	丙太羽	丁少角	戊太徵	己少宫	庚太商	辛少羽	壬太角	癸少徵
土齐木化	火兼金化	水齐土化	金兼木化	火齐水化	木兼土化	金齐火化	土兼水化	木齐金化	水兼火化

天符岁会年表第九

天符者，中运与司天相应也，故曰应天为天符。如丁巳年木运上应风木司天之类。凡十二年。

岁会者，中运与年支相值也，故曰承岁为岁直。如丁卯年木运承木支之类。凡八年。

太乙天符者，运气、天气、岁气三者皆合，故曰三合为治。如戊午年火运火支，又见君火。乙酉年金运金支，又见燥金。己丑、己未年土运土支，又见湿土之类。凡四年。

同天符、同岁会者，中运与在泉符、会而分，阳年之太过者为同天符，阴年之不及者为同岁会。如甲辰年，阳土运，太阴在泉。辛丑年，阴水运，太阳在泉之类。各六年。

上天符十二年，岁会八年，太乙天符四年，同天符、同岁会各六年，共为三十六年。惟太乙之四年，已在天符十二年中，岁会之八年，亦有四年在天符中。故"六元正纪"只言二十四岁，盖谓天符十二年，同天符、同岁会亦合十二年，不数太乙之天符及岁会之同于天符者各四年耳。天符为执法，岁会为行令，太乙天符为贵人。病之中贵人者重，中执法者亦重，中行令者为轻。"六元纪"曰：知迎知随，气可与期。此之谓也。

天符	岁会	太乙天符	同天符	同岁会
己丑土运土司天	甲辰土运临土支	己丑土运土司天又临土支	甲辰土运土在泉	辛丑水运水在泉
己未土运土司天	甲戌土运临土支		甲戌土运土在泉	辛未水运水在泉
乙卯金运金司天	己丑土运临土支	己未土运土司天又临土支	庚子金运金在泉	癸卯火运火在泉
乙酉金运金司天	己未土运临土支		庚午金运金在泉	癸酉火运火在泉
丙辰水运水司天	乙酉金运临金支	乙酉金运金司天又临金支		癸巳火运火在泉
丙戌水运水司天	丙子水运临水支			癸亥火运火在泉
丁巳木运木司天	丁卯木运临木支	戊午火运火司天又临火支		
丁亥木运木司天	戊午火运临火支			
戊子火运火司天				
戊午火运火司天				
戊寅火运火司天				
戊申火运火司天				

运气中上顺逆年表第十

"五运行大论"曰：气有相得者，有不相得者。其相得则为顺化，如木临火运，火临土运，土临金运，金临水运，水临木运，司天生运也。六十年中，有此十二年之顺化。不相得则为天刑，如木临土运，土临水运，水临火运，火临金运，金临木运，是司天克运也。六十年中，有此十二年之天刑。其有气虽相得，而以母居子下，谓之小逆，如火运遇土，木运遇火，水运遇木，金运遇水，土运遇金，是运生司天也。六十年中，有此十二年之小逆。其有气本不相得，而又子居父上，谓之不和，如木运遇土，火运遇金，土运遇水，金运遇木，水运遇火，是运克司天也。六十年中，有此十二年之不和。若夫中运与司天同行，则为平气，如巳亥之丁年，丑未之己年，卯酉之乙年，辰戌之丙年，子午、寅申之戊年。此即应天曰天符　之十二年，而六十年之为运周矣。

已亥十年	子午十年	丑未十年	寅申十年	卯酉十年	辰戌十年
乙巳乙亥	甲子甲午	乙丑乙未	甲寅甲申	乙卯乙酉	甲辰甲戌
不和	顺化	顺化	顺化	平气	不和
金克上木	火生中土	土生中金	火生中土	中上皆金	土克上水
丁巳丁亥	丙子丙午	丁丑丁未	丙寅丙申	丁卯丁酉	丙辰丙戌
平气	不和	不和	不和	天刑	平气
中上皆木	水克上火	木克上土	水克上火	金克中木	中上皆水
己巳己亥	戊子戊午	己丑己未	戊寅戊申	己卯己酉	戊辰戊戌
天刑	平气	平气	平气	小逆	天刑
木克中土	中上皆火	中上皆土	中上皆火	土生上金	水克中火
辛巳辛亥	庚子庚午	辛丑辛未	庚寅庚申	辛卯辛酉	庚辰庚戌
小逆	天刑	天刑	天刑	顺化	小逆
水生上木	火克中金	土克中水	火克中金	金生中水	金生上水
癸巳癸亥	壬子壬午	癸丑癸未	壬寅壬申	癸卯癸酉	壬辰壬戌
顺化	小逆	小逆	小逆	不和	顺化
木生中火	木生上火	火生上土	木生上火	火克上金	水生中木

六元本标中气治法表第十一

经以火、燥、寒、风、热、湿六元为本，以少、阳、太、厥、少、太六经为标，以脏腑表里之互相为络见于本标之中者为中气。故火为少阳本气，而少阳为气之标。燥为阳明本气，而阳明为气之标。寒为太阳本气，而太阳为气之标。风为厥阴本气，而厥阴为气之标。热为少阴本气，而少阴为气之标。湿为太阴本气，而太阴为气之标。本者，六元也。标者，六经也。六元为六经之本始，六经即六元所标著。经恐人即以标为本，失其治要，故不曰标之气，而曰气之标。明乎治之所重在气之本始，不在气所标著也。前人另求标气，转谓经未明言标义。若以原文"气之标也"之"也"字，一作"耳"字解，则尽得之矣。至于中气之治，独在阳明与厥阴两经者，熟玩经文，当于火湿之分，别有理会也。

少阳	阳明	太阳	厥阴	少阴	太阴
火本	燥本	寒本	风本	热本	湿本
厥阴中	太阴中	少阴中	少阳中	太阳中	阳明中
少阳标	阳明标	太阳标	厥阴标	少阴标	太阴标
本标同，治从本	本标中气皆不同，治从中	本标不同，或治本，或治标	本标中气皆不同，治从中	本标不同，或治本，或治标	本标同，治从本

五行胜复表第十二

谚云：木、火、土、金、水，五行周而复始，互相生。金、水、木、火、土，五贼周而复始，互相克。一若五行之只可有生，不可有克者。然而非克不生，经所以言亢害承制，制则生化也。夫欲知五行之生克，必先明五脏之子母。如肾为肝母，心为肝子；肝为心母，脾为心子；心为脾母，肺为脾子；脾为肺母，肾为肺子；肺为肾母，肝为肾子己不务德，而侮其所胜，则所胜之子来复母仇。所胜妄行，则己受其侮，而所生之子亦往复之，此太过、不及之所以皆有胜而有复也。因两存之，为实则泻子之治，并附以子失母荫亦来复者，兼以明虚则补母之义焉。

木太过，则土受克，土之子金来复。	火太过，则金受克，金之子水来复。	土太过，则水受克，水之子木来复。	金太过，则木受克，木之子火来复。	水太过，则火受克，火之子土来复。
木不及，则金亢，木之子火以热气复之。	火不及，则水亢，火之子土以湿气复之。	土不及，则木亢，土之子金以燥气复之。	金不及，则火亢，金之子水以寒气复之。	水不及，则土亢，水之子木以风气复之。
木不及，则不生火，火失荫，亦来复。	火不及，则不生土，土失荫，亦来复。	土不及，则不生金，金失荫，亦来复。	金不及，则不生水，水失荫，亦来复。	水不及，则不生木，木失荫，亦来复。

司天在泉胜复补泻合表第十三

人谓《素问》为无方之书，余谓《素问》即有方之始。运气七篇不名一药，而六味之酸、苦、辛、甘、咸、淡，四气之寒、热、温、凉，取以入各脏而分补泻者，皆药也，即皆方也。后人所赖，以知何味何气治何等病者，盖即此无方之书也。乃至今日而人皆曰此是古书，不治今病，于是而今人之所谓补非即古人所谓补矣，今人之所谓泻非即古人所谓泻矣。

古有以温补凉泻、热补寒泻者，即有以凉补温泻、寒补热泻者。其于味也亦然。岂是见寒即为泻，见温即为补乎？亦岂见甘即为补，见苦即为泻乎？今之以苦寒伐胃，甘寒益肾为辞者，非特于宜泻者不敢泻，且敢于宜补者而反泻之。五脏苦欲之不讲，遂并气味补泻之无别，而曰即可以治病也，余未之敢信焉。今以七篇中胜复之治，汇而辑之，归于易简。而于"六元正纪"自甲子至癸亥，所载药食宜者，及其他之与此略同者不更赘焉，所以避繁复也。

厥阴风化	少阴热化	太阴湿化	少阳火化	阳明燥化	太阳寒化
司天	司天	司天	司天	司天	司天
平以辛凉，	平以咸寒，	平以苦热，	平以酸冷，	平以苦温，	平以辛热，
佐以苦甘，	佐以苦甘，	佐以酸辛，	佐以苦甘，	佐以酸辛，	佐以甘苦，
以甘缓之，	以酸收之。	以苦燥之，	以酸收之，	以苦下之。	以咸泻之。
酸泻之。	寒胜	淡泄之。	苦发之，酸复	热胜	热胜
清胜	治以甘温，	湿上甚而为热	之。	治以辛寒，	治以咸冷，
治以酸温，	佐以苦酸辛。	治以苦温，	寒胜	佐以苦甘。	佐以苦辛。
佐以甘苦。	在泉	佐以甘辛	治以甘热，	在泉	在泉
在泉	治以咸寒，	以汗为故而	佐以苦辛。	治以苦温，	治以甘热，
治以辛凉，	佐以甘苦，	止。	在泉	佐以甘辛，	佐以苦辛，
佐以苦甘，	以酸收之，	热胜	治以咸冷，	以苦下之。	以咸泻之，
以甘缓之，	苦发之。	治以苦寒，	佐以苦辛，	热胜	辛润之，
辛散之。	寒胜	佐以苦酸。	以酸收之，	治以平寒，	苦坚之。
清胜	治以甘热，	在泉	苦发之。	佐以苦甘，	热胜
治以酸温，	佐以苦辛，	治以苦热，	寒胜	以酸平之。	治以咸冷，
佐以苦甘，	以咸平之。	佐以酸淡，	治以甘热，	阳明客	佐以甘辛，
以辛平之。	少阴客	以苦燥之，	佐以苦辛，	以酸补之，	以苦平之。
厥阴客	以咸补之，	淡泄之。	以咸平之。	辛泻之，	太阳客
以辛补之，	甘泻之，	热胜	少阳客	苦泄之。	以苦补之，
酸泻之，	酸收之。	治以苦冷，	以咸补之，	金之主	咸泻之，
甘缓之。	火之主	佐以咸甘，	甘泻之，	其泻以辛，	苦坚之，
木之主	其泻以甘，	以苦平之。	咸软之。	补以酸。	辛润之。
其泻以酸，	补以咸。	太阴客	火之主	阳明胜	水之主
补以辛。	少阴胜	以甘补之，	其泻以甘，	治以酸温，	其泻以咸，
厥阴胜	治以辛寒，	苦泻之，	补以咸。	佐以辛甘，	补以苦。
治以甘清，	佐以苦咸，	甘缓之。	少阳胜	以苦泄之。	太阳胜
佐以苦辛，	以甘泻之。	土之主	治以辛寒，	阳明复	治以甘热，
以酸泻之。	少阴复	其泻以苦，	佐以甘咸，	治以辛温，	佐以辛酸，
厥阴复	治以咸寒，	补以甘。	以甘泻之。	佐以苦甘，	以咸泻之。
治以酸寒，	佐以苦辛，	太阴胜	少阳复	以苦泄之、	太阳复
佐以甘辛，	以甘泻之，	治以咸热，	治以咸冷，	下之，酸补	治以咸热，
以酸泻之，	以酸收之，	佐以辛甘，	佐以苦辛，	之。	佐以甘辛，
甘缓之。	辛苦发之，	以苦泻之。	以咸软之，		以苦坚之。
	咸软之。	太阴复	酸收之，		
		治以苦热，	辛苦发之。		
		佐以酸辛，			
		以苦泻之、			
		燥之、泄之。			

《内经》难字音义一卷

弁　言

陆丈九芝，窥钻① 医学，愍俗医不明古训诘屈② 难读，束阁不观，甚者又窜易③ 篇弟，损改旧文，使轩岐古书瘢颣④ 遍体，二千年来，几至坠刭。因钻成《内经难字音义》一卷，爬梳理董于形声通假之故，塙有会心。如《素问·四气调神大论》：肾气独沈。据《周礼》壶涿氏先郑注，谓"独"、"浊"古通。"平人气象论"：前曲后居。据《汉书·郅都传》注，谓"居"与"倨"同。"刺腰痛论"：至头几几然。据《说文》，言几读若殊。"痿论"：主闰宗筋。据徐楚金《系传》：闰之言捆，谓闰当作烦捆解。凡此诸条皆极审谛⑤，非王冰旧释所能及。然则先生殆医经之陆元郎乎。

光绪十年仓龙甲申相月，世愚侄长洲王颂蔚

---

① 窥钻：探求，钻研。
② 愍（mǐn，音敏）：担忧。诘屈：曲折。
③ 窜易：窜改。
④ 瘢颣：伤痕。
⑤ 审谛：审查得非常清楚。

略　　例

一杜诗：读书难字过，即渊明不求甚解之意。其借书卷适情遣兴者，固无不可。若医家言，则一字一病，一字一治法。学者每苦《内经》有难字，置而弗读，则所失多矣。故摘其字之难者释之，其有字本非难而音义别者亦释之，如魏张揖难字仍收诂训臧获之类。

一《灵枢》之名，始见《宋史·艺文志》，唐以前称《针经》。其文具见晋皇甫谧《甲乙经》内，非伪书也。明道藏本称《内经·灵枢》《内经·素问》，今仍之。

一《素问》诸篇所引"经曰"皆《灵枢》文。又"离合真邪论"明言：余闻九针九篇，夫子因而九之。九九八十一篇，余尽通其意矣。据此，则《灵枢》自当居《素问》之前。

一《灵枢》有宋时史崧《音释》，太简。《素问》有林校、王注，其所音释亦略。今合两经并释之，而加详焉。

一马莳、张志聪、黄元御辈，注释《灵》《素》尽将古字改从今字。如：膲作"焦"，梁作"粱"，𪖛𪖛作"冲冲"之类。黄氏且改削字句，移前掇后，不一而足。是皆不可依据。今所释悉从旧本。

一反切悉用《广韵》，以归划一。《广韵》所无，兼取他韵。

一引古注以证字义，不拘前后。如：空，孔也。《汉书》注已三见。今取《后汉书·章帝纪》注。此类甚多，但求易辨，非遗前而取后也。

一每篇各标《内经》原次于上，摘字为音。虑有相乱，或连上下二三字，或录全句，便检寻也。

一字已见于《灵枢》者，于《素问》不再出字。已见于前篇者，于后篇不再出。若前后篇音义各别者，则两出之。

一应释之字，必从其朔。然或所释已非初见，虽屡易稿仍恐不免阅者，谅焉。

《灵　枢》

九针十二原第一

针：职深切。本作"鍼"，亦作"箴"。《史记·扁鹊传》：厉鍼砥石。《索隐》：鍼音针。《一切经音义》引《声类》：鍼今作"针"。《山海经·东山经》：高氏之山，其下多箴石。注：可以为砥针，治痈肿者。

其空：空，苦动切。与"孔"通。《史记·五帝纪》：舜穿井为匿空旁出。《索隐》：音孔。《正义》：言舜潜匿穿孔，旁从他井而出也。《后汉书·章帝纪》：方空谷。注：空，孔也。《内经》空字多有作孔字解者，举此例之。

宛陈：宛，纡勿切。与"苑"、"菀"、"郁"通。《甲乙经》作"菀"。《素问·针解论》亦作"菀"。《礼·内则》：兔为宛脾。注：宛，或作郁。《史记·仓公传》：寒湿气宛。《集解》：音郁。陈，《汉书·食货志》陈陈相因。注：陈谓久旧也。《素问·奇病论》：治之以兰，治陈气也。注：陈谓久也。

补写：写，悉姐切。与"泻"通。《周礼》：稻人以浍写水。

内之：内，奴对切。古入字通作内。《说文》：内，入也。自外而入也。《礼·月令》：无不务内。《吕氏春秋·季秋纪》：作务人。《左·襄九年传》：以出内火。《汉书·五行志》引作"以出入火"。本经"小针解"：徐内而疾出，疾内而徐出。

蚊虻：蚊，亦作"蟁"。虻，武庚切。亦作"蝱"。《说文》：蟁蝱，啮人飞虫。

腧：伤遇切。本作"俞"，亦作"输"。《素问·咳论》：治脏者治其俞。注引《灵枢》：脉之所注为俞。本经作"腧"。《素问·奇病论》：治之以胆募俞。注：胸腹曰募，背脊曰俞。按：五脏各有井、荥、俞、经、合五穴，谓之五俞。六腑各有井、荥、俞、原、经、合六穴，谓之六俞。

鑱：锄衔切。《史记·扁鹊传》：鑱石挢引。《索隐》：鑱谓石针也。

锃：都奚切。《玉篇》：锋也。

铍：敷羁切。《说文》：铍，大针也。《广雅·释器》：鑱谓之铍。《三国志》注"华佗别传"：令弟子数人，以铍刀决脉。

氂：莫袍切。《说文》：氂，犛牛尾也。《一切经音义》引"三仓"：氂，毛也。

喙：许秽切。《说文》：喙，口也。《一切经音义》引《通俗文》：兽口曰喙。又，《方言》：喙，息也。《国语·晋语》：献子伤曰，余病喙。注：喙，短气貌。义别。

痹：必至切。本作"痹"。《一切经音义》引《苍颉训诂》：痹，手足不仁也。《汉书·艺文志》：痹十二病方三十卷。注：痹，风淫之病。

溜：力救切。《一切经音义》引《苍颉篇》：溜谓水下垂也。《素问·阴阳别论》：阴阳相过曰溜。

荥：户扃切。《说文》：荥，绝小水也。按：五脏各有井、荥、腧、经、合五穴。

四末：《左·昭元年传》：风淫末疾。注：末，四肢也。《礼·乐记》：奋末广贲之音作。注：奋末，动使四支也。

肓：乎光切。《说文》：肓，心下鬲上也。《左·成十年传》：居肓之上。注：肓，鬲也。

脖胦：脖，蒲没切。胦，于良切。《甲乙经》：气海穴一名脖胦，在脐下。

本输第二

输：伤遇切。与“腧”通。《史记·扁鹊传》：五脏之输。《正义》：十二经皆以输为原。

廉：力监切。《说文》：廉，仄也。《九章算术》：边谓之廉。《仪礼·乡饮酒礼》：设席于堂廉东上。注：侧旁曰廉。

踝：胡瓦切。《说文》：踝，足踝也。《急就篇》：蹴踝跟踵相近聚。注：踝，足之内外踝也。《释名》：踝，确也。居足两旁，硗确然也。《大藏音义》引《声类》：踝，足外附骨也。内外为四踝。

辅骨：《素问·骨空论》：骸下为辅。又，《说文》：辅，人颊车也。《广雅·释亲》：辅谓之颊。义别。

腘：古获切。《广雅·释亲》：腘，曲脚也。《荀子·富国篇》：诎要桡腘。注：腘，曲脚中。《素问·骨空论》：辅上为腘。“至真要大论”：腘如结。注：

腘为膝后曲脚之中也。

侠溪：侠，胡类切。与“挟”通。《汉书·孙叔通传》：殿下郎中侠陛。注：侠与“挟”同。《释名》：挟，夹也，夹在旁也。《内经》挟字多作“侠”，举此例之。溪，苦奚切。《素问·气穴论》：肉之小会为溪。《甲乙经》：侠溪穴在足指次指二歧骨间。

跗：甫无切。亦作“趺”。《仪礼·士丧礼》：乃屦綦结于跗连绚。注：跗，足上也。疏：谓足背也。《文选》束皙“补亡诗”：白华绛跗。注：跗与“趺”同。

胻：户庚切。亦作“骱”。《说文》：胻，胫耑也。《广雅·释亲》：胻，胫也。《史记·龟策传》：壮士斩其胻。《集解》：胻，脚胫也。

所将：《广雅·释诂》：将，行也。本篇“将两脏”，义同。

腨：市充切。亦作“蹲”、“膞”。《说文》：腨，腓肠也。《大藏音义》引《文字集略》：腨，胫之腹也。《素问·至真要大论》：腨如别。注：腨，骱后软活处也。按：即今俗所谓腿肚者是。

闭癃：癃，立中切。亦作“癃”。《素问·宣明五气篇》：膀胱不利为癃。又，《说文》：癃，罢病也。义别。

呿：近倨切。亦作“欯”。《玉篇》：张口貌。《庄子·秋水篇》：公孙龙口呿而不合。《释文》引司马注：呿，开也。《一切经音义》引《通俗文》：张口运气谓之欠欯。本经“经脉篇”：虚则欠呿。

欠：去剑切。《说文》：欠，张口气悟也。《释名》：欠，钦也。开张其口作声，唇钦钦然也。

痿：于为切。《说文》：痿，痹也。《吕氏春秋·孟春纪》：多阴则蹙，多阳则痿。注：痿蹙，不能行也。《汉书·哀帝纪》"赞":即位痿痹。注引如淳曰:病两足不能相过曰痿。"韩王信传":如痿人之不忘起。注:痿,风痹病也。《素问·痿论》:大经空虚,发为肌痹,传为脉痿。

小针解第三

著:直略切。附也。《汉书·贾谊传》:如黑子之著面。

佖:毗必切。《汉书·杨雄传》"羽猎赋":骈衍佖路。注:佖,满也。

恍:许访切。亦作"恍"。《楚辞》宋玉"登徒子好色赋":恍若有望而不来。注:恍,失意貌。

濇:所力切。亦作"涩"。《说文》:濇,不滑也。《素问·至真要大论》:短而濇。注:来往不利是谓濇也。

渗:所禁切。《说文》:渗,下漉也。《汉书·司马相如传》"封禅文":滋液渗漉。注:渗漉,谓润泽下究。"杨雄传·河东赋":泽渗漓而下降。注:渗漓,流貌。又,《素问·至真要大论》:淡味渗泄为阳。义别。

邪气脏腑病形第四

凑:仓奏切。亦作"腠"。《史记·扁鹊传》:君有疾在腠理。《正义》:腠,音凑。谓皮肤。《文心雕龙·养气篇》:凑理无滞。《素问·举痛论》:寒则腠理闭。注:凑,谓津液渗泄之所。

淖:奴教切。《尔雅·释言》《释文》引《字林》:淖,濡甚也。《广雅·释诂》:淖,湿也。

若:犹及也。《汉书·高帝纪》:若一郡降者,封万户。注:若者,豫及之辞。《后汉书·陈忠传》:若它郡县。注:

若,及也。《内经》若字多有作"及"字解者,举此例之。

煇:之陇切。《甲乙经》作"熏"。

洒淅:洒,所买切。亦作"灑"。《素问·调经论》:洒淅起于毫毛。注:洒淅,寒貌。"风论":腠理开则洒然寒。注:洒然,寒貌。本经"经脉篇":洒洒振寒。《伤寒论》:灑淅恶寒。

贲而起:贲,符分切。《谷梁·僖十年传》:覆酒于地而地贲。注:贲,沸起也。《甲乙经》:贲作"大"。

瘛疭:瘛,尺制切。亦作"瘛"。疭,子用切。《急就篇》:痈疽瘛疭痿痹痕。注:瘛疭,小儿之疾,即今痫病也。《汉书·艺文志》:瘛疭方三十卷。按:瘛之言掣,疭之言纵。即今俗所谓抽掣搐搦之证。

喉吤:吤,居拜切。《集韵》:声也。《甲乙经》作"喉吤吤"。

哕:于月切。《说文》:哕,气牾也。《一切经音义》引《通俗文》:气逆曰哕。按:哕与干呕、咳逆、噫嗳并异,即今俗所谓打呃者是。

消瘅:瘅,都寒切。《尔雅·释诂》:瘅,劳也。《史记·仓公传》:风瘅客脬。《索隐》:瘅,病也。《素问·脉要精微论》:瘅成为消中。注:瘅,谓湿热也。又。得案切。亦作"疸"。《汉书·严助传》:南方暑湿,近夏瘅热。注:瘅,黄病。《山海经·西山经》:翼望之山有兽,名曰讙,服之已瘅。注:黄瘅病也。义微别。

维:脉名。按:《难经》奇经八脉有阳维、阴维,阳维维于阳,阴维维于阴。

颠:与"癫"、"瘨"通。《甲乙经》作"癫"。《广雅·释诂》:瘨,狂也。《急就篇》:疝瘕颠疾狂失响。注:颠疾性理颠倒失常也。本经有"癫狂篇"，《素问·腹中论》：石药发瘨，芳草发狂。注：多喜曰瘨，多怒曰狂。

息肉：亦作"瘜"、"膜"。《一切经音义》引"三苍"：瘜，恶肉也。《方言》：膜膜也。注：谓息肉也。

瘘：卢候切。《说文》：瘘，颈肿也。《山海经·中山经》：合水多腾鱼，食之不痈，可以已瘘。注：瘘，痈属也。中多有虫。《素问·生气通天论》：陷脉为瘘。

息贲：贲，博昆切。《难经·五十六难》：肺之积名曰息贲。

痠：素官切。与"酸"通。《广雅·释诂》：痠，痛也。《金匮方论》：虚劳四肢痠疼，小建中汤主之。《素问·刺热论》：先腰痛骱痠。

瘕：古牙切。《说文》：瘕，女病也。《素问·大奇论》：三阳急为瘕。注：血凝为瘕。

衄：女六切。本作"衄"。《说文》：衄，鼻出血也。

癀疝：癀，杜回切。亦作"隤"、"颓"、"癫"。《甲乙经》作"癫"。《集韵》引《苍颉篇》：癫，阴病。《释名》：阴肿曰癀，气下隤也。《素问·阴阳别论》：三阳为病，发寒热，其传为颓疝。"至真要大论"：阳明之胜，外发癫疝。

后沃沫：后，大便也。详下"不得前后"条。沃，乌酷切。《文选》张衡"西京赋"：地沃丰薛。注：沃，肥也。沫，莫拨切。《庄子·至乐篇》：干余骨之沫为斯弥。《释文》引李注：沫，口中汁也。按：后沃沫，谓大便下肥汁也。《素问·五常政大论》：赤沃下。"至真要大论"：少阴之胜，传为赤沃。少阳之胜，下沃赤白。注：沃，沫也。

瘚：居月切。《甲乙经》作"厥"。《说文》：瘚，屰气也。

蛕蝎：蛕，胡恢切。亦作"蚘"。《说文》：蛕，腹中长虫。蝎，胡葛切。《说文》：蝎，蝤蛴也。《尔雅·释虫》：蝎蛣蝠。注：木中蠹虫。

不得前后：《太元元数》云：九窍一六为前，五五为后。《史记·仓公传》：令人不得前后溲。《索隐》：前溲谓小便，后溲谓大便也。

嗌：伊昔切。《说文》：嗌，咽也。《谷梁·昭十九年传》：嗌不容粒。注：嗌，喉也。《素问·至真要大论》：嗌塞而咳。注：嗌谓喉之下，接连胸中肺两叶之间者也。

阴痿：《史记·五宗世家》：胶西王端阴痿。《正义》：不能御妇人。

腄腄：腄，竹垂切。《甲乙经》作"垂"。

不月：《素问·阴阳别论》：二阳之病发心脾，女子不月。按：不月，谓月事不来也。

痔：直里切。《说文》：痔，后病也。《素问·生气通天论》：肠澼为痔。《释名》：痔，食也。虫食之也。

痏：荣美切。《文选》张衡"西京赋"：所恶成疮痏。薛注：疮痏，谓瘢痕也。《素问·缪刺篇》：去端如韭叶各一痏。注：痏，疮也。

腧申：《甲乙经》作"揄伸"。揄，余招切。详下《素问》"揄臂"条。伸，《广雅·释诂》：申，伸也。伸展也。

瞋：昌真切。《说文》：瞋，起也。《玉篇》：引《埤苍》：瞋，引起也。

控睾：控，苦贡切。睾，古劳切。与"皋"通。《素问·至真要大论》：民病少腹控睾，引腰脊上冲心痛。注：控，引也。睾，阴丸也。

澹澹：澹，徒鉴切。《说文》：澹，

水摇也。《素问·刺热论》：其逆则项痛员员澹澹然。注：澹澹，为似欲不定也。

灸：居祐切。《说文》：灸，灼也。《素问·异法方宜论》：其治宜灸焫。注：火艾烧灼谓之灸焫。《史记·仓公传》：形弊者，不当关灸镵石。

针染于巷：染，如检切。《汉书·司马相如传》："子虚赋"：割鲜染输。注引李奇曰：染，擩也。师古曰：擩，揾也。《大藏音义》引《考声》：染，著也。《六书故》：揾，指按也。则染有按、著二义。巷，亦作"衖"。《说文》：巷，里中道也。《大藏音义》引《韵英》：巷，小街也。按：《素问·气府论》：气街动脉各一注。气街，穴名也。此言中气穴，则巷字当与"街"字义近。

根 结 第 五

钳耳：钳，巨淹切。《甲乙经》作"钳大者，耳也"。

膲：即消切。《淮南子·天文训》：月死而赢蚌膲。注：膲，肉不满。读若"物醮炒"之"醮"也。又，《广韵》：人之三焦。义别。

繇：余招切。《史记·苏秦传》：莫不尽繇。《索隐》：繇，摇动也。《素问·气交变大论》：筋骨繇复。注：繇，摇也。

膻：徒旱切。《说文》：膻，气海也。在两乳中间。

代：脉形也。《伤寒论》：脉来动而中止，不能自还，因而复动者名曰代。

慓：抚招切。《说文》：慓，急也。《广雅·释诂》同。

膏梁：梁与"粱"通。《素问·通评虚实论》：肥贵人则高梁之疾也。注：梁，粱米也。

充郭：郭，古博切。《释名》：郭，廓也。《方言》：张小使大谓之廓。《素问·汤液醪醴论》：津液充郭。本经"胀论"：排脏腑而郭胸胁。《甲乙经》郭作"廓"。

儑辟：儑，尺涉切。按：当与"聂"、"摄"通。辟，房益切。《素问·调经论》：聂辟气不足。注：聂谓聂皱，辟谓辟叠也。《甲乙经》作"儑辟"。林校据《太素》作"摄辟"。

薄著：薄，旁谷切。《广雅·释言》：薄，附也。

寿夭刚柔第六

朘：渠陨切。《玉篇》：腹中朘脂也。

怫忮：怫，符弗切。《说文》：怫，郁也。《汉书·邹阳传》：太后怫郁。注：怫郁，蕴积也。忮，苦爱反。《广雅·释诂》：忮，满也。

不仁：《素问·风论》：卫气有所凝而不行，故其肉有不仁也。注：不仁谓痛而不知寒热痛痒。"痹论"：皮肤不营故为不仁。注：不仁者，皮顽不知有无也。

焠：士内切。《史记·天官书》：火与水合为焠。《荀子·解蔽篇》：有子恶卧而焠掌。注：焠，灼也。《素问·调经论》：焠针药熨。注：焠针，火针也。

熨：纡物切。本作"尉"。《史记·扁鹊传》：案抁毒熨。《索隐》：谓毒病之处以药物熨贴也。

哎咀：哎，方矩切。咀，慈吕切。《广韵》：哎，咀嚼也。《本草纲目》注：李杲曰，哎咀，古制也。古无刀，以口齧细，令如麻豆，煎之。

马矢熅：矢，亦作"屎"。熅，于云切。《说文》：熅，郁烟也。《汉书·苏武传》：置熅火。注：熅，聚火无焱者也。

按：此谓烧马矢郁烟，置盛酒器于中也。

晬：子对切。《类篇》：晬，时者。周时也。

官针第七

支为大脓：支，亦作"楮"、"揩"。《尔雅·释言》：楮，柱也。《释文》作"揩拄"。《国语·周语》：天之所支不可废也。注：支，拄也。《甲乙经》作"反为大脓"。

本神第八

淫泆：泆，夷质切。《说文》：泆，水与荡泆也。《书·多士》：诞淫厥泆。

悗：母本切。《庄子·大宗师篇》：悗乎忘其言也。《释文》引李注：悗，废忘也。又，与"懑"通。《说文》：懑，烦也。《甲乙经》作"闷"。

挛：吕员切。《说文》：挛，系也。《素问·皮部论》：寒多则筋挛。注：挛，急也。

泾溲不利：《素问·调经论》：形有余则腹胀泾溲不利。注：泾，大便。溲，小便也。林校据杨上善云：泾作"经"，妇人月经也。

喘喝：喘，昌兖切。《说文》：喘，疾息也。喝，于辖切。《玉篇》：嘶声。《后汉书·张酺传》：声音流喝。注引《广苍》：喝，声之幽也。本经"经脉篇"：喝喝而喘。《金匮方论》：蚀于上部则声喝。

终始第九

将以甘药：《诗·周颂》：我将我享。笺：将，犹奉也。

膊：补各切。本作"髆"。《仪礼·少牢》"馈食礼"：不升肩臂臑膊骼。

为齐：《易·系辞》：齐大小者存乎卦。注：齐，犹言变也。

缪刺：缪，靡幼切。《素问·缪刺论》：故络病者，其痛与经脉缪处，故命曰缪刺。按：谓左刺右，右刺左也。

反折：折，食列切。《广韵》：断而犹连也。《礼·月令》：视折审断。蔡邕《章句》：骨曰折。

舌卷：卷，巨员切。《庄子·徐无鬼篇》：有卷娄者。《释文》：卷娄，犹拘挛也。

噫：乌介切。《说文》：噫，饱食息也。《文选》司马相如"长门赋"：心凭噫而不舒兮。注引《字林》：噫，饱出息也。

燋：即消切。与"焦"通。《汉书·霍光传》：燋头烂额为上客。

经脉第十

臑：那到切。《广韵》：臂节。《仪礼·少牢》"馈食礼"：肩臂臑。注：臑，肱骨。

膨膨：膨，薄庚切。亦作"彭"。《玉篇》：膨，脝胀貌。《甲乙经》：心膨膨痛，尺泽主之。胸中膨膨然，邱墟主之。《脉经》：肺实胸中满，膨膨与肩相引。

瞀：莫候切。《楚辞》屈原"九章"：中闷瞀之忳忳。注：瞀，乱也。《庄子·徐无鬼篇》：予适有瞀病。《释文》引李注：瞀，风眩貌。

髃：过俱切。又，五口切。亦作"腢"。《说文》：髃，肩前也。《六书故》引《字林》：髃，肩前两乳间骨也。《急就篇》：肿腋胸肋喉咽髃。注：髃，肩前也。

鼽：巨鸠切。《说文》：鼽，病寒鼻

窒也。《礼·月令》：民多鼽嚏。《一切经音义》引《通俗文》：鼽鼻曰齆。

嫡：乌葛切。《说文》：嫡，鼻茎也。《孟子》：疾首蹙頞。

客主人：穴名。《甲乙经》：上关穴一名客主人，在耳前上廉起骨端。

颅：落胡切。亦作"卢"。《说文》：硕颅，首骨也。《广雅·释亲》：硕颅谓之髑髅。《汉书·武五子传》"赞"：头卢相属于道。注：卢，额骨也。

髀：并弭切。《说文》：髀，股也。《春秋·元命苞》：髀之为言跂也。阴二，故人两髀。《汉书·贾谊传》：至于髋髀之所。注：髀，股骨也。

膑：毗忍切。亦作"髌"。《说文》：膑，膝耑也。《文选》潘岳"西征赋"：狙潜铗以脱膑。注引敦璞《三苍解诂》：膑，膝盖也。

骭：古案切。《说文》：骭，骹也。《尔雅·释训》：骭疡为微。注：骭，脚胫。《淮南子·俶真训》：易骭之一毛。注：自膝以下胫以上也。

喎：苦绢切。亦作"呙"。《说文》：喎，戾不正也。《一切经音义》引《通俗文》：斜戾曰喎。

胗：章忍切。籀文作"疹"。《说文》：胗，唇疡也。《广雅·释诂》：胗，肿也。宋玉"风赋"：中唇为胗。《一切经音义》引"三苍"：胗，肿也。

得后与气：按：得后，谓得有屎也。与"不得前后"句义同。气，谓失气。《广韵》：糒失气，即此今俗作屁。

溏：徒郎切。《广雅》言溏淖也。《一切经音义》引《通俗文》：和溏曰淖。

肩解：解，古隘切。《汉书·贾谊传》：所排击割剥，皆众理解也。注：解，支节也。《素问·气穴论》：内解写于中者

十脉。注：解，谓骨解之中经络也。

胛：古狎切。《后汉书·张宗传》：中予贯胛。注：胛，背上两膊间。

䪼：职悦切。《广韵》：面秀骨。《急就篇》：头颊䫻䪼眉目耳。注：䪼，两颊之权也。《素问·至真要大论》：齿痛䪼肿。又，与"准"通。《玉篇》：汉高隆䪼龙颜史汉皆作准。注：鼻也。义微别。

颔：胡感切。《方言》：颔，颐颔也。南楚谓之颔。《释名》：颐或曰颔车。颔，含也。口含物之车也。

髆：补各切。亦作"膊"。《说文》：膊，肩甲也。《汉书·武帝纪》：立皇子髆为昌邑王。注：许慎以为肩髆字。

踵：市兖切。《玉篇》：足跟也。《淮南子·人间训》：追者至踵足而怒。注：踵足，躩足也。

顖：足晋切。亦作"囟"、"顂"。《说文》：囟，头会脑盖也。《玉篇》：顶门也。《孔子家语·本命解》：三年顖合，然后能言。

尻：苦刀切。《广雅·释亲》：尻，臀也。《一切经音义》引"三苍"：尻，髋也。《礼·内则》：兔去尻。

邪走：邪与"斜"通。《甲乙经》作"斜趋"。

晄晄：晄，呼光切。《玉篇》：目不明。《脉经》：肾实目视晄晄，瞻虚目黄，失睛晄晄。

肠澼：澼，普击切。亦作"辟"。《素问·太阴阳明论》：贼风虚邪入五脏久为肠澼。"阴阳别论"：阴阳虚，肠辟死。注：辟，阴也。林校据全元起本作"澼"。

憺憺：憺，徒滥切。《汉书·李广传》：威棱憺乎邻国。注引李奇曰：憺，犹动也。

锐眦：眦，在诣切。《说文》：眦，

目厓也。《列子·汤问篇》：拭眦扬眉而望之。《释文》：目际也。本经"癫狂篇"：目眦外决于面者为锐眦，在内近鼻者为内眦。

髀厌：厌，于叶切。与"压"通。《说文》：厌，笮也。按：笮义同窄，谓狡窄处也。《素问·气穴论》：两髀厌分中二穴。注：谓环跳穴也。本经"肠胃篇"：会厌。《素问·气穴论》：两骸厌。《甲乙经》：领厌穴。又，瘖门穴，一名舌厌。义并同。

马刀侠瘿：本经"痈疽篇"：其痈坚而不溃者，为马刀侠瘿。《甲乙经》作"马刀"。《金匮方论》：痹侠背行，若肠鸣、马刀侠瘿者，皆为劳得之。《甲乙经》：胸满马刀臂不得举，渊腋主之。马刀肿瘿，章门、支沟主之。侠与"挟"通。瘿，于郢切。《说文》：瘿，项瘤也。《博物志》：山居之人多瘿肿疾。《释名》：瘿，婴也。在项婴喉下也。

肮：胡郎切。亦作"胻"、"亢"。《史记·陈余传》：乃仰绝肮。《索隐》引苏林云：肮，颈大脉也。《汉书·娄敬传》：不搤其亢。注引张晏曰：亢，喉咙也。

狐疝：《素问·四时刺逆从论》：厥阴滑则病狐疝风。林校据杨上善云：狐，夜不得尿，日出方得。人之所病与狐同，故曰狐疝。《金匮方论》：阴狐疝气者，偏有大小，时时上下。

卒然：卒，仓没切。《广韵》：急也，遽也。《孟子》：卒然问曰。《史记·仓公传》：其卒然合。

肬：羽求切。亦作"疣"。《说文》：肬，赘也。《释名》：肬，邱也。出皮上聚高，如地之有邱也。《荀子·宥坐篇》：曾未如肬赘。注：肬赘，结肉。

痂疥：痂，古牙切。疥，古拜切。

《急就篇》：疕疡疥疠癣聋盲。注：痂，创上甲也。疥，小虫攻啮皮肤，灌错如鳞介也。

齲：驱雨切。亦作"龋"。《释名》：齲，齿朽也。虫啮之齿缺朽也。《说文》：龋，齿蠹也。《史记·仓公传》：齐中大夫病龋齿。《淮南子·说山训》：斩木愈龋。

经别第十一

肛：古双切。《史记·仓公传》：肛门重十二两。即广肠之门。

顀：直追切。《甲乙经》作"椎"。《素问·刺热论》：三椎下间主胸中热。注：脊节之谓椎。又，《说文》：顀，出额也。义别。

经水第十二

壮数：《魏志·华佗传》：若当灸不过一两处，每处七八壮。按：艾灸一灼谓之壮。其数以壮人为则，羸者减之。《素问·骨空论》：灸法以年为壮数。

渑：余陵切。亦作"绳"。《春秋释例》：渑水出齐国临淄县北，入时水。《水经注》引《左传》作"绳"。

漯：他合切。亦作"湿"。《说文》：湿水出东郡东武阳入海。《书·禹贡》作"漯"。

痟：相邀切。与"消"通。《周礼》"疾医"：春时有痟首疾。注：痟，酸削也。

经筋第十三

頄：巨鸠切。《广韵》：颊间骨也。《易·夬卦》：壮于頄。注：頄，面权也。

胁：弭沼切。《素问·骨空论》：胁络季胁，引少腹而痛。注：胁谓侠胁两旁空软处也。

跷：其虐切。脉名。本经"脉度篇"：跷脉有阴阳。按：《难经》：奇经八脉有阳跷、阴跷。

以马膏膏其急者：上膏如字。下膏，古到切。用以润物也。《礼·内则》：脂膏以膏之。《左·襄十九年传》：如百谷之仰膏雨，焉若尝膏之。

结于齐：齐与"脐"通。《甲乙经》作"脐"。《释名》：齐，剂也。肠端之所限剂也。

痫：户间切。《一切经音义》引《说文》：痫，风病也。又，引《声类》：小儿瘨曰痫。《后汉书·王符传》："潜夫论"：哺乳多则生痫病。

痉：巨郢切。《说文》：痉，强急也。《玉篇》：风强病也。

目眠：眠，莫经切。《说文》：眠，翕目也。《广韵》：合目眠眠。《后汉书·马援传》：甘心眠目。

贯鬲：鬲，博昆切。《素问·脉要精微论》：内以候鬲。注：肝主鬲。鬲，鬲也。《难经·四十四难》：胃为贲门。

㿀：普击切。按：字书无"㿀"字。《庄子·田子方篇》：口辟焉而不能言。《释文》引司马注：辟卷不开也。义相近。《甲乙经》作"僻"。

骨度第十四

髑骭：髑，胡葛切。骭，羽俱切。《广雅·释亲》：髑骭，缺盆肴也。《玉篇》、《广韵》俱训肩骨。按：据此经文"缺盆以下至髑骭长九寸"，则当在胸前。《甲乙经》：鸠尾穴一名髑骭，在臆前蔽骨下五分是也。

骶：都计切。《广雅·释亲》：背谓之骶。《玉篇》：臀也。《素问·刺热论》：荣在骶也。注：脊窍之谓骶。

营气第十六

经隧：经与"径"通。《广雅·释言》：经，径也。隧，徐醉切。与"遂"通。《素问·调经论》：五脏之道皆出于经隧。注：隧，潜道也。

营卫生会第十八

阳陇：陇与"隆"通。《素问·生气通天论》：日中而阳气隆。注：隆犹盛也。高也。《史记·礼志》：是为大隆。《索隐》：隆者，盛也，高也。

夜瞑：瞑，莫贤切。与"眠"通。

泌：鄙密切。《史记·司马相如传》"上林赋"：偪侧泌㳻。《索隐》引司马彪曰：泌㳻，相楔也。又，引郭璞：泌音笔。按：此经文"泌糟粕"、下文"济泌别汁"，泌义当与"潷"通。《一切经音义》引《通俗文》：去汁曰潷。

济：济与"挤"通。《国语·晋语》：二帝用师以相济也。注：济，读若挤。《甲乙经》"济泌"作"渗泄"。

四时气第十九

疢：释类切。《集韵》：肿病。《甲乙经》作"水"。

箭：徒红切。《广雅·释诂》：箭，长也。

疠风：疠，力制切。亦作"癞"。《说文》：疠，恶疾也。《山海经·西山经》：英山有鸟，名曰肥遗，食之已疠。注：疠，疫病也。或曰恶创。《素问·风论》：风之伤人也，或为疠风。疠者，有荣气热胕。其气不清，故使其鼻柱坏而色败，皮肤疡溃。

燻：许云切。亦作"熏"。《列子·汤问篇》：燻则烟上。

五邪第二十

行善瘛：瘛，昌列切。亦作"瘈"。《尔雅·释训》：瘛，曳也。《释文》本或作"瘈"。《甲乙经》瘛作"瘈"。《素问·气交变大论》：行善瘈，脚下痛。

寒热病第二十一

腊：思责切。亦作"昔"、"焟"。《说文》：昔，干肉也。《释名》：腊言干昔也。《广雅·释诂》：焟，干也。《易·噬嗑卦》：噬腊肉。

鞕：五争切。亦作"硬"。《玉篇》：坚也。《一切经音义》引《通俗文》：物坚硬谓之硗确。又，引《字略》：强物坚曰硬。

瞋：昌真切。《说文》：瞋，张目也。《广雅·释诂》：瞋，张也。《庄子·秋水篇》：瞋目而不见邱山。又，与"嗔"通。怒也。义别。

腓：符非切。《说文》：腓，胫腨也。《易·艮卦》：艮其腓。疏：腓肠也。本文"腓者，腨也。"互详前"腨"字条。

癫狂第二十二

悸：其季切。亦作"痵"。《说文》：悸，心动也。

颅：玉陷切。《广韵》：长面也。本篇"狂耳妄闻，治之取两颅"。《甲乙经》"颅"字皆作"颔"。《史氏音释》作"口感切。饥黄起行。"失之。

漎漎：漎，他合切。《文选》木华"海赋"：潏潰沦而滭漎。注：滭漎，攒聚也。

唏：许即切。叹声。《史记·十二诸候年表》：纣为象箸，而箕子唏。《索隐》：唏，叹声也。

清：《庄子·人间世篇》：爨无欲清之人。《释文》：清凉也。《素问·五脏生成论》：腰痛足清。注：清亦冷也。"五常政大论"：其候清切。注：大凉也。

热病第二十三

痱：符非切。《说文》：痱，风病也。《汉书·贾谊传》：又类辟且病痱灌夫。传：即阳病痱。又，《一切经音义》引《字略》：痱瘖，小种也。义别。

苛轸鼻：《甲乙经》作"苛鼻干"。《脉经》作"苛菌为轸鼻"。其义未详。

顑颥：顑，而涉切。颥，人朱切。《玉篇》：在耳前曰顑。顑颥，耳前动也。《甲乙经》：脑空穴一名顑颥。耳聋两顑颥痛，中渚主之。《脉经》作"摄颥"。

瘈：尺制切。亦作"瘛"。《说文》：引纵曰瘈。

胳：古落切。《说文》：胳，腋下也。《广雅·释亲》：胳谓之腋。《一切经音义》引《埤苍》：胳，肘后也。《甲乙经》《脉经》俱作"络"。

噤龄：噤，渠饮切。《说文》：噤，口闭也。《一切经音义》引《通俗文》：口不闭曰噤。《楚辞》刘向"九叹"：口噤闭而不言。注：闭口为噤。龄，胡介切。《说文》：龂，齿相切也。《一切经音义》引"三苍"：龂龂，鸣齿也。《释名》：疥，龂也。痒搔之齿噤龂也。《玉篇》：噤龂，切齿怒也。

怚：将预切。《说文》：怚，骄也。《甲乙经》作"阻"。按：《方言》：金怚，剧也。即"险阻"之假借字。

厥病第二十四

手足清至节：清，凉也。详前"清"字条。一本作"青"。按："青"、"清"古字相通。《释名》：清，青也。《吕氏春秋·季冬纪》：使青芲进视。《水经注》引作"清泙"。此篇上文有"手足寒至节"句，可互证。俗解谓手足色青，失之。

恢：奴皓切。与"嫩"通。《说文》：嫩，有所恨也。

悉：抚庚切。亦作"㤸"。《玉篇》：满也。

耵聍：耵，都挺切。聍，乃挺切。《一切经音义》引《埤苍》：耵聍，耳中垢也。甲乙经作"摘抵"。

淫泺：泺，匹各切。《素问·骨空论》：淫泺胫瘦，不能久立。注：淫泺，谓似酸痛而无力也。

杂病第二十六

㲉㲉：㲉，胡谷切。亦作"瀫"。《广韵》：水声。《甲乙经》作"飂飂"。

虾：芳杯切。《说文》：虾，凝血也。《素问·五脏生成篇》：赤如虾血者死。注：虾，谓败恶凝聚之血色，赤黑也。

嚏：都计切。《一切经音义》引《苍颉篇》嚏，喷鼻也。《诗·邶风》：愿言则嚏。笺：汝思我心如是，我则嚏也。今俗人嚏，云人道我，此古之遗语也。

周痹第二十七

愇：许竹切。与"畜"、"蓄"通。《说文》：愇，起也。《后汉书·马融传》"广成颂"：疏越蕴愇。注：蕴愇，犹积聚。《甲乙经》作"蓄"。《素问·生气通天论》：阳畜积。又，《诗·邶风》：不我能愇。传：愇，养也。义别。

口问第二十八

谷气：谷与"穀"通。《甲乙经》作"穀"。《书·尧典》：昧谷。《周礼·缝人》注引作"柳穀"。《诗·邶风》：习习谷风。疏引孙炎《尔雅注》：谷之言穀。穀，生也。谷风者，生长之风。《汉书·王莽传》：其夕穀风迅疾。注：穀风谓谷风。《素问·阴阳应象大论》：谷气通于肝。本经"决气篇"：五谷与胃为大海也。《甲乙经》并作"穀"。

韂：丁可切。《广韵》：垂下貌。

师传第二十九

沧沧：《说文》：沧，寒也。《列子·汤问篇》：日初出，沧沧凉凉。《逸周书·周祝篇》：天地之间有沧热。注并同。

骱：古活切。《说文》：骱，骨端也。

肠胃第三十一

会厌：本经"忧恚无言篇"：会厌者，音声之户也。《难经·四十四难》：会厌为吸门。

上下辟：《文选》张协"七命"：万辟千灌。注：辟，谓叠之。又，引《典论》云：魏太子丕作百辟宝剑，长四尺。《素问·调经论》：聂辟气不足。注：辟，谓辟叠也。

五乱第三十四

嘿：莫北切。本作"默"。《左·昭十五年传》注：释文静嘿。本或作"默"。《晏子春秋·内篇》：谏上，近臣嘿，远臣瘖。《太平御览》引作"默"。

胀论第三十五

胗：章忍切。亦作"胗"。《素问·奇病论》无损不足，益有余，以成艾胗。注：谓久病。《甲乙经》作"诊"。又，唇疡曰胗。见前。义别。

五阅五使第三十七

缄：直利切。《说文》徐铉曰：缄，密也。《大藏音义》引《古今正字》：缄者，精微密缄也。

埤：符支切。《说文》：埤，增也。《广雅·释诂》：埤，益也。《诗·邶风》：政事一埤益我。传：厚也。

逆顺肥瘦第三十八

法式检押：捡，居奄切。与"检"通。《汉书·黄霸传》：郡事皆以义法令捡式。注：捡，局也。押，胡甲切。与"柙"通。《扬子法言》：蠢迪检押。注：检押，犹隐括也。《后汉书·仲长统传》昌言法诫篇：是妇女之检柙。注：检柙，犹规矩也。

临临：临与"隆"通。《易·序卦》传：临者，大也。《诗·大雅》：与尔临冲。《释文》引韩诗作"隆冲"。《荀子·强国篇》：乃有临虑。《汉书·地理志》作"隆虑"。本经"通天篇"：太阴之人，其状临临然长大。

病传第四十二

乔：与"跷"通。《素问·异法方宜论》：其治宜导引按跷。注：跷，谓捷举手足。

焫：如劣切。与"爇"通。《甲乙经》作"爇"。《一切经音义》引《通俗文》：然火曰焫。《礼·郊特》：牲焫萧。《释文》：焫同"爇"。《素问·异法方宜论》：其治宜灸焫。注：火艾烧灼谓之灸焫。

日昳：昳，徒结切。《周礼·司市》：日昃而市。注：日昃，昳中也。《初学记》引《纂要》：在未日昳。《素问·标本病传论》：冬日昳。注：日昳，谓午后八刻，未正时也。

早晡下晡：晡，博孤切。与"铺"通。《玉篇》：申时也。《淮南子·天文训》：日至于悲谷，是谓铺时。《素问·标本病传论》：夏下晡。注：下晡，谓日下，于晡时申之后五刻也。夏晏晡注：晏晡谓，申后九刻向昏之时也。《甲乙经》"早晡"作"晏晡"。

淫邪发梦第四十三

刳：苦胡切。《说文》：刳，判也。《易·系辞》传：刳木为舟。

窌：居效切。与"窖"通。《广雅·

释诂》：窌，藏也。《考工记·匠人》：囷窌仓城。注：穿地曰窌。《文选》马融“长笛赋”：庨窌巧老。注：深空之貌。

脜：除力切。《广韵》：肥肠。《考工记·弓人》：相胶。注：脜，黏也。

五变第四十六

漉：卢谷切。《说文系传》：漉水下儿。司马相如“封禅文”：滋液渗漉。

杌：五忽切。《玉篇》：树无枝也。又，《书·秦誓》：杌陧。注：杌陧，不安也。义别。

臗：苦官切。亦作“髋”。《广雅·释亲》：髋尻，臀也。《说文》：髋，髀上也。《释名》：髋，缓也。其腋皮厚而缓也。

稸：丑六切。与“蓄”通。《说文》：蓄，积也。《汉书·货殖传》：稸足功用。注：稸与“蓄”同。

本脏第四十七

骹：口交切。《说文》：骹，胫也。

麽：亡果切。《广雅·释诂》：麽，小也，微也。《文选》班彪“王命论”：又况幺麽不及数子。注引《通俗文》：不长曰幺，细小曰麽。

禁服第四十八

歃：山洽切。《左·隐七年传》：歃如忘。疏：歃，谓口含血也。

出縻：縻与“靡”、“麋”、“糜”并通。《易·中孚卦》：吾与尔靡之。《释文》引《埤苍》作“縻”。散也。《甲乙经》作“麋”。本经“百病始生篇”：多热则溏出麋。《甲乙经》又作“糜”。按：出縻，为大便不实之义。

五色第四十九

面王：《甲乙经》：素窌穴一名面王，在鼻柱上端。

膀胱子处：《甲乙经》作“膀胱字子处”。膀，步光切。胱，古黄切。亦作“旁光”。《释名》：胞一曰膀胱，言其体短而横广也。《史记·扁鹊传》：别下于三焦膀胱。《正义》：膀胱者，津液之府也。《淮南子·说林训》：旁光不升俎。注：旁光，胞也。

胝：都计切。与“骶”通。又，丁尼切。胼胝，皮厚也。义别。

论勇第五十

横：户孟切。本作“撗”。《大藏音义》引《考声》：撗，不顺理也。干禄《字书》：撗通“横”，正。《说文》：从木。《汉书·田蚡传》：蚡日益横。注：横，恣也。

天年第五十四

楯：食尹切。《说文》：楯，阑栏也。

逆顺第五十五

逢逢：逢，薄红切。与“蓬”通。《孟子》：逄蒙。《汉书·艺文志》作“逢门”。《庄子·山木篇》作“蓬蒙”。《诗·大雅》：龟鼓逢逢。《太平御览》作“蓬蓬”。《墨子·耕柱篇》：逢逢白云。

熇熇：熇，火酷切。《诗·大雅》：多将熇熇。传：熇熇，炽盛也。《素问·

刺疟篇》：先寒后热，熇熇喝喝然。注：熇熇，甚热状。

五味第五十六

薤：胡介切。亦作"薤"。《说文》：薤，菜也。叶似韭。《礼·内则》：膏用薤。《释文》：俗本多作薤。

水胀第五十七

肠覃：覃，慈盉切。与"蕈"通。《玉篇》：地菌也。《诗·周南》：葛覃序。《释文》：覃亦作"蕈"。

窠：苦条切。《说文》：窠，空也。穴中曰窠，树上曰巢。《广雅·释宫》：窠，巢也。

瘇：时宂切。与"肿"、"尰"通。《汉书·贾谊传》：天下之执方病大瘇。注引如淳：肿足曰瘇。《诗·小雅》：既微且尰。《说文》引作"瘇"。

殼殼：殼，枯公切。《甲乙经》作"殼殼"。

贼风第五十八

祝：职救切。亦作"呪"。《书·无逸》：厥口诅祝。《诗·大雅》：侯作侯祝。传：作祝，诅也。

卫气失常第五十九

苑：纡勿切。与"郁"、"宛"、"菀"通。《诗·小雅》：我心苑结。《释文》：音郁。《淮南子·本经训》：百节莫苑。注：苑，病也。

玉版第六十

嘶：先稽切。《一切经音义》引《埤苍》：嘶，声散也。《汉书·王莽传》：大声而嘶。注：嘶，声破也。

骏：《尔雅·释诂》：骏，大也，长也。

五味论第六十三

绻：去阮切。与"卷"通。《释名》：卷，绻也。相约束缱绻以为限也。

阴阳二十五人第六十四

能春夏不能秋冬：能，奴代切。与"耐"通。《甲乙经》作"奈"。《汉书·食货志》：能风与旱。"龟错传"：其性能寒，其性能暑。"赵充国传"：汉马不能冬。注：皆云能，读曰耐。

钛：《甲乙经》作"钛"。音太。字书无"钛"字。《韵略》：钛，大计切。《汉书·食货志》：钛左趾。注：钛，足钳也。《史记》作"钛"。

判：《素问·五常政大论》：少角与判商同。注：判，半也。

朋：以忍切。《类篇》：当脊肉。

质：《广雅·释诂》：质，正也。《小尔雅》、《广言》同。

桎：之日切。《说文》：桎，械也。《一切经音义》引《苍颉篇》：偏著曰桎。

髯：汝监切。亦作"聟"。《说文》：髯，颊须也。《释名》：在颊耳旁曰髯。

吻：武粉切。《说文》：吻，口边也。《广雅·释亲》：吚，谓之吻。《文选》陆机"文赋"：始踯躅于燥吻。注引

《苍颉篇》：吻，唇两边也。

画：胡麦切。《说文》：画，界也。

瘃：陟玉切。《说文》：瘃，中寒肿覈。《汉书·赵充国传》：手足皲瘃。注引文颖曰：瘃，寒创也。

髭：即移切。本作"頾"。《说文》：頾，口上毛也。《释名》：口上曰頾。頾，姿也。为姿容之美也。

百病始生第六十六

募原：募，慕各切。与"膜"通。《素问·奇病论》：胆募俞。注：胸腹曰募。"举痛论"：膜原之下。注：膜谓隔间之膜，原谓隔肓之原。

忧恚无言第六十九

恚：于避切。《说文》：恚，恨也。《史记·绛侯世家》：冒絮提文帝。《索隐》：恚者，嗔也。

寒热第七十

瘰疬：瘰，郎果切。疬，郎击切。《广韵》：病筋结也。巢氏《病源候论》：风邪毒气客于肌肉，结为瘰疬。

鼠瘘：鼠，舒吕切。亦作"癙"。《尔雅·释诂》：癙，病也。《淮南子·说山训》：狸头愈鼠。

邪客第七十一

秫：食聿切。《说文》：秫，稷之黏者也。《急就篇》：稻黍秫稷粟麻秔。注：秫，似粟而黏，亦可为酒。按：即今糯稻。

通天第七十二

下齐湛湛：《左·襄二十二年传》：以受齐盟。注：齐，同也。湛，都含切。《说文》作"媅"，乐也。《诗·小雅》：和乐且湛。传：乐之久也。按：此言太阴之人，下同于湛乐者流也。《甲乙经》齐作"济"。

谞谛：谛，亦作"谞"。《说文》：谞，理也。谛谞审也。《广雅·释诂》：谞，是也。谞，谞也。关尹子"九药篇"：谛毫末者，不见天地之大。

谭：徒含切。《玉篇》：大也。

黮黮：黮，徒感切。《文选》左思"魏都赋"：榱题黮黮。注引《声类》：黮，深黑色也。束晳"补亡诗"：黮黮重云。注：黮黮，云色不明貌。

嫙嫙：嫙，似宣切。《玉篇》：好貌。

论疾诊尺第七十四

解㑊：解，胡懈切。与"懈"通。㑊，羊益切。《素问·平人气象论》：尺脉缓涩谓之解㑊。"玉机真脏论"：冬脉太过，则令人解㑊。"刺疟论"：足少阳之疟，令人解㑊。"刺要论"：刺骨无伤髓，髓伤则销铄胻酸，体解㑊然不去矣。注：解㑊，谓强不强，弱不弱，热不热，寒不寒。解解㑊㑊然，不可名之也。

瓣：当与"瓣"通。薄苋切。《说文》：瓣，瓜中实也。

痎：古谐切。《说文》：痎，二日一发疟也。《素问·疟论》：疟皆生于风。注：痎，犹老也。亦瘦也。

刺节真邪第七十五

馆：一结切。与"噎"通。《说文》：噎，饭窒也。《汉书·贾山传》：祝馆在前。注：馆，古"噎"字。谓食不下也。

口说书卷：卷，居倦切。亦作"弮"。与"券"通。《说文》：券，契也。按：此谓口说而书之于卷也。《史记·高祖纪》：常析券弃负。《索隐》：古用简札，书故可析。

脆道：《甲乙经》作"越道"。

剽：匹妙切。《说文》：剽，砭刺也。

渐洳：渐，子廉切。洳，人恕切。亦作"淳"。《广雅·释诂》：渐，湿也。《说文》：淳，渐湿也。《汉书·东方朔传》：涂者渐洳径也。注：渐洳，浸湿也。

痒：余两切。与"癢"通。《玉篇》：痛，痒也。《抱朴子·塞难篇》：人不能自知其体老少痛痒之何故。

疼：徒冬切。《广雅·释诂》：疼，痛也。《释名》：疼痹，痹气疼疼然烦也。《一切经音义》：疼下里间。音腾。

卫气行第七十六

趵趵：趵，普巴切。分明之貌。

九宫八风第七十七

叶蛰：叶，胡颊切。《玉篇》：古文"协"字。《书·尧典》：协和万邦。传：协，合也。蛰，直立切。《说文》：蛰，藏也。

九针第七十八

寤：五故切。与"悟"通。《文选》张衡"东京赋"：盍亦览东京之事以自寤乎。薛注：自寤，自觉悟也。《尔雅》序：别为音图，用祛未寤。

岁露论第七十九

郄：去约切。与"郤"、"却"通。《素问·四时刺逆从论》：气血内却。注：却，闭也。

嵊：字书无嵊字，当与"残"通。

大惑论第八十

撷：胡结切。亦作"襭"。《说文》：以衣衽扱物谓之襭。或从手，扱收也。《尔雅·释器》：襭衽谓之襭。

痈疽第八十一

瘫：与"癱"通。《史记·穰侯传》：如以千钧之弩决溃瘫也。

草萱：萱，鱼羁切。《玉篇》：萱，剪草。《甲乙经》作"草蒉"。

血泣：泣，色力切。与"涩"、"澀"、"濇"通。《素问·六节脏象论》：多食咸，则脉凝泣而变色。又，凝于脉者为泣。注：谓血利不行。"调经论"：寒则泣不能流。注：泣，谓如雪在水中凝住而不行去也。

菰蓏：菰，古活切。蓏，落侯切。《玉篇》：菰蓏，土瓜也。《广韵》：同苦蒌，果蠃也。《玉篇》：苦蒌，齐人谓之瓜蒌。

薐蕸草：薐，力膺切。与"菱"、"菱"通。《说文》：薐，芰也。《汉书·司马相如传》"子虚赋"：外发夫容薐华。《史记》作"菱"。《文选》作"菱"。

藙，渠遥切，与"翘"通。《玉篇》：连　　文》：翘字亦作藙。
翘草也。《尔雅·释草》：连异翘。《释

《素　问》

上古天真论第一

徇齐：徇，辞闰切。齐，侧皆切。《史记·五帝纪》索隐：徇齐，皆德也。《孔子家语》及《大戴礼》并作"睿齐"。《史记》旧本亦有作"濬齐"，盖古字假借徇为濬。濬，深也。王注：徇，疾也。与《史记集解》同失之。

迺：奴亥切。古文"乃"字。《尔雅·释诂》：迺，乃也。

耗：呼到切。亦作"秏"。《文选》曹植"七启"：耗精神于虚廓。注引《苍颉篇》：耗，消也。

惔：惔，徒滥切。与"憺"通。本经"阴阳应象论"、"移精变气论"皆作憺。

解堕：解，古隘切。与"懈"通。《释名》：懈，解也，骨节解缓也。堕与"惰"通。《大戴礼·盛德篇》：小者偷堕。注：堕，解堕也。《礼·月令》：季秋行春令，则民解惰。

寿敝：敝，王注：尽也。《汉书·枚乘传》：敝无穷之乐。注：敝，尽也。《灵枢·五十营篇》：故五十营备，得天地之寿矣。

嗔：昌真切。《说文》：嗔，盛气也。《广韵》：怒也。与"瞋"通。

四气调神大论第二

亟夺：亟，去吏切。王注：数也。《礼·少仪》：亟见日朝夕。《左·成十年传》：吾先君之亟战也有故。

名木：按此当作大木解。《礼·礼器》：因名山升中于天。注：名，犹大也。《国策·秦策》：王不如因而赂一名都。注：名，大也。王注谓：名木珍果，失之。

菀藁：菀，与"苑"、"宛"、"郁"通。本经"生气通天论"：大怒则行气绝，而血菀于上。藁，苦浩切。《说文》：藁，木枯也。《易》"说卦"传：离为枯上槁。

焦满：按：此谓肺气焦枯，烦满也。本经"痿论"：肺热叶焦。"痹论"：肺痹者，烦满喘而呕。王注：焦，谓上焦也。林校：据全元起本作"进满"，皆失之。

独沉：《甲乙经》作"浊沉"。林校：据《太素》作：沉浊。按：独、浊古字相通。《周礼》壶涿氏郑司农注：独，读为浊。沉，直深切。《周礼》：酒正三日沉齐。《释名》：沉齐，浊滓沉下，汁清在上也。

生气通天论第三

喘喝：二字已见《灵枢·本神篇》：

喝，嘶声，声之幽也。王注谓：大呵出声则近呼喝之义，非暑病所有。

缛：而兖切。王注：缩也。《太元》：奜，云阳气能刚、能柔、能作、能休，见难而缩。范注：奜而自缩，故谓之奜。奜，与缛通。《广雅·释诂》：缛，缩也。

则张：张，知亮切。《广雅·释诂》：张，大也。

辟积：辟，当读若"襞积"之襞。《灵枢·根结篇》：僻辟。"肠胃篇"：上下辟。意同。

痤疿：痤，昨禾切。《说文》：痤，小肿也。《广雅·释诂》：痤，痈也。《淮南子·说林训》：溃小疱而发痤疽。注：痤疽，痈也。《管子·法法篇》：痤睢子矿石也。注：痤，痈也。疿，方味切。《玉篇》：热生小疮。王注以为风瘜，失之。

高粱：与"膏粱"通。《灵枢·根结篇》：膏粱。义同。

足生大丁：丁，本作"疔"。《集韵》：疔，当经切。音丁。病创也。按：足生大丁，谓高粱厚味足以致疔毒之大。王注谓：丁生于足。林校谓：饶生大丁。皆失之。

皶：侧加切。亦作皾。王注：皶，刺长于皮中，形如米，或如针。俗曰粉刺。又《类篇》：鼻上疱也。义别。

俞气：俞，伤遇切。与"腧"、"输"通。详《灵枢》"腧"字条。

魄汗：王氏无训。按《灵枢·本神篇》：并精而出入者，谓之魄。本经"宣明五气论"：肺藏魄。"六节脏象论"：肺者，气之本，魄之处也。其华在毛，其充在皮。汗出于皮毛故曰魄汗。

沮弛：沮，慈吕切。弛，本作弛。言坏废也。《诗·小雅》：何日斯沮。传：

沮，坏也。《谷梁·襄二十四年传》：弛候。注：弛，废也。本经"五脏生成篇"：多食辛，则筋急而爪枯。可以互证。王注训沮为润，训弛为缓，失之。

乃央：《广雅·释诂》：央，尽也。《楚辞》屈原"离骚"：时亦犹其未央。注：央，尽也。王注央为久，失之。林校谓：央，乃殃也。古文通用亦强解。

阴阳应象大论第五

病之形能：王氏音义于上文"能冬"云：奴代切。下"形能"同。按：此当读本音，谓病之所能也。本经"阳明脉解篇"云：皆非其素所能也。病反能者，何也？可以互证。

犗：时制切。《甲乙经》作"犗"。《集韵》本作"犗"，或作"犗"。《玉篇》作"犗"。《易·暌卦》：其牛犗。郑本作"犗"。《说文》引作"犗"。

阴阳离合论第六

蝀蝀：《篇海》有此字，音中。明·熊宗立本亦音中。林校云：别本蝀蝀作"冲冲。"王氏：蝀字无音，注：言气之往来也。盖即《易·咸卦》憧憧往来为训。憧、冲古字相通，则亦以蝀为冲矣。按：《集韵》：憧，有冒容、诸容二切。诸容切，音钟，与中字音近。

阴阳别论第七

瘖：乌悬切。王注：瘖，痪痛也。《文选》谢灵运"登临海峤与从弟惠连诗"注引《说文》曰：瘖，疲也。《列子·杨朱篇》：心瘖体烦，内热生病矣。

殷敬顺《释文》：音一错反。

索泽：索，苏各切。王注：皮肤润泽之气皆散尽也。《礼·檀弓》吾离群而索居。注：索，犹散也。《说苑·权谋篇》：索也者，尽也。

灵兰秘典论第八

氂：里之切。亦作氂。《汉书·律历志》：不失毫氂。注引孟康曰：十豪曰氂。

六节脏象论第九

罢极：罢，符羁切。《史记·平原君传》：臣不幸有罢癃之疾。索隐：罢癃为背疾，言腰曲而背隆高极。《吕氏春秋·仲夏纪》：耳谿极。注：极，病也。

五脏生成篇第十

胝胝：胝，丁尼切。胝，侧救切。《汉书·贡禹传》：手足胼胝。注：胝，茧也。胝与"皴"通。《集韵》：胝，皴也。

草兹：王注：兹，滋也。言如草初生之青色也。《说文》：兹，草木多益也。《尔雅·释器》：蓐谓之兹。

焱：徒哀切。亦作"炱"。王注谓：焱，煤也。《一切经音义》引《通俗文》：积烟以为炱煤。

绀：古暗切。《说文》绀，帛深青扬赤色。《释名》：绀，含也。青而含赤色也。王注：薄，青色。失之。

朝夕：与"潮汐"通。《文选》郭璞"江赋"：或夕或朝。注引《抱朴子》曰：麋氏云朝者，据朝来也；言夕者，据夕至也。

鬲：古核切。亦作"膈"。《玉篇》：

胸膈也。《释名》：膈，隔也。隔塞上下，使气与隔不相乱也。《甲乙经》作"膈"。

胠：去鱼切。王注：胁上也。《说文》：胠，腋下也。

异方法宜论第十二

食胕：王注：言其所食不芬香。林校据全元起云：食鱼也。按：胕，符遇切。与"腑"通。又冯无切。肤肿也。俱与本文义不合。全、王二注均失之。当依《甲乙经》作"臊"。

移精变气论第十三

僦贷季：人名。王注：谓岐伯祖世之师。僦，即就切。《广雅·释言》：僦，赁也。僦与贷义相类。

汤液醪醴论第十四

莝：粗卧切。《说文》莝，斩刍也。

诊要经终论第十六

憿著：林校云：别本"憿"作"憿"。又作"撖"。按：憿，古尧切。《说文》：幸也。憿，古了切。《玉篇》：胫行滕也。撖，古历切。与"系"通。合之本文之义，憿字稍近。又《广雅·释诂》：繄，缠也。《汉书·司马相如传》：苛察缴绕。注：犹缠绕也。当亦通。

目睘：睘，渠营切。王注：睘，谓直视如惊貌。《说文》：睘，目惊视也。

脉要精微论第十七

眴仆：眴，许县、黄练二切。《文

选》扬雄"剧秦"美新臣尝有颠眴病。注：眴与"眩"古字通。又舒闰切。与"瞬"、"瞋"通。义别。

平人气象论第十八

姙：汝鸩切。亦作"妊"。《说文》：妊，孕也。《广雅·释诂》：妊，俜也。"释言"：妊娠也。《后汉书·章帝纪》：今诸怀姬者，赐胎养。谷注引《说文》亦作姬。

前曲后居：曲，《甲乙经》作"鉤"。居，居御切。与"倨"通。《考工纪》：冶氏已倨则不入，已句则不决。注：已倨，谓微直而邪多也。《礼·乐纪》：倨中矩，句中鉤。《汉书·酷吏郅都传》"丞相条"：侯至贵居也。注：居与"倨"同。

玉机真脏论第十九

目眶：眶与"眶"通。《史记·淮南王安传》：涕满眶而横流。本经"刺禁篇"：刺眶上陷骨中脉。注：眶，目眶也。

三部九候论第二十

参伍不调：《易·系辞》：参伍变。疏：参，三也。伍，五也。"说卦"传：参天两地而倚数。虞注：参，三也。《周礼·小司徒》：五人为伍。《说文》：伍，相参五也。本文盖谓或三或五，其数不调。王氏以参校类伍为训，失之。

蠕蠕：蠕，而兖切。亦作"蝡"。《说文》：蠕，动也。《史记·匈奴传》：跂年行喙息蠕动之类。索隐引"三苍"：蠕，蠕动貌。音软。

脏气法时论第二十二

焠煨：煨，乌开切。《广雅·释诂》：煨，爇也。《玉篇》：炫也，热也。

郄：绮戟切。与"郤"、"隙"通。《玉篇》：穿穴也。《史记·张释之传》：虽锢南山，犹有郄。《汉书》作"隙"。《庄子·知北游》：若白驹之过卻。《释文》本亦作"隙"，孔也。又《灵枢·岁露篇》：腠理，郄。义别。

保命全形论第二十五

黔首：黔，巨淹切。《说文》：黔，黎也。秦谓民为黔首，谓黑色也。

瞋：舒闰切。亦作"瞬"。与"眴"通。《说文》：瞋，开阖目动摇也。《庄子·庚桑楚篇》：终日视而目不瞋。《释文》：瞋，动也。

离合真邪论第二十七

抓：侧绞切。《广雅·释诂》：抓，搔也。《庄子·徐无鬼篇》：有一狙焉，委蛇攫抓见巧乎王。抓，即抓字。《文选·枚乘谏吴王书》：手可攫而抓。注引《庄子》曰：橡樟所生，可抓而绝。

通评虚实论第二十八

缨脉各二：王注：足阳明脉也。近缨之脉，故曰缨脉。缨谓冠带也，以有左右，故曰各二。按：《说文》：瘿，颈瘤也。《灵枢·寒热病篇》：颈侧之动脉人迎，足阳明也。在婴筋之前。此缨字当与"瘿"、"婴"义通。

蹔跛：蹔，之石切。亦作"趾"。《说文》：蹔，足下也。跛，布火切。《说文》跛，行不正也。《礼·问丧》：跛者不踊。《释文》：跛，足废也。

阳明脉解篇第三十

惋：乌贯切。《广韵》：惊叹也。

骂詈：詈，力智切。《说文》：骂也。《释名》：骂，迫也。以恶言被迫人也。詈，历也。恶言相弥历也。亦言离也，以次卦离之也。

热论第三十一

谵言：谵，之廉切。《甲乙经》作"讝"。王注：谓妄谬而不次也。《一切经音义》引《埤苍》：谵，多言也。本经"厥论"林校据全元起云：谵言者，气虚独言也。

评热病篇第三十三

痝然：痝，莫江切。与"厖"通。《尔雅·释诂》：厖，大也。本经"风论"：面痝然浮肿。

可刺不：不，甫鸠、方九二切。《说文》：否，不也。《书·尧典》：否德。疏：否，古今"不"字。

刺疟篇第三十六

喝喝：喝，于歇切。亦作"瘑"、"煬"。王注：喝喝，热盛也。《说文》：喝，伤暑也。《广雅·释诂》：喝，暖也。《淮南子·人间训》：武王荫喝人于樾下。注：武王哀喝人之热，故荫之于樾下。

气厥论第三十七

柔痓：痓，充子切。《说文》无此字。《广雅·释诂》：痓，恶也。王注：痓，强而不举。按本经"厥论"：痓治主病者。林校据全元起本，痓作痉。《说文》：痉，强急也。痓但训"恶"，无强意，当定为"痉"字之讹。

處痕：處，房六切。古"伏"字。伏羲氏。《汉书·五行志》：作處义。

食亦：《甲乙经》亦作"㑊"。王注：食亦者，谓食入移易而过，不生肌肤也。亦，易也。

衃：莫结切。《说文》：衃，污血也。王注同。

举痛论第三十九

炅：古迥切。王注：热也。又《说文》：炅，见也。《广韵》：光也。义别。

腹中论第四十

乌鲗鱼骨：鲗，昨则切。亦作"鰂"。《甲乙经》作"贼"。《说文》：鲗，乌鲗鱼也。《一切经音义》引《埤苍》：鲗鲗鱼，腹中有骨，出南郡。背有一骨，阔二寸许。有鬐甚长，口中有墨，瞑则濺人。《古今注》：乌鲗一名河伯。《度事小史·临海纪》：乌鲗以其怀板含墨，故号小史鱼也。《尔雅翼》：鲗鲗，状如革囊，背上独一骨，形如樗蒲子而长，名海螵蛸。王注引古《本草经》：乌鲗鱼骨，主治女子血闭。

蘆茹：蘆，力居切。《甲乙经》作间"。王注引古《本草经》：蘆茹，主散恶血。《太平御览》引范子计然曰：闾茹，出武都。黄色者善。

刺腰痛篇第四十一

锤：驰伪切。《广雅·释器》：权谓之锤。《汉书·律历志》：五权之制。注：锤者，称之权也。

几几：几，市朱切。《说文》：几，鸟之短羽。飞几几也，象形。读若"殊"。《伤寒论》：太阳病，项背强几几。

䏚：失人切。《说文》：䏚，夹脊肉也。《广雅·释亲》：䏚谓之脢。《急就篇》：䏚腴胸胁喉咽髃。注：䏚，夹脊肉也。王注：两髁䏚，谓两髁骨下坚起肉也。

风论第四十二

怢慄：怢，他骨切。《文选》王褒"四子讲德论"：凡人视之怢焉。注引《广苍》：怢，忽忘也。慄，力质切。《广雅·释言》：慄，战也。《诗·秦风》：惴惴其慄。传：慄，惧也。王注：怢慄，卒振寒貌。《甲乙经》作"解㑊"。林校据全元起本作"失味"。

皏：普辛切。《广雅·释器》：皏，白也。王注：皏，谓薄白色也。

嚇：呼格切。与"赫"通。《诗·大雅》反予来赫。笺：口拒人谓之赫。《释文》：赫，亦作"嚇"。《庄子·秋水篇》鸱得腐鼠，鹓雏过之，仰而视之曰嚇。《释文》引司马注：嚇，怒其声，恐其夺己也。

痿论第四十四

有渐于湿：渐，子廉切。《广雅·

释诂》：渐，渍也。《荀子·大略篇》：兰茞、藁本，渐于蜜醴。注：渐，浸也。《汉书·董仲舒传》：赞然考其师友，渊源所渐。注：渐，浸润也。《庄子·胠箧篇》：知诈渐毒。《释文》引崔注：渐毒，犹深害也。按以上数解，与本文均合。

闰宗筋：《说文系传》曰：闰之言捆也。儒均反。若今俗缝衣，一长一短者，则蹙其长以就短，谓之捆。《集韵》：捆，而宣切。《考工记》：鲍人。注：亲手烦捆之。《诗·葛覃》笺：烦捆之。《释文》引《字略》：烦捆，犹捼挲。按：闰字王氏无注。《系传》云云与本文义合，特取证之。他本讹作"润"，或曰闰与"润"同，亦非。

病能论第四十六

生铁洛：洛，《甲乙经》作"落"。按："洛"、"落"古字相通。《春秋·闵元年》：公及齐侯盟于落姑。《左》作"落"。《公羊》、《谷梁》皆作"洛"。王注：铁洛，主之下气。

麋衔：麋，武悲切。《说文》：麋，鹿属。又与"蘪"通。《尔雅·释草》：蘪芜。注：蘪，香草。又，蘪从水生。疏：草从水生曰蘪。王注：麋衔主治风湿筋痿，本草一名薇衔，一名鹿衔。《水经注》：魏兴，锡义山多生薇衔草，有风不偃，无风独摇。

大奇论第四十八

雍：本文肺雍、肝雍、肾雍三"雍"字，《甲乙经》皆作"痈"。按：雍亦作"雝"。"雍"、"痈"古字通用。孟子于卫主痈疽。《史记》作"雍渠"。

《韩非子》作"雍钼"。《说苑》作"雍雎"。又与"壅"通。《释名》：痈，壅也。气壅否结，裹而溃也。

菀熟：王注：菀，积也。熟，热也。本经"疏五过论"注同。《脉经》作"菀热"。《甲乙经》作"寒热"。

脉解篇第四十九

脽：视佳切。《说文》：脽，尻也。《广雅·释亲》：臀谓之脽。《汉书·东方朔传》：连脽尻。注：脽，臀也。

瘖俳：瘖，于金切。《说文》：瘖，不能言也。俳，蒲皆切。王注：废也。又，《说文》：俳，戏也。义别。

刺要论第五十

泝泝：泝，桑故切。本经"皮部论"：泝然起毫毛。注：泝然，恶寒也。《甲乙经》作"渐"。

刺禁论第五十二

鼠僕：僕，蒲木切。王注：内结为肿，如伏鼠之形也。《诗·大雅》：景命有僕。传：僕，附也。《文选》司马相如"子虚赋"：僕乐齐王。注引《广雅》曰：僕，谓附著于人。《甲乙经》作"鼷"，音卜。《字书》无"鼷"字。《广雅·释兽》：鼷鼬，鼠属。林校据别本：僕一作"鼹"。"气府论"注：气街在脐下横骨两端，鼠鼷上一寸也。则是穴名，非病名矣。失之。

长刺节论第五十五

皮髓：王注：皮髓，谓脐下五寸横

约文。《字书》无"髓"字。王氏释音作"皮骺"，古活切。《说文》：骺，骨嵩也。林校据全元起本作"皮髓"。

髂髎：髂，枯驾切。《文选》扬雄"解嘲"：折胁摺髂。注引《埤苍》：髂，腰骨也。髎，落萧切。《玉篇》：髋也。《史记·货殖传》：马蹄躈千。集解：躈，马八髎也。《索隐》引《埤苍》：尻骨，谓八髎。王注髂为腰骨，髎为居髎，腰侧穴也。《甲乙经》髎字皆作"窌"。

皮部论第五十六

害蜚：蜚，府尾、扶沸二切。王注：蜚，生化也。害，杀气也。杀气行则生化弸，故曰害蜚。

廪：力念切。王注：廪，积也，聚也。《国语·周语》：廪于籍东南钟而藏之。《管子·山国轨篇》：泰春民之且所用者，君已廪之矣。注：廪，藏也。

气穴论第五十八

中胳：胳，两举切。亦作"吕"。《甲乙经》作"膂"。《说文》：吕，篆文作"膂"，脊骨也。《国语·周语》：氏曰有吕。注：吕之为言膂也。《急就篇》：尻髋脊膂腰背吕。注：膂，夹脊内肉也。吕，脊背也。王注：五脏腧穴皆在胳之两傍一寸五分。

两骸厌：王注：骸厌，谓膝外侠膝之骨厌中也。《说文》：骸，胫骨也。本经"骨空论"膝解为骸关侠膝之骨，为连骸。

气府论第五十九

伏菟：穴名。菟，汤故切。《灵枢》

作"伏兔"。《甲乙经》：伏兔穴在膝上。菟与"兔"通。《史记·六国表》：安王十九年，魏败赵兔台。《索隐》：兔字亦作"菟"。《汉书·邹阳传》：上覆飞鸟，下不见伏菟。《楚辞》屈原"天问"：顾菟在腹并从草。

骨空论第六十

谚谎：谚，于其切。谎，许其切。与"噫嘻"通。穴名。王注：以手压之，令病人呼谚谎之声，则指下动矣。《玉篇》：谚，不平之声也。嘻，悲恨之声也。《说文》：谚，痛也。《系传》：痛而呼之言也。《文选》曹植"七启"：俯而应之曰谚。注：愁恨之声也。

揄臂：揄，余招切。王注：揄，读为"摇"，谓摇动也。《庄子·渔父篇》：被发揄袂。《释文》：音遥。《礼·玉藻》：夫人揄狄。疏：揄，读如"摇"。狄，读如"翟"。谓书摇翟之雉于衣也。

篡间：《甲乙经》作"纂间"。王注：谓在前阴后阴之两间也。

蹇膝：蹇，居偃切。《说文》：蹇，跛也。《释名》：蹇跛，蹇病不能作事也。《方言》：尪，蹇也。注：跛者行踔踔也。《广雅·释诂》：尪尪，蹇也。《史记·晋世家》：郤克偻而鲁使蹇。《庄子·达生篇》：聋盲跛蹇皆训跛。王注：蹇，难也。失之。

楗：其偃切。《广雅》：关，楗也。本篇辅骨上横骨下为楗。

机：本篇侠髋为机。《释名》：尻又谓之机要，脾股动摇如枢机也。《说文》：主发谓之机。

拇指：拇，莫厚切。《说文》：拇，将指也。《易·咸卦》：咸其拇。注：拇，足大指也。《国语·楚语》：至于手拇。毛脉注：拇，大指也。《庄子·骈拇篇》：骈拇枝指出乎性哉。《释文》引司马注：骈拇，足拇指连第二指也。

龂：语斤切，与"龈"通。《说文》：龂，齿本也。《玉篇》：齿根肉也。

橛骨：其月切。与"骶"通。王注：尾穷谓之橛骨。《广雅·释亲》：髁骶，臀也。

调经论第六十二

深斥：斥，昌石切。王注：斥，推也。《广雅·释诂》：斥，推也。《一切经音义》引"三苍"同。

缪刺论第六十三

贲上：贲，博昆切。《难经·四十四难》：胃为贲门。林校引杨元操云：贲，鬲也。王注：谓气贲。失之。

髡：他计切。亦作"髯"、"剔"、"鬀"、"剃"。《甲乙经》作"剔"。《说文》：髡，髯发也。《广雅·释诂》：剃，剔也。《仪礼·士丧礼》：四髯。注：髯，解也。今文髯为"剔"。《汉书·司马迁传》：其次髡毛发。《后汉书·冯衍传》：皆自髡剔。注引《声类》：剔，亦"髡"字。谓剃去发也。

四时刺逆从论第六十四

隐轸：《甲乙经》作"瘾疹"。瘾，于谨切。亦作"癮"。疹，章忍切。与"胗"通。亦作"疢"。《玉篇》：瘾疹，皮外小起也。《释名》：胗，展也。痒搔之捷展起也。《伤寒论》：风气相搏，必成瘾瘕。

天元大论第六十六

鬼臾区：《史记·孝武帝纪》：黄帝得宝鼎宛朐，问于鬼臾区。《索隐》：黄帝佐也。《封禅书》：鬼臾区，号大鸿。死葬雍，故鸿冢是也。《汉书·艺文志》：阴阳家鬼容区，三篇图一卷，古今人表鬼臾区。注：即鬼容区也。《亢仓子》作"鬼容邱"。《晋书·律历志》作"车区"。

廖廓：廖，落萧切。亦作"寥"。《说文》作"廫"，空虚也。《新附》作"寥"。《广雅·释诂》：寥，深也。《庄子·大宗师篇》：乃八于寥天一。《释文》亦作"廖"。

迫迮：迮，侧伯切。《后汉书·窦融传》：器势排迮。注：排迮，谓蹙迫也。"陈忠传"：共相压迮。注：迮，迫也。《文选》陆机"叹逝赋"：涂薄莫而意迮。注引《声类》：迮，迫也。

五运行大论第六十七

黅：居吟切。《玉篇》：黄色也。《广雅·释器》：黅，黄也。本经"五常政大论"：敦阜之纪，其色黅元苍。

冯乎：冯，扶冰切。亦作"凭"。《小尔雅·释言》：凭，依也。《文选》张衡"西京赋"有凭虚公子者。薛注：凭，依托也。

摧拉：卢合切。《说文》：拉，摧也。摧，折也。《文选》左思"吴都赋"：拉捭摧藏。注：拉，顿折也。

眚：所景切。《易·讼卦》：无眚。《释文》引"子夏传"云：妖祥曰眚。《左·庄二十五年传》：非日月之眚。注：

眚，犹灾也。月侵日为眚。

倮：郎果切。亦作"蠃"、"蠃"。《说文》：蠃，袒也。《礼·月令》：中央土，其虫倮。《周礼·大司徒》：其动物宜蠃物。《大戴礼·天圆篇》：唯人为倮匈而后生也。注：倮匈，谓无毛羽无鳞介也。

谧：弥毕切。《说文》：谧，静语也。《尔雅·释诂》：谧，静也。本经"气交变大论"：其化清谧。

气交变大论第六十九

鹜溏：鹜，莫卜切。《说文》：鹜，舒凫也。王注：鸭也。本经"至真要大论"：下为鹜溏。注：言如鸭之后也。《金匮方论》：大肠有寒者多鹜溏。肺水者，其身肿，时时鸭塘。

瞤：如均切。《说文》：瞤，目动也。《西京杂记》：陆贾曰：目瞤得酒食。《伤寒论》：则厥逆筋惕肉瞤。

璺：亡连切。《广雅·释诂》：璺，裂也。《方言》：器破而未离谓之璺。本经"六元正纪大论"：为璺启。注：璺，微裂也。

霖霪：霪，余针切。与"淫"通。《玉篇》：霪，久雨也。《淮南子·修务训》：沐浴霪雨栉风。《礼·月令》：淫雨早降。《左·隐九年传》：凡雨自三日以往为霖雨。《尔雅·释天》：淫谓之霖。

五常政大论第七十

其病否：否，符鄙切。与"痞"、"脴"通。《说文》：痞，痛也。《释名》：脴，否也。气否结也。

壳：苦角切。亦作"毂"。《文选》张协"七命"：剖椰子之壳。注：凡物内盛者皆谓之壳。

飍：所枥切。与"瑟"通。 《玉篇》：飍，秋风也。《文选》王延寿"鲁灵光殿赋"：飍萧条而清冷。注：飍，萧条清凉之貌。

蛆：七余切。 《说文》作"胆"、"蝇"，乳肉中虫也。

黔：于金切。《说文》：黔，云覆日也。《玉篇》：黔，今作"阴"。《大戴礼·官人篇》：生民有黔阳。

粃：卑覆切。亦作"柴"、"秕"。《说文》：柴，恶米也。秕不成粟也。《家语·相鲁篇》：是用粃糠。

闷：兵媚切。与"闭"通。王注：闷，大便干涩不利也。《诗·邶风》：我思不闷。传：闷，闭也。

狢：下各切。亦作"貉"。"穆天子传"：白狐元狢。《文选》谢惠连"雪赋"：狐狢之兼衣。注引《论语》"狐貉之厚以居"作"狢"。

敕：王注：古"陈"字。《集韵》作"敕"。

疰：之戍切。与"住"通。《广雅·释诂》：疰，病也。《释名》：疰病一人死一人复得气相灌注也。《说文》："上"部。《系传》曰：又若医家之言病疰，故有鬼疰，言鬼气转相染箸注也。

雰：府文切。与"氛"通。《文选》张衡"西京赋"：消雰埃于中宸。薛注：雰，埃尘秽也。本经"六元正纪大论"：寒雰结为霜雪。注：寒雰，白气也。状如雾而不流。

脘：古满切。《说文》：脘，胃府也。本经"通评虚实论"：胃之募也。注引《中诰》：中脘，胃募也。按《甲乙经》有上脘、中脘、下脘三穴，俱在脐上。

皮痛：痛，五还切。 《广雅·释

言》：痛，痹也。

六元正纪大论第七十一

霿雾：霿，莫红切。亦作"霿"。《说文》：天气下地不应曰霿，地气发天不应曰雾。《尔雅》："霿"作"霿"。《易稽览图》：雾者，霿也。

退辟：辟，毗义切。与"避"通。经传多作"辟"。

胪胀：胪，力居切。《艺文类聚》引韦昭《辩释名》云：腹前肥者曰胪。《急救篇》：寒气泄注腹胪胀。注：腹前曰胪。又，甫无切。与"肤"通。《说文》：胪，皮也。义微别。

雷殷：殷，于谨切，亦作"磤"。《广雅·释诂》：磤，声也。《一切经音义》引《通俗文》：雷声曰磤。《诗·召南》：殷其靁。传：殷靁，声也。《史记·封禅书》：其声殷云。《集解》引瓒曰：声也。又曰：神来时，天为之殷殷雷鸣。《汉书·司马相如传》"上林赋"：殷天动地。注引郭璞曰：殷犹震也。何晏"景福殿赋"：声訇磤其若震。注引"毛苌传"曰：磤，雷声也。

卤：郎古切。西方咸地也。东方谓之斥，西方谓之卤。《易·说卦》：其于地也为刚卤。《释文》：卤，土也。《春秋说题辞》：广延曰大卤。

翳：于计切。《方言》：翳，掩也。《广雅·释诂》：翳，障也。《楚辞》王逸"九叹"：举霓旌之墆翳兮。注：墆翳，隐蔽貌。又作"瞖"，目病也。义别。

焰：以谵切。亦作"焖"、"燄"。王注：焰，阳焰也。

皴揭：皴，七伦切。《玉篇》：皴，皴也。《一切经音义》引《埤苍》：皴，皮皴脓也。树皮甲错粗厚亦曰皴。揭，居竭切。《说文》：揭，高举也。

至真要大论第七十四

目眛：眛，莫佩切。亦作"眜"。《说文》：目不明也。《左·僖二十四年传》：目不别五色之章为眛。

熛：甫遥切。《说文》：熛，火飞也。《春秋文耀钩》：赤帝其名赤熛怒。《一切经音义》引"三苍"：迸火曰熛。

膹：房吻切。王注：膹，谓膹满。

至教论第七十五

礔砺：礔，普系切。砺，郎系切。与"辟历"通。亦作"劈历"、"霹雳"。《说文》：震，劈历振物也。《释名》：辟历，辟析也。所历者皆破析也。《尔雅·释天》：疾雷为霆霓。注：雷之急击者为霹雳。《一切经音义》引《苍颉篇》：霆礔砺也。张衡"四京赋"：礔砺激而增响。

阴阳类论第七十九

潚水：潚，良冉切。王氏无注。林校据全元起云：潚水者，七月也。杨上善云：潚水静也，七月水时也。《说文》：潚，薄冰也。

方盛衰论第八十

菌香：菌，渠殒切。王注：菌，香草。林校据全元起云：菌香是桂。《楚辞》屈原"离骚"：杂申椒与菌桂兮。注：椒、菌、桂，皆香木。《文选》左思

"蜀都赋"：菌桂临崖。刘注引《神农本草经》曰：菌桂出交趾，圆如竹，为众药通使。按：即今肉桂也。又，或作"薑"。《说文》：地薑也。义别。

解精微论第八十一

有麀愚仆漏之问：麀，士咸切。《说文》：麀，狡兔也。《广雅·释诂》：麀，狯也。王注：麀，狡也。愚不智见也。仆，顿也。漏，脱漏也。按：此四字文义不类。林校据全元起本"仆"作"朴"，则此"麀"字当与"儳"通。《礼·表记》：儳焉如不终日。注：儳焉，可轻贱之貌也。《一切经音义》：儳速。注：儳，仓陷反。非次而言也。《礼记》：长者不及无儳言是也。二义皆可通。

附：《灵枢略》道藏本

爪肉：《灵》、《素》二书中屡言分肉。按："分"与"爪"形相近，当是传写之误。

浑：杜溪切。《灵枢》作"淅"。

颅：皮变切。《灵枢》上下两句皆作"颅"。

附：《素问·遗篇》道藏本

天内：星名。别本内皆作"芮"。按：《诗·大雅》：芮鞫之即。笺：芮之言内也。芮与"内"本通。

地晶：星名。别本晶皆作"晶"。按：晶，胡了切。《说文》：晶，显也。《文选》潘岳"关中诗"：虚晶楠德。注引"苍颉"：晶，明也。亦与"晶"义相近。

陆懋修医学学术思想研究

王 璟

陆懋修医学学术思想研究

陆懋修是我国清朝后期的著名医学家。其流传于世的主要医学著作有：《文》十六卷、《不谢方》一卷、《〈伤寒论〉阳明病释》四卷、《〈内经〉运气病释》九卷（附《〈内经〉遗篇病释》一卷）、《〈内经〉运气表》一卷、《〈内经〉难字音义》一卷，共计三十三卷，二十余万言。以上著作合集刊印，命名为《世补斋医书》。本书的整理校注，为今人研究陆懋修的学术思想、学习其治疗经验提供了比较完整的文献资料。

陆懋修生平

陆懋修，字九芝，又名勉旃，号江左下工，又号林屋山人，江苏元和（今江苏吴县）人，清代医学家。生于清嘉庆二十三年戊寅（公元 1818 年），卒于清光绪十二年丙戌（公元 1886 年），享年六十八岁。

陆懋修之先世皆以儒学显扬于世，又皆通于医学。在《文集》中，有陆氏撰写的"述先"一则，记载了其先人的医学事迹。其自言："昔我宣公尝集录古今方，吾家世守厥绪，于读书有成后皆兼通医学。"并记载了其曾祖母韩太君亲检方书治疗其祖父伤寒斑不出等数则医案。陆懋修对于先人的医学成就十分敬重，在其中年以后数次迁徙辗转的过程中，"先代藏书尽散，独所藏医家言有先人手泽者皆携出。"由此可见，陆懋修的医学成就，有其深厚的家学渊源。

陆懋修出身于官宦之家，其父陆嵩曾任镇江府学训导。陆懋修秉承家学，在少年时代钻研儒学，"为诸生"，并以文学著名。但是，曾七次参加"乡试"终不得志。于是，放弃仕途，专心致力于医学。经过三十余年的潜心深入研究，终于贯通《内经》《伤寒》诸书，并且用之于临证实践，终于成为具有鲜明的学术特点、在当时颇有声望和影响的一代名医。除此之外，陆氏一生博览群书，至老著述不倦，其所著医书流传至今。

陆懋修早年行医乡里，由于他的医术高超，医名显赫，求医就诊者络绎不绝。咸丰年间（公元 1851~1861 年），由于江南社会动荡，他曾经避乱于上海。其子陆润庠于同治十三年状元及第，官至大学士，才使陆懋修晚年得以就养京邸，定居北京。综观陆懋修的成就，可以说是儒、医兼通，文学、医术兼备，学术、临证俱佳。除医学著作外，陆氏尚有《岭上白云诗集》等文学著作传世。

在《清史稿》中，有"陆懋修传"记载其生平：陆懋修，字九芝，江苏元和人。先世以儒显，皆通医。懋修为诸生，世其学。咸丰中，粤匪扰江南，转徙上海，遂以医名。研精《素问》，著《〈内经〉运气病释》。后益博通汉以后书，恪守仲景家法，于有清一代医家，悉举其得失。所取法在柯琴、尤怡两家，谓得仲景意较多。吴中名医叶桂名最盛，传最广，懋修谓桂医案出门弟子，不尽可信。所传《温病证治》，亦门人笔述。开卷揭"温邪上受，首先犯肺，逆传心包"一语，不应经法，误以胃热为肺热，由于不识阳明病，故著《阳明病释》一篇，以阐明之。又据《难经》"伤寒有五"之文，谓"仲景撰用《难经》，温病即在伤寒中，治温病法不出《伤寒论》外"。又谓"瘟疫有温、有寒，与温病不同，医者多混称。吴有性、戴天章为治疫专家，且不免此说。"著论辨之，并精确，有功学者。懋修既弃举业，不求仕进。及子润庠登第，就养京邸，著述至老不倦。光绪中，卒。润庠通医，官至大学士，自有传。

不仅如此，陆懋修的医学著作《世补斋医书》亦被收入《清史稿·艺文志》中。

陆懋修以医学名于世，而被正史所记载，仅此一点，就足以见其影响之大。

陆懋修学术思想及其成就

陆懋修的学术思想及其成就可以概括为：阐述医理必据《内经》之论，治疗疾病必依仲景之法，对于运气学说和阳明病多有创建发挥。精于临证施治，详于训诂之学。一代儒医，功在当代，泽及后世。陆懋修的医学思想散见于其所著的医学著作中，且采撷其中特色鲜明、具有代表性方面论述如下。

一、继承发扬《内经》理论，擅长运气之学

陆懋修为清代儒医，他认为，学习医学必须熟读经典医籍，训说医理必须取法《内经》之论，临证施治必须以《内经》《伤寒论》为指导，只有这样才能在学术上溯本求源，临证中有法可依。陆氏的一段自述，很好地说明了他的这个观点。"《内经》无论真不真，总是秦汉间书。得其片语，即是治法。《伤寒论》无问全不全，苟能用其法以治今人病，即此亦已足矣。后学能识病，全赖此数书。彼以此

委诸伪书之列者，自矜博雅，不自知其与病人为仇也。"在这种思想的指导下，陆懋修在阐发医理、解释病机、确定治则等各方面，首先要探求《内经》的理论，然后附意发挥，说明自己的学术观点。这一特点，构成了陆懋修医学思想的一大特色。究其原因，一则因为陆氏对《内经》研究有深厚的功底，高度重视《内经》理论的指导作用。二则因为在清朝考据学风日盛的社会环境下，儒者追求言必有据的治学方法。由此影响了陆懋修研究医学的方法，即所言医理必依据于经典。这一特点，在陆氏的医学著作中随处可见。

陆氏对疾病的认识，特别是对于疾病病机的阐述，必取法《内经》之言。其所著《〈内经〉运气病释》《〈内经〉遗篇病释》《〈内经〉运气表》等医学著作，是系统研究《内经》运气理论的著作，其中的病证皆以《内经》之言训解之。在其他的医学著作中，凡遇训释医理之处，也多遵循《内经》的理论。例如，他对于瘟疫的认识，即依据《内经》"五疫之至，各随其所值之年，由伏而发"之说，认为治疗瘟疫应当"尽于木郁达之，火郁发之，土郁夺之，金郁泄之，水郁折之五法"。陆氏认为，《内经》之言疫，当在"刺法"、"本病"二篇中。"《素问》不见'疫'字，以'刺法'、'本病'二篇之遗也。"而后人不解其义，竟以此两篇阙如而不言之，故而《内经》言疫之法失传。对此，陆懋修考证诸书，旁征博引，写成《〈内经〉遗篇病释》一卷，与《素问·六元正纪大论》"五郁证"相表里，论述疫疠之由。书中除运气内容外，专设"木疫解"、"火疫解"、"土疫解"、"金疫解"、"水疫解"五条，详细地论述了运气所造成的疫疠，弥补了《内经》有关疫疠方面之不足。

对于杂病的论述，陆懋修亦多采用《内经》之言。例如对于呃证，则引用《灵枢》"谷入于胃，胃气上注于肺"以说明其病机。对于霍乱证的论述，则在《素问·六元正纪大论》《素问·气交变大论》《灵枢·经脉篇》的理论基础上，加以发挥。对于中风、痹证、痿证、厥证的阐述，都是在《内经》有关论述的基础上加以发挥的。这样的事例，在陆懋修的著作中数不胜数。

更为可贵的是，陆懋修不仅全面系统地继承了《内经》的理论，而且能够将其化裁推行，为我所用。他在论述老年病的机理和治法，特别是辨别老年人究竟是阳虚还是阴虚的观点时，就巧妙地运用了《内经》的理论，而说明了自己的观点。陆氏在"老年治法"一则中说："《素问·五常政大论》：阴精所奉其人寿，阳精所降其人夭。盖以阳能发泄，阴能坚凝。阳固可贵，阴亦未可贱也。上古天真论：年半百而动作皆衰。阴阳应象论：年四十，而阴气自半也，起居衰矣。于此益知垂暮之年阴易亏而阳易强。不知何时认作老年多阳虚，老年之药宜补阳。而老人则自此危矣。"他认为，老人的生理特点是"阴盛者十之一二，阳盛者十之八九"。所以治疗老年病当以补阴为主，切忌壮阳。他所用以治疗老年病的延寿丹方，以补阴的药物为主组成，自注其方有"养阴退热之功"，"法实本于生气通天论：阴平阳秘，精神乃治。阳强不能密阴，气乃绝之大旨。为此方者，真善读《内经》者也。"陆氏之意，无疑是认为老年人阴易虚而阳易实，治疗上当以顾护阴精为要。而其阐述这一观点时，引经据典，言之有据，使人深感其学术功底之深厚，对经典医籍运用之自如。

《内经》中预防为主的医学思想对陆懋修影响很大，陆氏医学思想中未病先防，"不使病大"的观点即源于《内经》。他援引《素问·四气调神论》中"圣人不治已病治未病。病已成而后药之，譬犹渴而掘井，斗而铸兵，不亦晚乎？"以经文为依据，经过考证得出结论："汇而观之，可见病甚而药，药已无及。未至于病即宜药之，此则《内经》未病之旨"，"病必使之去，不可使之留。《内经》最恶留病"，"邪之新客，未有定处，推之则前，引之则止，顾可留其病而弗使去乎？医以能治大病为上，医正以不使病大为能"。充分体现出陆懋修预防为主，不使病大的思想。然而，对于社会上"不使病大则病家并不信"的现实，陆懋修也表现了一种无可奈何的心态，"病愈而不谢，病愈之速而更不谢，曲突徙薪者必无恩泽也"，"余只问其病之愈不愈，遑计人之知不知哉"。所以，陆氏将自己的方药著作命名为《不谢方》，以表示即使病人和庸医不能理解自己，不会感谢自己，也必须尊崇《内经》"治未病"之旨意。陆氏之高风亮节于此可见一斑。

对于疾病的治疗法则，陆懋修亦多从《内经》中寻求。在其医学著作中，对于《内经》中内外、反正、逆从诸治法作了精辟的论述。他认为，治疗疾病的法则"皆在《内经·至真要大论》中。所云：外者外治，内者内治。正者正治，反者反治。逆者正治，从者反治。微者逆之，甚者从之。"对此，陆氏反复申辩，以明其至理。"如阳虚则外寒，阴虚则内热。阳盛则外热，阴盛则内寒。此病之内外有异同之分者也。从外之内者，治其外。从内之外者，调其内。从内之外而盛于外者，先调其内，后治其外。从外之内而盛于内者，先治其外，后调其内。此治之内外有标本之异者也。如阳胜则热，阴胜则寒，是为正病。治寒以热，治热以寒，是为正治。重寒必热，重热必寒，是为反治。诸寒之而热者取之阴，诸热之而寒者取诸阳，是为反治。此正者正治，反者反治之说也。如阳病治阴，阴病治阳，药似与病相逆，却是正治之法。通因通用，塞因塞用，药似与病相从，却是反治之法。此逆者正治，从者反治之说也。病之微者，发表不远热，攻里不远寒。其病尚微，逆之即愈。逆，即正治也。病之甚者，奇之不去则偶之，偶之不去则反佐以取之。其病既甚，从之始愈。从，则反治也。此微者从之，甚者逆之之说也。如重阳必阴，治当以寒。重阴必阳，治当以热。外虽若逆，而中则顺。逆之正所以为顺也。寒极生热，而再治以热。热极生寒，而再治以寒。则外虽若顺，而中则逆。顺之，则未有不逆者。故曰：逆，正顺也，若顺逆也。是即可见，逆为正治，而顺为反治也。凡此诸法，《内经》且屡言之。如有邪者，渍形以为汗。其在皮者，汗而发之。邪之新客，逢而泻之。此外治也。其高者，因而越之。其下者，引而竭之。中满者，泻之于内。此内治也。发腠理，致津液，通腑气，开鬼门，洁净府，与夫身汗得后利则实者活，此内外交治者也。是皆为正治逆治之法。其曰治热以寒，温而行之。治寒以热，凉而行之。治温以清，冷而行之。治清以温，热而行之。是亦反治从治之法。惟病可正治者，真形易见，人所共晓。病须反治者，假象难明，人都莫辨。则于寒热虚实之真假两途，知之为尤要矣。先以寒热言之，真寒则其脉沉或微弱而迟，所见之病无非寒象。真热则其脉浮或滑大而数，所见之病无非热象。此为真病，逆而治之，固无可疑。独至阳证似阴，火极似水，乃热极反兼寒化，而脉亦沉伏者，则真热假寒，即阳盛格阴也。

阴证似阳，水极似火，乃寒极反兼热化，而脉且浮散者，则真寒假热，即阴盛格阳也。此寒热之真假，宜于反治者也。再以虚实言之，则至虚有盛候，反泻则殆。如除胀满之当用人参者是。大实有羸状，误补益困。如止泻利之宜用大黄者是。此虚实之真假，宜于反治者也。故经又曰：伏其所主，而先其所因。先其所因者，求病之由。伏其所主者，知病之本也。《素问》所垂治法多矣，人皆谓是无方之书，我知其为有方之始。惟自天元纪以下七篇，后人以其皆论运气，遂若与治法无关，弃置焉而弗道。岂知治病之法尽在此七篇中。而至真要大论尤有大关乎治要者乎。由是以求仲景所以撰用《素问》者，于桂、麻、膏、黄之治有内外，于陷胸、承气之治有微甚，于泻心之用芩、连而佐以干姜，白通之用姜、附而佐以胆汁者有反正。于乌梅丸、复脉汤之寒热并用，诸加参、草方之虚实兼到者有逆从。仲景之圣，亦惟取法于《内经》而已。则苟欲治病，《内经》固不可不读。而苟得其解，则《内经》正不难读也。"陆氏此论，贯通《内经》所言诸治法，并取仲景方药为之诠释，有论有方，理法兼备，令人叹服。仅此一处，足以见陆懋修对《内经》治法体会之深刻，运用之恰当。

运气学说是中医基础理论的重要组成部分，在《内经》中占有较大篇幅。在唐代王冰整理《素问》，自其老师处得到秘本加入"七篇大论"以后，运气学说逐渐盛行，历代医家对此极为重视，研究运气学说的著作纷纷问世。综观运气学说的内容，可以概括为：它是研究自然界的规律变化及其对人体生理、病理的影响，并以此为基础指导临证治疗的一门学问。陆懋修对于运气学说十分重视，研究颇有见地。

陆懋修对《内经》理论的继承和发展，集中体现在他对运气学说的研究和应用上。有关运气学说的内容，在陆氏的著作中占了很大的篇幅。陆氏的医学著作共计三十三卷，专门论述运气学说的内容就占了十一卷。除此之外，在其他的著作中有关运气的内容可以说是无处不在，足见陆氏对此的重视程度。

陆懋修对运气学说的重视和研究，本于中医"天人一体"的整体观。他认为，"善言天者必应于人，善言古者必验于今。人身一小天地，天地之生长收藏备于人身，人身之盛衰虚实同于天地。论司天固足以明天道，即不论司天而人在气交之中，即因气交而为病。于古如是，于今如是。即仲景论伤寒所以撰用《素问》者，亦无不如是。盖非是则不知病之所以为治，并不知人之所以为病。"他研究运气学说的目的，是为了明确天地变化的规律，进而探求人体与之相应的发病规律和防治原则。所以，陆氏之所言运气，是以指导临证实践为其宗旨的。

运气学说的基本内容，主要记载于《素问》"天元纪"、"五运行"、"六微旨"、"气交变"、"五常政"、"六元正纪"、"至真要"七篇大论中。因而，陆懋修撷取七篇大论的内容，加上"六节脏象论"中有关运气的内容，逐字逐句为之训解，而写成《〈内经〉运气病释》九卷。为了使运气的内容更加有条理，查阅更加方便，陆氏又作《〈内经〉运气表》一卷以彰明之。

陆懋修对于《内经》运气学说的研究特点之一，是全面而忠实地继承了《内经》中运气学说的有关内容。在《〈内经〉运气病释》中，他采用了忠实原著、逐条注解、阐述医理、间或附加己意的方法进行研究。在"天元纪大论篇"："神在天为风，在地为木；在天为

热，在地为火；在天为湿，在地为土；在天为燥，在地为金；在天为寒，在地为水。"一条下，陆氏注解为"此言在天为气即在地成形，上下相召，而损益彰也。"在"甲己之岁，土运统之。乙庚之岁，金运统之。丙辛之岁，水运统之。丁壬之岁，木运统之。戊癸之岁，火运统之。"一条下，陆氏注解为"此言天之十干以合化而成五运也。"这二条注解表现了他忠实于原文的精神。在"至真要大论篇"："民病耳鸣，头眩，愦愦欲吐，胃鬲如寒。"条下，陆氏注解为"此风木之动，木邪伤胃，胃虚如寒，非真寒也，乃水饮也。"以脏腑虚实与运气相联系，发《内经》未申之秘。在"六元正纪大论"："大积大聚，其可犯也，衰其大半而止，过者死。"条下，陆氏注解"此言积聚之病必当攻之使去，而正乃得安。特攻之不可过甚耳。此正教人以宜攻之病，不可畏虚而留病也。"体现了陆懋修医学思想中重视祛邪以扶正的观点。总之，陆氏对《内经》运气学说的内容是全面继承，并以此为其发展创新奠定了基础。

陆懋修不仅继承了《内经》中有关运气的学说，并在此基础上有所发展。他在深入研究了《内经》运气学说的基础上，提出了"六十年一气之大司天"的观点。这个观点的提出，是根据陆懋修的外曾祖王朴庄"引《内经》七百二十气凡三十岁而为一纪，千四百四十气凡六十岁而为一周"的基础上，扩大推衍而得出的。陆懋修认为，运气的变化不仅局限于每年都有司天、在泉的规律，而且可以"以三百六十年为一大运，六十年为一大气。五运六气迭乘，满三千六百年为一大周"。他于黄帝八年起数，为第一甲子，前三十年为厥阴风木司天，后三十年为少阳相火在泉，六十年合为一大气，以此推

算，至清朝嘉靖四十三年为第七十二甲子。陆氏如此推算运气的目的，在于说明在一定的时期内，运气的变化是有规律可循的，根据运气的情况，可以推断出在此期间疾病的发生规律以及预防治疗原则。例如，陆懋修在论述张仲景遣方用药特点时指出："仲景当建安中，乃中平甲子垂二十年。时亦属下元厥阴风水用事，当时习用乌、附辛热，正值风火运中，为治多误。故仲景以桂枝、麻黄之温，治中风、伤寒之病。即以葛根芩连、白虎、承气、柏皮、栀、豉之清，治温热、湿温之病。凡遇温热，即用寒凉。其谓仲景但知秋冬不识春夏者，不足与论仲景者也。"在论述金元时代各位医家特点时，指出刘完素所处的年代为"大定丙午"，"乃绍兴甲子之四十三年，燥火用事，亦宜于凉。""张易水与守真同时，李东垣为易水高弟，值宋宁宗嘉泰四年，为第六十六甲子，寒湿用事，故宜于温。丹溪生于至元，卒于至正，值泰定元年第六十八甲子，火燥用事，故宜于清。"以此为依据，陆懋修又阐述了王海藏、张介宾、吴又可、周禹载等多位医家的学术观点和证治原则，指出他们之所以在学术上各有偏重，其根本原因在于"前人治法各从岁气"，"补泻温凉，各随其运"。"设以守真而遇湿寒决不偏于寒凉，东垣而遇风燥决不偏于温补，丹溪而遇寒湿决不偏于清滋。乃读其书不论其世，因而不知其人。辄谓如某者偏于凉，如某者偏于温。孰能知法固非偏，而不善用其法者之自涉于偏哉。此无他，皆坐不讲司天故也。"

陆氏对于运气学说的发展，特别是"大司天"观点的提出，是有其亲身体会和临证基础的。在其著作中，记载了他根据运气变化治疗疾病的一些病案。"余生于嘉庆戊寅，中年以后，肆力于医。逮今

同治三年第七十七甲子又为阳明燥金、少阴君火用事，时上元之气未至而至，故于二年癸亥，上海一隅霍乱盛行，尽为热证。时医以其手足厥逆，竞用丁、附、桂、姜，入口即毙。余于甲子年独以石膏、芩、连，清而愈之，或以凉水调胆矾吐而愈之。证以我躬亲历，而病之各随司天以变者弥益显然。自此至今，所遇时邪莫非温热，大都以凉散、以寒泻者愈之为多。以余所值燥火之运而宜寒凉，则风燥二火之亦宜于凉。寒湿、湿寒之必宜于温，概可推矣。"

陆懋修继承了《内经》的运气学说，在深入研究的基础上有所发展。并以此为依据对前代医家的学术观点进行剖析，指导临证治疗，是有其积极意义的。不仅发扬了运气学说的内容，而且从运气的角度来阐述中医发病学的规律，实足以为后人所借鉴。但是，从另一个角度看，机械地套用运气学说，来推算某年行某运、主某气、当发某病、使用某方某药，未免过于拘泥，有按图索骥之虞。所以，对陆氏所倡导的运气学说，应当辨证地看待，给予客观的评价。

二、师法仲景，继承发扬伤寒学说

陆懋修对张仲景推崇备至，奉《伤寒论》为方书之祖，医中经典。他全面而系统地继承了伤寒学说，并为之发挥引申。他为张仲景补传，对阳明病的独到见解，乃至于以伤寒学说为依据否定温病学说，都体现了陆懋修对伤寒学说的重视和研究的深刻。虽然有些论点失之偏颇，但他对伤寒学说深入的研究和孜孜以求的治学态度是颇值得称道的。

深入考证，广征博引，为张仲景补传，是陆懋修对伤寒学说的一大贡献。张仲景为医中之圣，其法其方，为中医药学辨证论治体系确立的开山之作，足以师表万世。

陆懋修对仲景推崇备至，他深感如此一位伟大的医学家在《后汉书》《三国志》等正式的史书中竟无传记是一件非常遗憾的事情。于是他选取了王叔和《伤寒论序例》、皇甫谧《甲乙经·自序》、陶宏景《别录·自序》《诸病源候论》、孙思邈《千金方》、王焘《外台秘要》、甘伯宗《名医录》、林亿《新校正·千金方疏》、林亿等《外台秘要注》、唐慎微《证类本草》、李濂《医史》、《太平御览》、王氏《玉海》、郑樵《通志》、马端临《文献通考》、陈振孙《书录解题》《四库全书目录》《河南通志》等书籍中的有关内容，写成了"补《后汉书·张机传》"。其"补传"内容详细，文字清晰，每句话都注明出处，不失为医家传记之佳作。在其"补传"的后面，对历代有关仲景事迹的记载逐个辨别正误，既使得仲景事迹昭然于世，又纠正了以往的一些错误说法。应该说，陆懋修写作的"补《后汉书·张机传》"，为研究仲景的生平事迹提供了翔实的资料，补充了医学史的内容，是一件十分有益的工作。由于其考证严谨，所运用的文献资料翔实可信，也显示了陆懋修严谨的治学态度和考据学功力。

在学术上陆懋修对仲景学说推崇倍至，他认为"医者之学问，全在明伤寒之理，则万病皆通"。在其医学《文集》中，有很大篇幅论述伤寒学说，此外他还著有《〈伤寒论〉阳明病释》四卷，专门论述阳明病。其对伤寒学说的继承和发展有以下几个特点。

系统阐述《伤寒论》学术思想。陆懋修对《伤寒论》的研究系统而周密，从其研究方法、论述体例、研究内容、辨别正误、考证史实等各个方面都非常严谨，博而不繁，约而有要，丝丝入扣，体现了一代儒医严谨的治学态度。在学术观点上，陆懋修多取法柯琴、尤怡两家的观点，间或有所发明。综观陆氏对《伤寒论》的研究，基本上忠实于仲景原意，表达了张仲景的学术思想。

在研究体例上，陆氏并不是对原文逐条加以注解，而是逐步深入，研究方法自成体系。他按照"正名为始"的原则，首列"伤寒有五论"，为伤寒正名。下面依次为伤寒方论、六经提纲、伤寒脉法、伤寒诸经病方说、诸经主证辨析、诸经选方分析、伤寒选方、方解、诸方辨别等内容，使人感到条理清楚，眉目清晰，易于学习掌握。

推衍"伤寒"内涵，力倡"伤寒有五"之论，是陆懋修为伤寒的正名之作。《伤寒论》自问世以来，为历代医家所推崇，被誉为"方书之祖"，是中医药学辨证论治体系形成的奠基之作，这是不争的事实。但是，《伤寒论》所论述的"伤寒"，其内涵范围究竟是什么，在医学史上却是仁智互见，不尽统一。特别是明清以来，随着温病学派的兴起，一些医家认为《伤寒论》是论述寒邪致病为主的著作，而对于温热病却论述不详，于是出现了"一遇温热病，无不力辟伤寒方"的局面。对此，陆懋修开宗明义，首先探求《伤寒论》"所以命名之意"。他援引《素问》"热病者，皆伤寒之类也"和《难经》"伤寒有五：有中风，有伤寒，有湿温，有热病，有温病。"为依据，认为"伤寒者，病之总名也。下五者，病之分证也。伤寒为纲，其目则五：一曰中风，二曰伤寒，三曰湿温，四曰热病，五曰温病。明说伤寒有五种焉。"这就是陆氏"伤寒有五"观点的基本出发点，即"伤寒"是一个总的名称，其他疾病如温病、热病都包含在伤寒之中，从而确定和推广了伤寒的内涵。

陆懋修的这一学术观点，是针对当时的社会情况而言。陆氏为伤寒正名，强调学术的继承性是无可厚非的。但一味拘泥于古法古方，认为伤寒可以包罗各种疾病，特别是寓温病于伤寒之内，否定温病学说自身的发展，则是陆氏学术观点的局限，难免有矫枉过正之嫌。

归纳总结了《伤寒论》诸经病证。陆懋修在阐述《伤寒论》诸经病机证治时，多采用归纳总结论述的方法，而将其学术观点巧妙地融入论述之中。例如，在"少阴君火病方说"一则中，认为"少阴为君火之化，然有水火二脏。邪从水化为阴，邪其标也。邪从火化为阳，邪其本也。从标治在回阳，从本治在救阴。回阳、救阴二法有不可偏废者。其脉沉，反发热，为少阴之表证，麻附辛甘二汤为少阴之表药，此仍从太阳传入者也。如下利，咳，呕，烦渴，用猪苓汤。心烦不得眠，用黄连阿胶汤。病皆从火化为阳邪，是宜从本，以撤热为救阴法。如下利，或渴，或悸，而小便不利者，及身体痛，骨节痛，手足寒，背恶寒，而口中和者，用真武汤、附子汤。如下利，恶寒，蜷卧者，且烦躁者，用通脉、白通、茱萸、桃花诸汤。病皆从水化为阴邪，是宜从标。以驱寒为回阳法。此为少阴中截然两途，宜分温法、清法以为治。岂可一涉少阴即认作但有温法耶？三阴经太阴为开，厥阴为合，而少阴为之枢。故脏有水火，治分标本。以此认得少阴，庶无误耳。况有四逆下重，为阳邪滞下者，只宜用四逆散。或口燥，咽干，自利色纯青，腹胀不大便，为阳邪实者，且当用大承气汤。阳明有急下三法，少阴亦有急下三法，是亦阳为病而并宜从本治者。"仅此一段文字，就将少阴病的病机、主证、传变规律、治疗原则、所用方剂等内容阐述得非常清

楚。而陆氏一再提醒人们少阴有水火二脏，邪气有标本之化，治法有温清两途，且少阴亦有急下三法，不可偏执一端。字里行间不难看出陆氏对《伤寒论》研究之透彻，体会之深刻。而其告诫医家不可一见少阴证即用温法，则是体现其学术观点的点睛之笔。

伤寒之病，当以去实为先，补虚为辅的观点。对于"去实"、"补虚"之说，陆懋修的认识亦有独到之处。他认为，"天为清虚之府，人为虚灵之体，不为病也。有病则为实。寒之邪曰实邪，伤于寒曰表实，犹曰虚器之中有物焉。以实之非强实壮实之谓。"陆氏把"实"字解释为"邪"字，所以，在他的学术思想中，非常强调去实，认为凡感受邪气所致疾病，只有使病邪速去，才能保持人体的健康。陆氏所言去实，在于强调"若既有实邪，断不议补于邪实之时"，在《文》"书曾文正公论史迁扁鹊仓公传后"一则中，他对去实愈疾的医生给予了很高的评价，而对畏攻喜补的达官贵人给予了贬斥，这种学术思想在当时温补之风日盛的社会背景下是十分可贵的。

在强调伤寒治疗当以去实为先的同时，陆懋修也很注意补虚法则的应用。但他所言补虚，是在虚不达邪或无病体虚或病后体虚的情况下应用，而补虚的药物"始则芍、草而已，继则人参、芍、草而已。"反对滥用补虚的法则，特别反对以"滋腻之物同入感证中者"。综观陆氏方药，所用滋腻补虚之物甚少，而人参、甘草应用却很普遍。究其原因，一则体现了陆氏法宗仲景的学术思想，二则为陆氏针砭时弊之所为。而对于补益之物厚此薄彼，也不能不说是陆氏方药的一个缺憾。

发扬《伤寒论》的学术思想。对于《伤寒论》的学术思想和各方面内容，陆

懋修亦多有发明之处。例如他对于太阳病用桂枝汤、麻黄汤的区别、对于《伤寒论》中石膏的应用的认识、对于太阴阳明虚实的辨别、对于厥阴病热厥寒厥的区分、对于《伤寒论》诸方的注解等，都在不同程度上有所发挥，在许多地方超出前人所发挥，使仲景之学得以阐扬。他通过考证古方权量，得出"伤寒方一两准今七分六厘，一升准今六勺七抄"的结论，从而核准了古今度量单位，消除了医家使用《伤寒论》方剂时在剂量上不便掌握的疑虑。他针对当时流传的"如无犀角，代以升麻"的说法所作的"犀角升麻辨"一文，对于犀角、升麻二药辨别颇为详尽，实为匡正时弊之作。而其反对使用犀角，认为"凡属神昏之证，尚为胃病，而非心病"的观点，则是其拘泥成法的一隅之见。

伤寒之中，独重阳明，是陆懋修研究《伤寒论》的一大特色。这一学术观点，与当时温病学说的盛行和陆懋修对于伤寒、温病的理解是分不开的。在《〈伤寒论〉阳明病释》"小引"中，陆氏比较详细地论述了这个观点："余释伤寒病独取阳明。或问余曰：伤寒六经并重，而子独以阳明为言，何也？余曰：正以今日之病家，独不闻阳明之治法，以致治之有法者直至于无法可治，故不得不独言阳明，使人知仲景治阳明之法固至今存也。凡伤寒有五，而传入阳明遂成温病。其生其死，不过浃辰之间。即日用对病真方，尚恐无及。而可药不中病，溷此中焦危急之候乎？惟病家不知病在阳明，一日而病不减即是加。有加而无减，即不生。乃仅视同他病，亦可缓缓延之，而病即有不及待者。所愿病家之于阳明，知其治独急于中焦，而生之亦无难也。""凡勘病必先能治伤寒，凡勘伤寒病必先能治阳明。苟阳明之能治，岂不可推以治六经哉。"由此

可见，陆氏基于"伤寒有五"的观点，认为温病应归属于伤寒之内，进而应归属于阳明病中，从而构成了他对阳明病研究的理论基础。

陆懋修认为，"伤寒之病，阳明为多。伤寒之治，阳明为要。治之得失，生死系焉。故惟能治阳明者，使其病即愈于阳明，而不更传变，活人亦为最易。"只要对阳明病治疗得当，那么"阳明无死证"，许多温热病就可以通过治疗阳明病的方法得以解决。

既然阳明病对于伤寒和温热病都有如此重要的意义，那么陆懋修对阳明病的深入研究自然在情理之中。所以，陆氏著有《〈伤寒论〉阳明病释》四卷，专论阳明病。第一卷论述阳明经病共计四十二条，第二卷论述阳明腑病三十六条。这二卷采用了将《伤寒论》中原文列于前，陆氏解释列于后的体例，对《伤寒论》阳明病原文逐字逐句加以解释，其间贯穿以陆懋修的学术观点。第三、第四卷为阳明经病、腑病"集释"，共计二百六十九条，附有"余论"十八条，选取了历代医家和医学著作对阳明病的见解，以显示陆懋修对阳明病的研究是言之有据的。

陆懋修对阳明病的见解确有许多独到之处。如"阳明之为病，胃家实也"一句，陆氏解释为"此仲景阳明提纲，为伤寒成温之候也"，"邪之所到即谓之实"，"实字之不解，误即自此而起"。将"胃家实"解释为邪至阳明而成温热之候，即以此为热病归属于阳明奠定了理论基础。

在对"太阳病，发热而渴，不恶寒者，为温病。若发汗已，身灼热者，名曰风温。风温为病，脉阴阳俱浮，自汗出，身重，多眠睡，鼻息必鼾，语言难出。若被下者，小便不利，直视失溲。若被火者，微发黄色。剧则如惊痫，时瘛疭。若

火熏之，一逆尚引日，再逆促命期。"一条的解释时，陆氏认为"此言风温病为辛温药所误，故特以渴不恶寒，另为温病提纲。病在太阳不渴，病在太阳必恶寒，故渴不恶寒四字定是阳明主证。而下文之昏沉谵妄，亦一一皆显阳明经证也。仲景于温病一条如是之详，且尽而谓仲景不知春夏可乎？汗、下、火皆误，所少者清法耳。仲景所以不出方者，以清法轻重不一，非可泥定一方故也。凡人因风病热，即是风温。因湿病热，即是湿温。以证言也。冬月病热，即曰冬温。春月病热，即曰春温。以时言也。春为风，风温在春为多。而原其始，无不本于伤寒。故《伤寒论》中自有温热湿温病也。"此条注解更加明确了温病归属于阳明病的学术思想。

陆懋修对阳明病的研究大多如此，不论是对病机的阐述还是对证候的解释，乃至于理法方药的注释，万变不离其宗，即说明温病包含于伤寒之内，阳明病的治疗法则即是温病的治疗法则，这是陆氏研究伤寒独重阳明的根本出发点。

为了说明温病即是阳明病的观点，陆氏反复申辩。针对《伤寒论》中记载的"胃中虚冷"、"表有热，里有寒"、"胸有寒"等句，陆氏解释为"阳明以有燥屎为实热，故以无燥屎为虚热。虚，盖指屎之未定成硬言，此热本不可攻，攻之必殆。""伤寒者，寒水之邪，故《内经》热病必曰伤寒，盖从其病变言之则曰热，从其病本言之则曰寒。凡《伤寒论》中寒字，有时须作热字看，冷字亦然。故曰表有热，里有寒，里有寒者，里有热也。又曰：胸有寒。胸有寒者，胸有热也。阳明之为病，胃家实也。宋本作胃家寒，《千金》于病到阳明不曰胃家实，而曰中有寒。中有寒者，中有热也。寒邪至阳明而成热，故于阳明言寒即是言热。"旁征博引，反复申辩，说明在《伤寒论》阳明病中"寒"字当解释为"热"字，其目的是为了更加说明温病当归属于阳明病。

不仅如此，陆懋修还从运气的角度说明湿温之证当归属于阳明；湿温之病，必从阳明论治的学术观点。从而将温病学说从理论到病证，从治法到方药全部纳入阳明病的体系之中。陆懋修的这个学术观点，固然有其一定的特色，但也存在着许多偏颇之处。而陆氏据经说病，贯通伤寒温病之论，这一点是值得充分肯定的。

前已述及，将温病归属于伤寒阳明病是陆懋修学术思想中一个重要的观点。而陆氏对温热病自成体系和温病学派的看法也就可想而知了。他认为："温热之病为阳明证，证在《伤寒论》中，方亦不在《伤寒论》外"。基于这种观点，他提出"凡温热之治，即当求诸伤寒之论"。同时，他反复申辩温热与瘟疫不同，认为瘟疫是"众人传染如徭役然，因其传染，乃名为疫"，"温病所以异于瘟疫者，只在此不传之三字"。陆氏之论，以传染与否划分普通温热病与瘟疫的界限，无疑是正确的。其治疗温病的方剂则首先选用《伤寒论》中的葛根黄连黄芩汤、白虎汤、大承气汤、五苓散、黄芩汤、大黄黄连泻心汤、茵陈蒿汤、栀子豉汤、四逆散、白头翁汤，其次选用升麻葛根汤、凉膈散、天水散、葱豉汤、荆防败毒散、黄连解毒汤、三黄石膏汤、苍术白虎汤等。所用方药皆与其温病归属于阳明的观点相符合。

对于温病学派的产生和温病学派的学术观点，陆氏颇不以为然，以至于采取了全面否定的态度。他认为"自有此《临证指南》，而世不知有伤寒"。进而认为《临证指南》并非出自叶桂之手，必定是叶桂的弟子"华玉堂、邵新甫辈，造此大孽"。他选取了《临证指南·温热门》"席姓七案"，对其逐字逐句加以评论批驳。他认为，"温邪上受，首先犯肺，逆传心包……所称温热者不过小小感冒，即俗所谓小风热、小风温，如目赤、颐肿、喉梗、牙疼之类。却只须辛凉轻剂，其病立愈。""人病之之热，惟胃为甚。胃热之甚，神为之昏。从来神昏之病悉属胃家。即使热果入心，亦必先病及胃。病苟仅在于肺，则断无神昏之事，即断无入心之理。""凡温病之一用芩、连、膏、黄，无不可去邪撤热者"，认为温病学家失误之根本在于"误以胃热为肺热，由于不识阳明病之故"，造成"贻祸于病人"的结果。在此基础上，对《温热论治》《温病条辨》《伤寒瘟疫条辨》《外感温热篇》《温热经纬》《湿热条辨》等著作的学术观点一概给予驳斥，从而从根本上否定了温病学派。

陆懋修将温病划入伤寒的范畴，对于强调伤寒与温病的继承性有其积极的意义，但完全将温热病划归于伤寒，进而全面否定温病学派，则有其持论偏颇的一面，这是陆懋修学术观点中一个明显的缺陷。

三、直言不讳，论证是非得失

陆懋修不仅是一位医家，而且是一位医学评论家。在其医学著作中，有很大篇幅是评论前代医家功过是非的文章。其文章笔锋犀利，不为隐曲之言，颇有史家风范。

陆懋修医学评论性文章涉及范围比较广泛，从医家的功过得失到学术观点，从疾病证治到医案的记载、方药的真伪都有所涉及，其中不乏见解独到的精辟之论。例如对于王叔和的评价，他针对当时一些医家诋毁王叔和《伤寒序例》的情况，一针见血地指出"所以排挤叔和者，实欲抹杀仲景"。他以《诸病源候论》《小品方》《千金方》等著作中有关伤寒的记载为依据，反复申辩，说明王叔和《伤寒序例》并非"伪例"，而是有功于仲景学术者，叔和对于仲景学说的贡献就如同徐铉、徐锴对于《说文》的贡献一样，是功不可没的。陆氏之论，赞扬了王叔和对仲景学说的贡献，也为正确评价张仲景的历史功绩作了很好的注解。

在"论秦皇士《伤寒大白》"一则中，陆懋修针对秦皇士认为《伤寒论》方药"所用桂、麻，乃治河北长沙北方冬月之病。不治春夏秋三时南方之病"的观点进行了批驳。他从考证张仲景的籍贯和所经历的地域入手，指出"长沙，即今湖南长沙府，以方舆计之，正与江浙毗连处，东西相望，且略迤南。""南方者何？则江浙也。江浙之地，但可曰东，不可曰南。""仲景，南阳人，长沙乃其所历之官，当其守长沙也。宗族五六十人，未必皆死于长沙。则论仲景者，自当就南阳言之。南阳，即今河南南阳府南阳县，于汉时为涅阳。以方舆计之，亦与江南宝应一带东西相望。况其所据以为北方者，且不在南阳，而为长沙乎。凡论地理，当就天下之中，以定南北，而分东西。长沙江浙，就天下之大论之，实亦相去不远。"陆氏从张仲景原籍南阳，历官长沙的角度，说明仲景之方药不仅可以治北方冬月之病，而且可以疗南方夏日之疾。仅此一个角度的论证，则对仲景方药的曲解不攻自破。陆懋修论述之缜密，笔锋之犀利于此可见一斑。

在陆懋修的医学《文集》中，还有许多论证严密，颇有见地的评论性文章。如针对《医宗必读》血证证治失误而作的"论李士材《医宗必读》以诸血证尽入虚劳门"，针对当时社会使用药物的弊端而作的"论过桥麻黄"、"论假石膏"、"论黑膏不全方"，针对当时社会上庸医诊治失误所作的"阴虚说"、"夹阴伤寒说"、"脉有力无力说"等，持论中肯，切中时弊，均为医学评论性文章之佳作。

当然，受历史条件的限制和陆懋修本人学术思想的影响，在陆氏的医学评论中还存在着一些因循守旧、不善于接受新事物甚至排斥新事物、新观点的地方。例如他在"论王清任《医林改错》"一则中，将王清任对人体解剖的观察，说成是"教人于骷骼堆中、杀人场上学医道"。对于温病学派的产生则持完全否定的态度，认为"自有此《临证指南》，而世不知有伤寒"。在其评论文章中对温病学派的代表人物和学术观点逐一加以批驳，都是其不足之处。但是，陆懋修作为一代名医，坚持自己的学术主张，尤其是他在文章中体现的遵循经典，取法仲景的精神和直言不讳地阐述自己学术观点的勇气，给后人留下了许多可以借鉴的东西。

四、精于训诂之学，言必有据的治学方法

陆懋修是一位儒医兼通的学者，他研究医学的一个显著的特点就是言必有据。对于每一病、每一证的研究，都必须言之有据。他在医理上求之于《内经》《伤寒论》，在文理上求之于古代经典著作，显示了他深厚的儒学功底。

陆懋修言必有据的治学方法体现在各个方面。他对于疾病的解释就颇具有代表性。他说："疾病二字，世每连称。然今人之所谓病，于古但称为疾。必其疾之加甚始谓之病。病可通言疾，疾不可遽言病也。"他引用了《论语》《左传》《仪礼》《周礼》《汉书》等著作中有关疾病的论述说明这一观点，以解释《内经·四气调神论》中"圣人不治已病治未病"之义。认为"经盖谓人于已疾之后未病之先即当早为之药。乃后人以疾为病，认作服药于未疾时，反谓药以治病。未病何以药为？不知经言未病正言已疾。疾而不治，日以加甚。"所以主张要未病先防，"不使病大"。陆氏的这一学术主张自然得益于《内经》的启发，而陆氏从训诂学的角度训说"疾"与"病"的关系，进而为医学服务，则是他高人一筹之处。

在陆懋修的医学著作中，以训诂解释疾病几乎随处可见，他对于每一个病证的解释，必然先从文字学的角度注解清楚，然后再阐述理法方药。例如在"瘟疫病说"中对"疫"的解释，他认为"《说文》：疫，民皆病也。从疒。役省声。小徐《系传》：若应役然。《释名》：疫，役也。言有鬼行疫也。《一切经音义》注引《字林》：疫，病流行也。此即《内经·刺法论》所谓：五疫之至，皆相染易，无问大小，病状相似。亦即仲景原文所谓：一岁之中，长幼之病多相似者是也。惟其大小长幼罔不相似，故曰皆病。惟其皆病，若应役然，故谓之疫。"从文字学的角度将"疫"的特点描述得非常清楚，又结合医理，使人感到言之有据，确凿可信。在"哕逆有冷热两种说"中他认为："哕有胃风胃火之哕，有因病致虚之哕，阳明病之最危者也。《说文》：哕，气牾也。《玉篇·十七薛》：哕，逆气也。《唐韵》：于月切，音阙。《集韵》：阙，又音郁。与《诗》哕哕之读作晬音、《玉篇》所谓火外切，鸟语也者不同。盖哕有郁音，即有郁义。音义既明，然后以《伤寒论》若呕、若吐、若干呕、若咳、若噎、若噫等病，同为气逆上冲及气息不调者分别观之，乃知哕之一证，为病最重。治之必分冷热两途，投剂若差，动关生死"。广征博引，对于"哕"字的读音、意义、临床见证辨别甚为详悉，从而为正确地认识和治疗此证打下了基础。

陆懋修将训诂学运用于医学领域最具有代表性的著作是《〈内经〉难字音义》一书。他在这部书中，对《内经》中681个比较生僻的字词进行了注解。在注解中，他所采用和依据的书籍非常广泛，既有《周易》《礼记》《尚书》等儒家经典著作，又有《史记》《汉书》等史学著作。训解文字则依据《说文解字》《尔雅》《广雅》《一切经音义》等书籍，更广泛涉及《昭明文选》等文学著作。可以说经、史、子、集各种书籍均有所取用。显示了陆懋修学术功底之深厚。他训解《内经》不仅是依据文字，而必求符合医理，其中许多地方纠正了前人之误。例如对《素问·四气调神大论》中"名木"的解释，依据《礼记》注、《战国策》注解释为"大木"。纠正了王冰"名木珍果"的注解。对《素问·生气通天论》中"沮弛"的注解，依据《诗·小雅》、《谷梁·襄二十四年传》，将"沮弛"训解为坏废。纠正了王冰训沮为润，训弛为缓之误。再如陆氏据《周礼》注将《素问·四气调神大论》中"肾气独沈"一句中的"独"字训解为与"浊"字通假。《素问·平人气象论》"前曲后居"之"居"字，据《汉书》注注解为与"倨"同。依据《说文》将"刺腰痛篇"中"至头几几然"的"几几"定为"读若'殊'"。此类训解，不胜枚举。陆懋修对《内经》的训解，为他一代儒医的行为做了一个很好的注解。虽然在清朝考据学盛行，但像陆懋修这样既精于儒学，又精于医理，又可称为临证大家的医家也是不多见的。

五、儒医兼备，校订医书

陆懋修不仅是一位医家，因其儒学功底深厚，于文字学、校勘学均有很深的造诣。经他整理校勘的医书有：重订《傅青主女科》九卷（并作三卷）、重订戴北山《广温热论》五卷、重订绮石《理虚元鉴》五卷、校注王朴庄《〈伤寒论〉注》等著作十二卷，共计四种，二十五卷。以上陆氏校勘的医书，由其子陆润庠刊于清宣统二年（1910年），称《世补斋医书》续集。

重订《傅青主女科》九卷，并为三卷

《傅青主女科》是明末清初著名医家傅山的著作，是一部影响较大的妇科专著。陆懋修研究此书多年，认为此书对于妇科的论述"不囿于常，则自成新耳"。他当时所见到的版本为"书凡《女科》二卷，《产后编》二卷。《女科》已列有产后一门，而《产后编》中各病又与《女科》卷末似一似二，或重见而叠出，或此有而彼无"。陆氏认为"先生本属两书，读者反觉赘见。"于是陆懋修"揣先生于产后治法，若专为钱氏化生汤发明，因即易其名曰'生化编'，以避两书重复，而仍不失原书本旨。"在此基础上，对该书进行了校勘重订。他"始从吴江静安宗老处得见钞本，继又得海山仙馆本，校读数过。因为移易篇次，改定体例，以《女科》八门厘为八卷，另附'生化'一编。繁者汰之，冗者节之，杂者一之。经营咸丰年，断手同治初。细心雠校，乃成完书。"经陆懋修校勘重订的《傅青主女科》共分为八卷，后有"生化编"一编。陆氏将其并为三卷，即将第一卷"调经"、第二卷"种子"、第三卷"崩漏"、第四卷"带下"合为上卷；第五卷"妊娠"、第六卷"小产"、第七卷"临产"、第八卷"产后"合为中卷；"生化编"为下卷。书前有陆懋修于同治三年所作"重订《傅征君女科》序"，书后有陆懋修于光绪十年所写的跋。经陆氏的校勘重订，使《傅青主女科》得以条分缕析而流传于世。

重订戴北山《广温热论》五卷

陆懋修称"吴有性、戴天章为治疫专家",因而对他们的医学著作极为重视。戴天章所著《广温热论》原名《广瘟疫论》,陆氏认为"北山此书,以温热与伤寒辨。条分缕析,诸病疏明。伤寒之治不混于温热,温热之治不混于伤寒。诚与秦越人'四曰热病、五曰温病'之异于'二曰伤寒'者分疆划界,不得飞越一步矣。"在赞誉此书的同时,陆懋修认为"其书明是温热,而其书名则曰《广瘟疫》。推其命名之意,固本于吴又可《瘟疫论》,而欲有以广之。故篇中或称疫疠,或称时疫,或单称疫,一若自忘其为论温热者是。伤寒之与温热,北山能辨之。而温热之与瘟疫,北山亦混之矣。"按照陆氏的观点,戴天章所论的瘟疫实际应是温热,于是在对此书进行了校勘重订时改其名为《广温热论》。在校勘重订过程中,陆氏对书中凡称"时行"、"疫疠"、"疫"的地方,全部改为"温邪",并且在卷首加入"世之治伤寒者,每误以温热治之。治温热者,又误以伤寒治之"四句,而对于各家为此书所作的序文和戴氏自序则保留原貌。经陆懋修校勘整理后的《广温热论》共计医论四卷,方一卷。书中有陆懋修所作的序、跋。虽然经陆氏校勘整理使《广温热论》一书得以传世,但是在整理他人的著作时依据自己的观点径改其中的字句并附加己意,陆氏之行为仍有值得商榷之处。

重定绮石《理虚元鉴》五卷

《理虚元鉴》一书,为绮石所著,传于其门下士赵宗田。但由于史料不全,绮石的姓氏已经无从考证。此书于乾隆三十六年由慈溪柯怀祖初刻,但未盛行于世,所以社会上不多见。陆懋修从朋友处借得抄本,但已经是"体例混淆,先后凌躐。所载方或举药名,或为歌诀,均未尽善。原本不可得见,无从雠校。"陆懋修认为此书所涉及的内容十分精当,"治虚之法,于阴虚主清金,于阳虚主建中,归本肺脾。超出乎专事肾家者徒以桂、附益火,知、柏滋阴之上,可与吾苏葛可久养道丹房十药并传。"于是陆氏为其删繁补漏,调整顺序,统一体例,整理为五卷:以"理虚总论"为第一卷,"罗列病证"为第二卷,"治病余论"为第三卷,"用药宜忌"为第四卷,"脉法列方"为第五卷,使此书"层次井然,遂成完书"。经陆懋修的重订整理,使《理虚元鉴》一书得以流传于世,为研究明清时代虚证的证治增添了一部可资借鉴的书籍。

校注王朴庄《〈伤寒论〉注》等著作十二卷

王朴庄是陆懋修的外曾祖父,医学著述颇丰。著有《〈伤寒论〉注》六卷、《〈伤寒论〉附余》二卷、《伤寒例新注》一卷、《读〈伤寒论〉心法》一卷、《回澜说》一卷、《时节气候决病法》一卷,总计十二卷。王朴庄的医学思想对陆懋修影响很大,陆氏的许多医学观点是从王朴庄处获得的。所以,陆懋修对王朴庄十分敬仰,并为其医书进行校注。综观陆氏的校注,虽然涉及广泛,但归纳起来,不外乎三个方面。第一个方面是文字校勘,主要是根据不同的版本对《伤寒论》原文校勘。例如在《〈伤寒论〉注》卷一有"太阳病,而不关节疼烦,其脉沉缓,为中湿"一句,陆懋修为之校勘"案《脉经》无'不'字,当依之。《千金翼方》亦无'不'字。"一字之校,医理贯通。第二个方面是对于王朴庄著作的注解和评价。例如在"太阳病用桂枝汤法"条下,王朴庄注曰"六经提纲,专主气化。凡云太阳病,皆承首条言之,各经仿此。太阳发热有自汗、无汗之别,自汗为虚邪,以桂枝治之。"陆懋修针对王朴庄的注释,在下面加注说"读此书者,当先于气化二字着眼。何为气?寒水、燥金、相火、君火、湿土、风木是也。气病而后经病,先生指点极明。"这段注释,对气化二字解释的十分贴切,既是对王朴庄原文的注解,也是对王朴庄学术观点的肯定。第三个方面是在校注王朴庄著作的同时,阐发自己的学术观点。例如在《〈伤寒论〉附余》"寒疫"条下,陆懋修注释说:"此一门须与温疫两两相形,方可不混。识得寒疫,便知温疫;识得温疫,乃知温热。吾为温热特作此言。"总之,陆懋修为王朴庄的医学著作所作校注大多精当有据,为阐发王朴庄的学术思想起到了很好的作用。

六、济世活人,临证大家

陆懋修不仅是一位学术功底深厚、儒医兼通的学者,更是一位在临证中造诣较深、以济世活人为己任的临证大家。他自弃儒行医以后,始终把为病人解除病痛当作自己的责任。在他的医学著作中开篇即明言"史家之赞孙思邈曰:夫人之身出必有处,处非得已,贵为世补。余少问学鲜,经济无补于世,退而求思邈之术,若有得焉。因取以名吾斋,而即以名吾书。"他把自己所居之处命名为"世补斋",把自己的医学著作命名为《世补斋医书》,其意在于以医学为手段而对社会有所补益。综观陆懋修自述和其它书籍的记载,不论陆懋修在乡里还是辗转迁徙以至于最后定居北京,均以医学而闻名于世,一生之中活人无数,成为当时著名的医学家。陆懋修之所以名盛于世,一则是因为他在中医学术方面有很深的功底和独到的见解,二则是因为他在临证施治中有很高的造诣和良好的临床疗效。因此说陆懋修不仅仅是一位学者,更是一位临证大师。

陆懋修一生从事医疗活动 30 年,其

自言每治疗一病,必记录在案,以自我检查所学。惜其医案未能流传于世,后之学者所记其医疗活动的资料也极少见到。但仅就其医学著作所记载的医论、病案而言,也足以窥见陆氏临证造诣之深。

医理取则《内经》,临证取法仲景,是陆懋修医学思想的基本原则。他在临证实践中也是按照这个原则去做的。大至对病因病机的认识,治疗法则的确定,小至药物功效剂量、治疗中的具体操作、禁忌等,陆氏必溯源经典,使人感到言之有据而又易于施行。例如他在论述"解㑊"一证时说:"《内经》言"解㑊"者五,皆倦怠病也。江应宿以此即为俗名发痧之证,余疑《金匮》所载百合病,庶几近似。"将"解㑊"一证的症状和自己的见解阐述得比较清楚。在论述以风池、风府穴去风的作用时,认为"《伤寒论》风池、风府皆有刺法,否则以三指密排在脑后,入发际,横擦之至两耳旁,令皮肤微热,亦足去风。"既不失经典之论,又在操作中简便易行,非精于临证者,必不能有此见解。再有诸如"姜、枣具安内攘外之功,故桂枝汤重之。即单用二物,亦为正治。医以其不取诸药肆,故另书以图便,而人遂仅目为加头药,则非也。""小而至于以草取嚏,似不足道矣。然此法出自《内经》。"等等论述,都是陆氏遵循经典,验之临证的经验之谈。

师古而不泥古,临证灵活变通,是陆懋修临证诊治疾病的又一个特色。他在论述汗法时谈到"病以汗解,药到自然得之。即冬月正伤寒亦然。乃以春夏之病,亦欲以温覆取汗,则大不可。"强调了汗法在不同的季节应变通使用。其论述外感内伤虚实时则言:"外感内伤,莫不以内伤为不足矣。然劳倦伤有不足者,若饮食伤则有余者多。所以云内伤者,明其不因于外感耳，非以外感为实，内伤为虚也。"特别强调了内伤也有因实而成者，对于医生正确认识内伤的病机和确定治疗原则提供了依据。再如陆氏论述郁证时谈到："世间郁病最多，达、发、夺、泄、折，皆治郁法也。故凡郁无虚证。"在阐述邪气内陷时说："病之内陷，谓邪陷于内。药不能从外达，其病深矣。非谓内陷为虚。"在论述泄泻时说："泄泻有开手即宜温中者，与痢不同。"论述癃闭时说："膀胱不利为癃。经曰：有癃者，一日数十溲。此与滞下证数登圊而不能便，其理一也。故皆无止涩之理。淋浊亦然。"论述用宣通肺气的方法治疗小便不利时说："有因小便不利而用升提者，以为若酒注然，上窍开则下窍自通耳。今有以此法用之于大便闭结者，抑何可笑。"像这样的论述在陆氏的医学著作中还有很多，从中可以看出陆懋修在临证中对于古人的经验是善于通权达变，灵活化裁的。

在数十年的临证实践中，陆懋修积累了许多宝贵的经验，在许多地方有着独到的见解，这是陆氏临证治疗的突出特色。例如他在论述人体出汗的现象时谈到："汗为人身之宝，夏日一闭汗即病。故经曰：暑当与汗皆出，勿止。凡中暑者无传变，不愈即死。霍乱亦然。"对于出汗的生理功能和闭汗所造成的疾病论述得比较清楚。对于虚寒之证，他认为："虚寒之寒，亦非概言冷也。如曰家寒，曰寒素，又如胆寒，如寒心者，岂尽冷之谓乎？病有因虚而寒者，故亦因热而实。"从训解"寒"字的角度，说明寒不一定作冷解，并以此为依据解释《伤寒论》中诸寒字的意义，并指导临证实践。其在论述脉诊、舌诊诸诊法时则认为："数脉有二：非热盛即虚极。迟脉亦有二：寒者固迟，而阳之郁者亦迟，非真迟也。气之不利，

似乎迟耳。""舌为心之外候，其色当赤。而有时白如积粉者，白为肺金之色，反加心火之上，是为侮其所胜，当知有火为金郁者。概以苔白为寒，一遇火郁之病，何以为辨？"提醒医者在临证中要慎重辨别。在论述治疗各种疾病时，陆氏更是驾轻就熟，见识独到。如"青腿牙疳，牙龈肿腐，齿不痛自落，两腿枯瘦青紫，皮脱片片如飞。日服白马乳，一月效。此与喉痹皆属火燥。""目风眼寒，见于《内经》。有迎风而下泪者，责其有火。即心热则汗，肾热则溲之理。盖风中于目，皮毛敛闭，郁其经，阳遂生里热。久之则阳并于上，安得不热蒸泪出乎？怕日羞明，拳毛倒睫，亦皆火郁。独用风药不兼清火，则风益不去。""同一呕也，发热仍恶寒而呕者属太阳，寒热往来而呕者属少阳，不恶寒但恶热而呕者属阳明，当分三阳而治之。其无寒不热之呕，则专取诸中焦。""胁痛、胃脘痛、吞酸吐酸及作疝瘕者，皆肝病也。亦有因于燥者。人每用香燥药，初服小效，久则致虚，以其耗竭肝阴也。魏玉横作一贯煎，治得其要。"陆氏的这些论述，都是其数十年临证经验的总结。不仅取信于当时，亦足以启发后人。

陆懋修作为清末名医，有其自己的学术特点和丰富的临证经验。这些特点和经验体现在他医疗活动的各个环节中。他针对当时一些病人信巫不信医的情况，提出了自己的看法："医家言病每曰邪在何经，病家一闻邪字，则便以为祟也，乃舍医而就觋，有时而祟果凭之。晦淫惑疾，此之谓欤？"他还对当时社会上喜补恶攻的现实，和医生为了取悦病家不顾病情而滥用补益以至于贻误病情的情况进行了批判，其论述足以警世醒迷。此外，陆懋修对于治疗、护理、问疾、调养等方面也有很多独到的见解。例如对患者神昏不能服药，

陆氏提出"喉闭无门，下药以一手横撮其颈皮，一手灌药，即能渗入。盖颈皮从横里紧，喉皮即从竖里宽。此法余有所授，曾一再试之，信例。以脑后下针，其亦古法之遗欤。"此法是陆氏经过长期医疗活动提出的，为陆氏独到之处。对于询问病情，陆氏认为"问疾，礼也，而最累病人。甚者不可令至病榻之前。""东坡云：我有病状，必尽情告医，使其胸中了然，则疑似不能以惑。我求愈病耳，岂以困医为事哉。"从医生和病人两个角度，提出了应注意的事项。对于温热病病人的护理，陆氏提出："春温夏热，岂独药之异于治寒哉。每见人家于温热病，亦用重裀复帐病者，则闷极不可耐，此大忌也。余每勘定是温热，必先令撤其帷幔。""病即有宜用寒凉药者，仍禁恣食生冷。而如梨汁、藕汁、西瓜汁，又为温热病所或需。其于甘蔗、荸荠辈，即有可商。"论述入情入理，足以表现出陆懋修对于疾病治疗体察入微。对于疾病的恢复过程，陆懋修秉承《内经》之义，提出"病加于小愈，故病后之谨慎当十倍于病前。胃纳始有展意，切忌多食。经曰：病热初愈，食肉则复。仲景曰：损谷则愈。"此论对于疾病初愈的护理很有指导意义。再如对于老年人提出"老年人于供膳宜食专味，杂则不受其益。""经云：圣人避风如避矢石。少壮时不觉，年老而后信之。若外无感受，内无停滞，年虽高病必少。"对于老年人养生长寿实为至理名言。

　　陆懋修临证经验的另一个特点是对于一些方药有特殊的见解和体会。他认为"甘有淡义，非徒以甜为甘也。《礼记》：甘受和，若甜则不受和矣。《书·稼穑》作甘亦言淡。故石膏之甘不同于麦、地。"从论述甘的内涵说明石膏与麦冬、地黄等药物的区别，提醒医生在使用中注

意把握。对于攻补法则的运用，陆懋修偏于攻邪，认为只有驱除邪气，才能使人体正气恢复，"昔人所谓破气药者，谓导其气之滞也。所谓破血药者，谓解其血之结也。气血一结滞，百病丛生。故必破之，使复流通之常。岂谓一用此药即尽其人之气血而破之乎？"他提出临证用药当以病情为主，不能以医生和病人的好恶为用药标准，"尝见一书云：我最不喜用热药。夫治热自当用寒，治寒自当用热。用热用寒，自有病在，岂有视乎医家之爱憎者？乃至补泻温凉，病家亦有爱憎，皆所不可。"在临证治疗过程中，陆懋修擅长使用《伤寒论》的方药，并对此有着深刻的体会。他认为："药之能起死回生者，惟有石膏、大黄、附子、人参。有此四药，治病一剂可以回春。舍此之外则不能。""苦寒伐胃之说，为久服苦寒必伤胃阳者言也。若胸膈热阻恐伤胃阴，则苦寒即为保胃要药。""附子为北方玄武，坐镇水邪，力能行水。内有久寒者，必用附子。此所谓寒，盖谓水也。故小青龙治阳水，真武治阴水。""承气法加芒硝以助之，是欲举重若轻。""茯苓一味，为治痰主药。痰之本，水也。茯苓可以行水。痰之动，湿也。茯苓又可行湿。""石膏不可煅，煅则如石灰不可用矣。非生者重，煅者轻也。"从这些论述不难看出，陆懋修对于伤寒方药在临证中的应用是情有独钟的。同时也看到陆氏对于伤寒方药的应用是非常得心应手的。

　　在陆懋修所著《不谢方》中，记载了陆氏经常使用、行之有效的28个方剂。综观诸方，大多取法伤寒，而用药又比较平和。多以祛邪为主，绝少补益之品。在这些方剂中，陆懋修采取了举重若轻的法则，以"不使病大"为宗旨，于平淡之中见真功。仅就此一个侧面，可见陆懋修

并非食古不化，而是善于变通，以治愈疾病为目的的。学术观点有所侧重，临证治疗不拘一格，这一点在陆懋修身上体现得十分深刻。

在陆懋修的医学著作中，有数则陆氏自记的医案。从中也可以窥见陆氏临证之精。陆氏在治疗陆曦叔"不寐"病的医案中谈到：不寐证"其最浅者，为胃不和则卧不安。其最大者，则心肾不交而不成寐。"通过对陆曦叔不寐的分析，陆懋修认为其不寐当属"胆之热者，以近日肝火旺盛。素不作疾言遽色，而今乃多怒，若此谓非乙木之不戢，即甲木之不清乎？肝与胆相表里，卧则魂舍于肝。今之不寐而神魂若颠倒者，魂不归于肝也。"对此，陆懋修采用了"珍珠丸法：用珍珠母一两，臣以龙齿、犀角，各如其数之半。佐以参、茯、归、地、枣、柏、二仁，又递减之。使以沉香、薄荷各少许。作为汤液。"自解其方："珍珠母为凉肝要药。龙齿与肝同类，可以安魂。犀角兼清心热，赖以安神。而沉香以降逆上之气。薄荷亦养育心神之品。治相火以安君火，正与交通心肾之说不甚相悬。木平则不侮土，亦何尝不可以和胃耶？"通过治疗随访，"其服此方，而神大倦。及三服后，一卧三日，病遂以愈。"从陆懋修对此证的治疗经过和他的论述，不难看出陆氏对于疾病的认识是非常深刻而精当的。特别是他在此医案中论述心肾不交的机理，以《易经》之道讨论医学之理，堪称佳作。

陆懋修曾自记治验两则，是对其学术观点的很好注脚。陆氏自言："余自幼体弱，长老恒以未必永年为虑。余诗有云'爷惜形尪羸，娘怜骨瘦削'，盖纪实也。而以不事滋补，故得无恙。即有感受、停滞，总不畏虚留病，亦惟达表、通里，使病速去，以保其虚，而虚亦不为余害。"中年以后，因眼疾频发，"至翳障起星，看花雾里，见异书而眼不明"。用祛风养血之法无效，最终"得朴、硝、桑叶之法，择光明日如法熏洗，果渐入云水光中。于是小变其法，自岁首以至年尾，每晨盥漱时，独用元明粉一物撮于左掌心，用水调化，而以右手指蘸其清者用擦左右眦，不使间断。两年后，非特前证绝不复作，并能于灯下观书，红纸写字，如是者盖有年矣。"此外，陆氏还记载了用元明粉治疗便秘、中风等医案。从这些治验可以看出，陆氏以去实为先、补益为辅的学术观点是有其临证基础的。而人的体质不尽相同，临证治疗也应该采用不同的法则，陆氏对此亦有所论述："余于元明粉颇有缘也，不足为外人道也。"由此看来，陆懋修是一位持论公允的学者和医家。

陆懋修还有许多值得借鉴的医学观点和经验，这里仅选取了其中最有特点和代表性者。但是，从以上的论述中不难看出，陆懋修确实是一位学贯古今又精于临证的医学家，他的许多学术观点和临证经验至今仍然值得学习和借鉴。

附：陆懋修医学研究论文题录
（1950～1997）

章次公. 陆九芝论临证指南温热门席姓七案书后. 新中医 1952；（1）：12

葛明江. 我对陆九芝错误批判叶氏温病立论观点的分析. 哈尔滨中医 1965；（8）：46

杨宇. 陆九芝用葛根芩连汤治疗温病刍议. 陕西中医 1983；（2）：3～6

沈仲圭. 论陆懋修"阳明为成温之薮". 中医杂志 1984；25（3）：4

沈敏南. 陆懋修伤寒学术思想探讨. 山西中医 1987；3（3）：8～11

聂广. 评郭雍与陆九芝论"伤寒有五". 上海中医药杂志 1987；（11）：41～42

任渭丽.《内经运气表》述要. 陕西中医函授 1988；（3）：12

张浩良. 浅谈陆九芝在伤寒与温病方剂学方面的阐发. 天津中医 1990；（5）：29

薛益明 丁光迪. 试论陆懋修对伤寒学的贡献. 中医药学报 1991；（6）：11～14

蔡妙珊. 陆九芝学术思想述评. 浙江中医杂志 1992；27（1）：1～2